静脉治疗护理问答

主　编　纪代红　王若雨

副主编　马　健　徐　璐　费　薇

科学出版社

北京

内 容 简 介

　　静脉治疗是将各种药物（包括血液制品）及血液，通过静脉注入血液循环的治疗方法。随着护理专业的不断进步和各种新型治疗工具的出现，静脉治疗已由一项单一的技术操作发展成为涉及多学科知识与实践的新兴交叉专业领域。

　　本书分为 14 章，阐述了静脉治疗的感染预防与控制，血管通路的选择与应用，静脉导管的使用与维护，静脉导管附加装置的使用与更换，静脉导管的拔除，静脉导管常见并发症的评估、处理和预防，静脉输注碘对比剂安全管理，静脉治疗过程中的职业防护，静脉治疗相关的患者健康教育，手术患者的输液安全管理，静脉用药调配中心调配技术与操作规范，静脉治疗的质量管理，静脉输液治疗管理。附录 A 讲解了外周静脉导管（PIVC）、经外周静脉穿刺的中心静脉导管（PICC）、中心静脉导管（CVC）的操作流程、维护流程及注意事项。附录 B 为 11 种静脉治疗的操作考评标准，附录 C 为 3 种知情同意书。本书贴近临床，注重操作，并配有操作视频，适合各科临床护理人员阅读参考。

图书在版编目（CIP）数据

　　静脉治疗护理问答 / 纪代红, 王若雨主编. -- 北京：科学出版社, 2025. 4. -- ISBN 978-7-03-081413-5

　Ⅰ. R457.2-44

　中国国家版本馆CIP数据核字第2025XZ4674号

策划编辑：郭　颖 / 责任校对：张　娟
责任印制：师艳茹 / 封面设计：龙　岩

科 学 出 版 社 出版

北京东黄城根北街 16 号
邮政编码：100717
http://www.sciencep.com

中煤（北京）印务有限公司印刷
科学出版社发行　各地新华书店经销

*

2025 年 4 月第　一　版　开本：880×1230　1/32
2025 年 4 月第一次印刷　印张：10 1/2
字数：302 000

定价：69.80 元

编著者名单

主　编　纪代红　王若雨

副主编　马　健　徐　璐　费　薇

编　者　（以姓氏笔画为序）

王　彦	王　晶	王　婷	王迎莉	王媛媛
丛玉波	丛晓娜	曲洪波	刘昕欣	孙丽娟
李　雪	李延玲	李苗苗	吴林林	吴修文
谷立明	宋　杰	宋　健	张　明	张　岩
季　伟	赵　丹	赵爱华	胡　迪	姜晓婷
宫丽秀	袁　琳	徐诗斯	韩　杰	潘月坤

☆☆☆ 前　言

    静脉治疗以其独特的治疗方式和显著的临床效果，逐渐成为医疗实践中不可或缺的一部分。它不仅承载着快速输送药物、补充体液和营养的重任，更在急危重症患者的救治中发挥着至关重要的作用。因此，撰写一本全面、详尽、深入浅出的静脉治疗问答著作，对于提升医护人员的专业技能、保障患者安全、推动医疗技术的进步具有重要意义。

    本书旨在通过问答的形式，将静脉治疗领域的复杂知识转化为易于理解和记忆的要点。我们精心挑选了静脉治疗过程中最为常见、最具代表性的问题，结合最新的静脉治疗行业标准、指南、共识等，给出了科学、准确、实用的答案。这些问答不仅涵盖了静脉治疗的基本原理、操作方法、并发症防治等基础知识，还深入探讨了不同疾病状态下的静脉治疗策略、特殊药物的输注技巧及患者护理的注意事项等内容。

    在编写过程中，我们始终坚持科学严谨的态度，力求每一个问题的解答都能经得起实践的检验和学术推敲。同时，我们也注重语言的生动性和可读性，力求让医护人员在轻松愉快的氛围中掌握静脉治疗的核心知识和技能。我们相信，通过本书的阅读和学习，广大医护人员将能够更加熟练地掌握静脉治疗技术，为患者提供更加安全、有效、人性化的医疗服务。因此，本书不仅是一本静脉治疗的入门指南，更是一本引领医疗护理实践创新发展的前沿读物。

    最后，我们要感谢所有为本书编写付出辛勤努力的专家和学者。是他们的智慧和汗水汇聚成了这本宝贵的著作。同时，我们也期待广大医护人员和读者能够给予本书更多的关注和支持，共同推动静脉治疗领域的进步和发展。让我们携手努力，为患者的健康和福祉贡献自己的力量！

编　者

大连大学附属中山医院

☆☆☆ 目　　录

第1章　静脉治疗基础问答 ···1

一、静脉治疗的定义···1

二、静脉治疗的主要目的··1

三、静脉治疗护理技术的基本要求和原则······················1

四、静脉治疗的基本要求··2

五、术语和定义··4

六、缩略语···8

第2章　如何做好静脉治疗的感染预防与控制 ···········9

一、感染预防与控制··9

二、手卫生管理···10

三、标准预防的概念···12

四、静脉治疗的无菌原则··14

五、静脉治疗过程中消毒剂的应用·······························15

六、静脉治疗安全管理···17

七、静脉导管感染预防与控制·····································19

第3章　血管通路的选择与应用 ···························23

一、血管通路的选择···23

二、外周静脉血管通路的选择与应用····························25

三、中长导管通路装置的选择与应用····························29

四、中心静脉血管通路装置的选择与应用·······················31

五、经外周静脉置入中心静脉导管通路装置的选择与应用····34

六、静脉输液港的选择与应用·····································40

☆ ☆ ☆ ☆

　　七、输液附加装置的选择与应用 …………………………… 43

　　八、乳腺癌患者血管通路装置的选择与应用 ……………… 45

　　九、新生儿患者血管通路装置的选择与应用 ……………… 48

　　十、重症患者血管通路装置的选择与应用 ………………… 51

　　十一、肿瘤化疗患者血管通路装置的选择与应用 ………… 54

　　十二、肠外营养患者血管通路装置的选择与应用 ………… 57

　　十三、输液泵的选择与应用 ………………………………… 57

　　十四、注射泵的选择与应用 ………………………………… 58

第 4 章　静脉导管的使用与维护 ……………………………… 60

　　一、静脉导管维护评估的内容 ……………………………… 60

　　二、静脉导管的冲管和封管 ………………………………… 63

　　三、静脉导管的敷料更换与导管固定 ……………………… 75

第 5 章　静脉导管附加装置的使用与更换 …………………… 79

　　一、输液器及输血器的使用与更换 ………………………… 79

　　二、输液接头的使用与更换 ………………………………… 80

　　三、三通接头的使用与更换 ………………………………… 81

　　四、无针接头的使用与更换 ………………………………… 82

　　五、肝素帽的使用与更换 …………………………………… 83

　　六、附加装置的消毒与感染预防 …………………………… 84

第 6 章　静脉导管的拔除 ……………………………………… 86

　　一、静脉导管拔管评估 ……………………………………… 86

　　二、静脉导管拔除指征 ……………………………………… 87

　　三、静脉导管拔除注意事项 ………………………………… 89

　　四、预防置管患者非计划拔管护理措施 …………………… 91

第 7 章　静脉导管常见并发症的评估、处理和预防 ………… 98

　　一、静脉导管常见并发症 …………………………………… 98

　　二、静脉炎的评估、处理和预防 …………………………… 103

　　三、化疗药物渗出 / 外渗的评估、处理和预防 …………… 106

☆　☆　☆

四、导管堵塞的评估、处理和预防·················116

五、导管相关性血栓的评估、处理和预防·················118

六、导管相关性血流感染（CRBSI）的评估、处理和预防······121

七、静脉管路异位／移位的评估、处理和预防·············134

八、医用黏胶相关性皮肤损伤（MARSI）的评估、处理

和预防···137

九、经外周静脉穿刺的中心静脉导管（PICC）置管常见

并发症的预防及处理································142

十、植入式静脉输液港常见并发症的预防及处理···········152

十一、新生儿 PICC 常见并发症的预防及处理 ···········158

第 8 章　静脉输注碘对比剂安全管理　·················**159**

一、碘对比剂使用前评估·····························159

二、碘对比剂输注介绍·······························160

三、碘对比剂使用流程·······························161

四、碘对比剂注射工具与血管选择·····················162

五、碘对比剂输注后注意事项·························164

六、碘对比剂外渗的管理·····························164

七、碘对比剂过敏反应的管理·························171

八、碘对比剂空气栓塞的管理·························173

第 9 章　静脉治疗过程中的职业防护　·················**175**

一、职业接触···································175

二、职业暴露···································176

三、静脉治疗中职业防护的预防·······················178

四、静脉治疗中职业防护的具体措施···················178

五、接触化疗药时的职业防护·························182

六、如何减少锐器伤风险·····························183

七、发生针刺伤的处理措施·····························184

八、医疗性废物处理方法及要求·······················185

☆ ☆ ☆ ☆

第 10 章　静脉治疗相关的患者健康教育 ················· 187

一、静脉治疗患者健康教育 ····························· 187

二、静脉治疗患者的知情同意 ·························· 188

三、留置 PIVC 患者如何进行健康教育？ ············· 190

四、留置 PICC 患者如何进行健康教育？ ············· 191

五、留置中心静脉导管（CVC）患者如何进行健康教育？ ··· 192

六、留置静脉输液港患者如何进行健康教育？ ········· 192

第 11 章　手术患者的输液安全管理 ················· 194

一、手术室输液导管的选择 ··························· 194

二、手术室输液部位的选择 ··························· 195

三、术中输液管理 ····································· 196

第 12 章　静脉用药调配中心调配技术与操作规范 ······· 198

一、静脉用药调配 ····································· 198

二、静脉用药调配中心环境要求 ······················ 200

三、配制危害药品 ····································· 206

四、配制静脉全营养液 ······························· 208

第 13 章　静脉治疗的质量管理 ····················· 210

第 14 章　静脉输液治疗管理 ······················· 235

一、静脉治疗护士职责 ······························· 235

二、紧急状况下的处理对策 ··························· 236

三、静脉输液治疗专科护士培养 ······················ 242

附录 A　静脉导管置入操作流程及注意事项 ··········· 247

A1：PIVC 操作流程及注意事项 ······················ 247

A2：静脉注射操作流程及注意事项 ··················· 249

A3：静脉采血操作流程及注意事项 ··················· 251

A4：密闭式静脉输血操作流程及注意事项 ············· 254

A5：经外周静脉置入中等长度导管操作流程及注意事项 ··· 258

A6：PICC 置管操作流程及注意事项 ················· 262

A7：PIVC 维护流程及注意事项 ……………………… 267

A8：CVC 维护流程及注意事项 ………………………… 269

A9：PICC 维护流程及注意事项 ……………………… 272

A10：静脉输液港维护流程及注意事项 ……………… 276

附录 B　操作考评标准 ……………………………… 280

附录 C　知情同意书 ………………………………… 321

参考文献

请扫二维码

☆ ☆ ☆ 视频目录

视频 1　留置针静脉输液操作 ························247

视频 2　静脉采血技术 ····························251

视频 3　静脉输血技术 ····························254

视频 4　PICC 维护操作 ·························272

视频 5　输液港维护 ····························276

视频 6　输液港无损伤针拔除 ·····················316

视频 7　留置针输液接头使用 ·····················320

第 1 章
静脉治疗基础问答

一、静脉治疗的定义

静脉治疗（intravenous therapy）是将各种药物（包括血液制品）及血液，通过静脉注入血液循环的治疗方法，包括静脉注射、静脉输液和静脉输血。

二、静脉治疗的主要目的

静脉治疗的主要目的是通过静脉途径给予患者药物、营养或血液制品，以达到治疗疾病、维持生命体征或改善机体状况的目的。

三、静脉治疗护理技术的基本要求和原则

1. 基本要求有哪些？

（1）应在洁净的环境中完成静脉药物的配制和使用。

（2）实施静脉治疗护理技术操作的医务人员应为注册护士、医师或乡村医师，并应定期进行静脉治疗所必需的专业知识及技能培训。

（3）经外周静脉穿刺的中心静脉导管（PICC）置管操作应由经过PICC专业知识与技能培训、考核合格且具有 5 年及以上临床工作经验的操作者完成。

（4）导管使用、维护与拔除应由经过培训的医务人员完成。

（5）应对患者和照顾者进行静脉治疗、导管使用及维护等相关知识的教育。

2. 基本原则有哪些?

（1）所有操作应执行查对制度并对患者进行 2 种及以上方式的身份识别，询问过敏史。

（2）穿刺针、导管、注射器、输液（血）器及输液附加装置等应"一人一用一灭菌"，一次性使用的医疗器具不应重复使用。

（3）易发生血源性病原体职业暴露的高危病区宜选用一次性安全型注射和输液装置。

（4）静脉注射、静脉输液、静脉输血及静脉导管穿刺，维护和拔管应遵循无菌技术操作原则。

（5）静脉治疗操作前后应执行医务人员手卫生规范（WS/T 313）的规定，不应以戴手套取代手卫生。

（6）置入外周静脉导管（PIVC）时宜使用清洁手套，置入 PICC 时宜遵守最大无菌屏障原则。

（7）PICC 穿刺及 PICC、中心静脉导管（CVC）、静脉输液港（PORT）维护时，宜使用专用护理包。

（8）穿刺及维护时应选择符合国家要求的皮肤消毒剂。

（9）消毒时应以穿刺点为中心擦拭，至少消毒 2 遍或遵循消毒剂使用说明书，待自然干燥后方可穿刺。

（10）置管部位不应接触丙酮、乙醚等有机溶剂，不宜在穿刺部位使用抗菌油膏。

（11）操作中可使用血管可视化技术。

四、静脉治疗的基本要求

1. 静脉注射有哪些基本要求?

（1）应根据药物及患者病情选择适当的推注速度。

（2）注射过程中，应注意患者的用药反应。

（3）推注刺激性、腐蚀性药物过程中，应注意观察回血情况，确保导管在静脉管腔内。

2. 静脉输液有哪些基本要求？

（1）应根据药物及患者病情调节滴速。

（2）输液过程中，应定时巡视，观察患者有无输液反应，穿刺部位有无红、肿、热、痛、渗出等表现。

（3）输入刺激性、腐蚀性药物过程中，应注意观察回血情况，确保导管在静脉管腔内。

3. 肠外营养有哪些基本要求？

（1）宜由经过培训的医务人员在层流室或超净台内进行配制。

（2）配好的肠外营养标签上应注明科室、病案号、床号、姓名、药物名称、剂量、配制日期和时间。

（3）宜现用现配，应在 24 小时内输注完毕。

（4）如需存放，应置于 2 ～ 10℃ 冰箱内，并应复温后再输注。

（5）输注前应检查有无悬浮物或沉淀，并注明开始输注的日期及时间。

（6）应使用单独输液器匀速输注。

（7）单独输注脂肪乳剂时，输注时间应严格遵照药物说明书。

（8）不应向输注中的肠外营养液内添加任何药物。

（9）应注意观察患者对肠外营养的反应，及时处理并发症并记录。

4. 输血有哪些基本要求？

（1）输血前应了解患者血型、输血史及不良反应史。

（2）输血前和床旁输血时应分别双人核对输血信息，无误后才可输注。

（3）输血注意事项参照全血和成分血使用的国家标准（WS/T 623）中 8.1 ～ 8.4。

（4）输血过程中应对患者进行监测。

☆ ☆ ☆ ☆

（5）输血完毕应记录，空血袋按临床输血技术规范要求处理。

（胡　迪　宋　杰）

五、术语和定义

1. 什么是外周静脉导管？

外周静脉导管（peripheral venous access device）是指经外周静脉置管、导管头端未到达腔静脉的导管。

2. 什么是外周静脉短导管？

外周静脉短导管（短 PIVC）是指经外周静脉置入、长度为 2 ～ 6cm 的输液装置，导管头端位于外周静脉。

3. 什么是外周静脉长导管？

外周静脉长导管（长 PIVC），有时定义为迷你中线导管（mini-midline）：8 ～ 10cm 长的导管，用常规穿刺技术放置在前臂或手的浅静脉，或采用超声引导技术放在上臂中段深静脉，其尖端不超出腋窝。

4. 什么是中线导管？

外周静脉置入的中等长度导管又称中线导管（midline），导管长度 20 ～ 30cm，从肘窝处上、下两横指常规穿刺或采用超声引导技术从上臂置入贵要静脉、头静脉或肱静脉内，导管尖端位于腋静脉胸段或可到达锁骨下静脉。

5. 什么是中心静脉导管？

中心静脉导管（central venous catheter，CVC）是指经锁骨下静脉、颈内静脉、股静脉置管，尖端位于上腔静脉或下腔静脉的导管。

6. 什么是经外周静脉穿刺的中心静脉导管？

经外周静脉穿刺的中心静脉导管（peripherally inserted central catheter，PICC）是指经上肢贵要静脉、肘正中静脉、头静脉、肱静脉，

☆　☆　☆　☆

颈外静脉（新生儿还可通过下肢大隐静脉、头部颞静脉、耳后静脉等）穿刺置管，尖端位于上腔静脉或下腔静脉的导管。

7. 什么是静脉输液港/输液港（植入式给药装置）?

静脉输液港/输液港（植入式给药装置）（implantable venous access port）是一种植入皮下长期留置的中心静脉输液装置，简称输液港。包括尖端位于腔静脉的导管及埋置于皮下的注射座，注射座埋置于胸壁皮下的称胸壁输液港，注射座埋置于上臂皮下的称上臂输液港。

8. 什么是脐静脉导管?

脐静脉导管（umbilical venous catheter）是指经脐静脉置入，导管头端位于下腔静脉中、下 1/3 与右心房交界处。

9. 什么是药物渗出?

药物渗出是指静脉治疗过程中，非腐蚀性药液进入静脉管腔以外的周围组织。

10. 什么是药物外渗?

药物外渗是指静脉治疗过程中，腐蚀性药液进入静脉管腔以外的周围组织。

11. 什么是药物外溢?

药物外溢是指在药物配制及使用过程中，药物意外溢出暴露于环境中，如皮肤表面、台面、地面等。

12.什么是心腔内心电图?

将感知电极经外周血管置入心腔并放置在心腔内某一部位后记录到的局部心脏电活动。

13. 什么是无针接头?

无针接头用于血管导管端口与输液器、注射器等给药装置连接以进行给药,或者作为治疗间歇期血管导管端口保护装置使用。

14. 什么是三通接头?

三通接头是一种阀门或旋转塞,用于控制液体在管腔内流动,可用于同时输注 2 种以上药物,也可以通过调节三通接头的开关开始或停止给药。

15. 什么是肝素帽?

肝素帽由乳胶塞、收缩膜和端帽组成,在无针接头发明之前,通过针头与注射器或输液器等连接用于给药,目前主要作为间歇给药时导管端口的保护装置来使用。

16. 什么是消毒导管帽?

含有 70% 的乙醇溶液或异丙醇的一类端帽,可以覆盖在无针接头母鲁尔端口,对端口表面消毒并提供物理屏障,降低污染和导管相关性血流感染(CRBSI)风险。

17. 什么是发疱性药物?

发疱性药物是一类能引起皮肤或黏膜起疱、溃疡或坏死的化学药物。

18. 什么是刺激性药物?

刺激性药物是一类能引起静脉或局部组织刺激性或炎性反应的化学药物。

19. 什么是解毒剂?

解毒剂是可中和或降低发疱性药物毒性以减轻组织伤害的物质。

20. 什么是血管活性药物?

血管活性药物是通过调节血管舒缩状态,改善血管功能,维持稳定的血流动力学从而保证重要脏器血流灌注的一类药物。

21. 什么是黏胶固定装置?

黏胶固定装置是以黏胶为基础的装置,可与皮肤相粘连,从而将血管通路固定在适当的位置;需在黏胶上方另外使用敷料固定。在血管通路留置期间,敷料和黏胶固定装置均需定时移除和更换。

22. 什么是集成固定装置?

集成固定装置是将敷料与固定功能结合在一起的装置;包括透明、半透明区域和内置固定技术的无纺布边框。

23. 什么是皮下固定装置?

皮下固定装置是通过弹性钩角伸入皮下立柱将血管通路固定到位的一种固定装置;其作用是在穿刺点稳定导管置管。

24. 什么是组织黏合剂?

组织黏合剂是一种医用级氰基丙烯酸酯,可以密封穿刺点,并暂时在穿刺点和导管端口下方将导管与皮肤黏合。

25. 什么是集成测量装置?

集成测量装置 (integrated measurement device) 是一种将敷料与测量功能结合起来的装置;包括透明、半透窗和带有内置测量技术的边缘织物项圈。

26. 什么是皮下锚定测量系统?

皮下锚定测量系统 (subcutaneous anchoring measuring device) 是一种测量装置,通过放置在皮肤下面的灵活的脚/柱子将血管通路装置 (VAD) 固定在适当的位置;这些作用是在插入点稳定导管。在皮下固定装置 (SASS) 上放置单独的敷料。当敷料更换时,SASS 不需要定期更换;如果没有相关并发症,它可以保持在适当的位置。

六、缩略语

PIVC：外周静脉导管（peripheral intravenous catheter）

CVAD：中心血管通路装置（central vascular access device）

CVC：中心静脉导管（central venous catheter）

PICC：经外周静脉穿刺的中心静脉导管（peripherally inserted central catheter）

IVAP：植入式静脉输液港（implantable venous access port）

UVC：脐静脉导管（umbilical venous catheter）

SVC：上腔静脉（superior vena cava）

CAJ：上腔静脉与右心房交界处（cavoatrial junction）

ANTT：无菌非接触技术（aseptic non touch technique）

ASD：黏胶固定装置（adhesive securement device）

MST：改良塞丁格技术（modified Seldinger technique）

AST：加速塞丁格技术（accelerated Seldinger technique）

BSI：血流感染（bloodstream infection）

CA-DVT：导管相关性深静脉血栓形成（catheter-associated deep vein thrombosis）

CRBSI：导管相关血流感染（catheter-related bloodstream infection）

MARSI：医用黏胶相关性皮肤损伤（medical adhesive-related skin injury）

PN：肠外营养（parenteral nutrition）

PPE：个人防护装备（personal protective equipment）

PCA：患者自控镇痛（patient-controlled analgesia）

ISD：集成固定装置（integrated securement device）

SASS：皮下固定装置（subcutaneous anchor securement system）

TA：组织黏合剂（tissue adhesive）

（马　健　徐　璐）

第 2 章
如何做好静脉治疗的感染预防与控制

　　静脉治疗是临床最常用、最直接的治疗手段之一，在疾病预防、治疗及挽救患者生命过程中发挥着不可代替的作用。据统计，全球超过 60% 的急症患者原药使用静脉导管进行治疗。静脉治疗在为患者带来益处的同时，常会发生静脉炎、导管相关性血流感染等一系列静脉治疗相关感染的并发症，不仅影响静脉导管的功能及治疗效果，甚至危及患者生命安全。本章将对如何做好静脉治疗的感染预防进行阐述，以期为临床静脉治疗的感染预防相关问题提供科学、具体的指导意见。

一、感染预防与控制

1. 在静脉治疗感染预防与控制方面有哪些管理要求？

　　静脉治疗感染与控制是医疗护理工作中的重要环节，医疗机构应建立健全规章制度、工作规范和操作标准，明确责任部门和人员职责；操作人员须经过专业培训且考核合格，熟练掌握静脉管路的置入、维护和导管相关性血流感染的预防与控制；有条件的医疗机构应建立静脉置管及管路维护的专业静脉治疗团队；静脉治疗过程中操作环境清洁、宽敞、明亮，落实物品表面空气消毒，最大程度建立操作环境的无菌区域；医疗机构及相关部门应逐步开展导管相关性血流感染的目标性监测，医护人员根据监测结果采取感染预防与质量改进措施。

☆ ☆ ☆ ☆

2. 如何做好静脉治疗感染的预防与控制?

（1）静脉治疗过程中护士要执行无菌技术操作，需遵守最大限度无菌屏障原则。

（2）妥善固定静脉导管，避免因敷料松脱及导管松动或移位而引发的导管相关性血流感染。

（3）紧急状态下置入的静脉导管若不能保证有效的无菌原则，导管应在 48 小时内尽快拔除。

（4）定期行管路维护，当敷料潮湿、松动、渗血、渗液或污染明显时应立即更换。

（5）保持管路连接端口的清洁，在输血和输入血制品 4 小时或停止输液后，应及时更换输液管路，输注特殊药物时应根据产品说明书要求更换（如丙泊酚、脂肪乳等）。

（6）护理感染高风险患者应采取预防措施，必要时可考虑使用抗菌封管液，须在医师指导下完成。

（7）每日进行感染风险与预防措施效果评估。

（8）对疑似导管相关性血流感染患者，在使用抗菌药物治疗前，从导管和外周静脉中抽取成对的血样进行培养，依据结果采取治疗措施及确定导管是否拔除。

（9）无针输液接头内腔存在微生物污染风险，需执行预防感染操作。

（10）患者及其家属应接受并落实预防导管相关性血流感染的宣教与指导。

二、手卫生管理

手卫生是预防医院感染最基本、最简单、最经济的措施。通过正确的手卫生操作，可以有效减少医护人员手上的病原菌数量，从而降低传播感染的风险。正确的手卫生习惯可以显著减少导管相关性感染的发生，保护患者和医护人员的健康，提高医疗服务质量。

☆ ☆ ☆ ☆

1. 手卫生的定义?

手卫生是洗手、卫生手消毒和外科手消毒的总称。

2. 如何做好手卫生管理?

（1）设施种类、数量、安放位置及手消毒剂应符合规范要求。

（2）在管路置入、使用与维护操作前、后，须执行手卫生。

（3）存在血液或其他体液等肉眼可见污染时，应使用肥皂（皂液）和流动水洗手；无肉眼可见污染时，宜使用速干手消毒剂代替洗手。

（4）高度怀疑或已证实有暴露于潜在产芽孢的病原体，怀疑或证明接触炭疽杆菌时，首选肥皂和流动水洗手。

（5）肥皂和速干手消毒剂不应同时使用。

3. 何种情况应洗手和（或）使用手消毒剂进行卫生手消毒?

（1）接触患者前。

（2）接触无菌物品前。

（3）穿戴个人防护用品前。

（4）实施注射、穿刺、置入导管等无菌技术操作前。

（5）接触患者注射部位（包括完整或非完整的皮肤、黏膜）和伤口敷料后。

（6）接触患者的血液、体液或排泄物、分泌物后。

（7）接触患者周围环境、物品后。

（8）脱手套及其他个人防护用品（口罩、帽子、隔离衣等）后。

4. 洗手的时间要求是什么?

除非手明显脏了，否则在大多数临床情况下，快速手消毒比肥皂和水更可取，因为与肥皂和水相比，快速手消毒的依从性更好。快速手消毒对手的刺激性一般较小，在没有水槽的情况下是有效的。使用快速手消毒进行手卫生至少20秒，使用抗菌或抗菌肥皂和水进行手卫生，洗手至少20秒。

5. 如何提高手卫生依从性？

医院通过完善监管制度、改善手卫生设施、定期进行相关培训、进行患者满意度调查，以及内部监督等监管措施能够显著提高医务人员手卫生依从性，进而有效降低医院感染发生率。

6. 保持手卫生的指甲要求是什么？

保持指甲清洁，指甲长度短。不要戴人工指甲或延长器；人工或假指甲与较高水平的感染性物质有关，特别是革兰氏阴性杆菌和酵母菌。避免擦指甲油，如果组织政策允许，指甲油不应被弄成碎片，因为指甲油可能滋生微生物。

7. 进行手卫生处理如何选择消毒液？

常规使用含 60% 以上乙醇或 70% 异丙醇的快速手消毒液（ABHR）进行手卫生处理，但手部有可见污染或患者有感染孢子病原体以及导致胃肠炎的诸如病毒时除外。

8. 何时可选用快速手消毒液代替手卫生？

手部没有可见污染时宜使用快速手消毒液代替洗手。

三、标准预防的概念

1. 什么是标准预防？

标准预防是基于患者的体液（血液、组织液等）、分泌物（不包括汗液）、排泄物、黏膜和非完整皮肤均可能含有病原体的原因，针对医院患者和医务人员采取的一组预防感染措施。

2. 标准预防包含哪些内容？

标准预防包括手卫生，根据预期可能的暴露选用手套、隔离衣、口罩、护目镜或防护面罩及安全注射。也包括穿戴合适的防护用品处理患者环境中污染的物品与医疗器械。标准预防基于患者的血液、体液、分泌物（不包括汗液）、非完整皮肤和黏膜均可能含有感染性因子的原则。

3. 为什么说护理人员依从标准预防措施有助于降低患者和医疗服务提供者获得医院感染的概率？

标准预防视所有患者的血液、体液、分泌物、排泄物均具有传染性，强调患者与护理人员之间的双向防护，针对接触、飞沫和空气 3 种传播方式，建立有效隔离屏障是预防和管理医院感染的重要策略，也是护理人员个人职业防护与患者安全保障的重要举措。护理人员是接触患者最频繁和陪伴患者时间最长的专业团队，在工作中落实手卫生和接触隔离措施，可以有效预防与减少医院感染的发生及控制多重耐药菌的传播。

4. 如何加强临床护士防护意识、促进标准预防的执行？

（1）护士的侥幸心理和不设防态度，导致职业伤害风险在静脉治疗过程中逐渐增加。有研究表明，由于我国目前手卫生执行率低、临床护士不重视或自觉性差、科室洗手设施不完备和临床工作繁忙等原因，使护士在工作中洗手频率和质量得不到保证；手套佩戴不当，护目镜、防护面罩、隔离衣、防护衣及鞋套的使用率低和锐器处理不当等原因，均会增加职业暴露的风险。

（2）传统观念认为护士只有在护理传染病患者时才应采取防护措施，否则不需要防护，科室也不作强制性要求；护士也只有在确定患者具有传染病风险时，才会使用常规防护措施，如戴口罩、橡胶手套等，但在可能发生体液喷溅时，几乎未观察到护士戴护目镜或穿隔离衣等。

（3）为了减少此类事件的发生，护理部应定期举行院内感染及标准预防讲座，使标准预防理念深入人心。医院感染管理部门和护理部应加强对医护人员标准预防的知识和技能培训，不断提供医院感染的动态信息并对监测结果及时反馈，切实提高个体行为的依从性，做到安全第一，避免护士成为感染对象和感染源。

（马　健）

☆ ☆ ☆ ☆

四、静脉治疗的无菌原则

1. 什么是无菌技术?

无菌技术（aseptic technique）是指在执行医疗、护理操作过程中，防止一切微生物侵入机体，保持无菌物品及无菌区域不被污染的技术操作。

2. 什么是无菌非接触技术?

无菌非接触技术（aseptic non touch technique，ANTT）是一种具体而全面定义的无菌技术，具有独特的理论实践框架，以特有的关键部件和关键部位保护概念为基础；通过将手卫生和个人防护用品等标准预防措施与适当的无菌区管理、非接触技术和无菌物品相结合来实现，是为所有侵入性临床操作和有创医疗器械的管理而设计的。在输液治疗的情况下，适用于血管导管的置入和管理，以及输注给药。

3. 无菌非接触技术适用于哪些方面?

结合标准预防措施和保护关键部位的方法，使用非接触技术和一般无菌区中的微小重要无菌区。用于实现无菌和保护关键部位，简单明了且操作时间短的临床操作，如血管通路的冲管和封管、给药装置的准备和更换、静脉给药和简单的伤口护理。如果关键部位需要直接接触，则必须使用无菌手套。

4. 什么是外科无菌非接触技术?

应用标准预防措施与使用无菌铺巾和屏障防护措施共同保护关键部位的方法相结合。用于难以实现无菌操作和保护关键部位或操作时间长的临床侵入性操作，例如手术和中心血管通路装置的置入。

5. 使用无菌非接触技术时提到的 5 个实践术语是什么?

（1）关键部位：任何进入患者身体的入口，如导管穿刺部位。

（2）关键部件：操作设备的一部分，如果受到污染，很可能会污染患者，如注射器乳头、无针接头公鲁尔端、给药装置的针头、注射针头。

（3）一般无菌区：经过清洁和消毒的治疗盘或一次性操作套件和（或）治疗巾。用于促进达到无菌状态，但不能保证无菌。

（4）关键无菌区：无菌铺巾和（或）无菌屏障。用于保证无菌；所有操作无菌器械均放在无菌铺巾上集中管理。

（5）微小关键无菌区：一个小型保护性无菌屏障／遮盖物，如无菌帽、保护套和最近打开的单个无菌物品包装内侧，可单人操作保护的关键部位。

6. 什么是最大化无菌屏障？

置入中心导管、进行实体脏器穿刺或注射等操作时应使用的屏障技术，包括操作人员戴医用外科口罩和帽子、戴无菌手套、穿无菌手术衣，患者全身覆盖大无菌巾。

7. 导管置入过程中为什么要遵循最大化无菌屏障原则？

导管感染菌主要来源于皮肤表面的条件致病菌，医护人员在置管和术后护理过程中不注意局部皮肤的清洁消毒及护理，细菌经皮下隧道逆行入血，造成血管内感染。因此，置管过程中遵循最大化无菌屏障原则至关重要。

（徐　璐）

五、静脉治疗过程中消毒剂的应用

1. 推荐使用何种消毒剂进行置管前消毒？

选择合适的皮肤消毒剂，所选择的消毒剂应与药物性质、导管材质相匹配，并按说明使用。推荐使用 ≥ 2% 葡萄糖氯己定乙醇溶液对皮肤进行消毒，对于早产儿和 2 个月以下的婴儿，应慎用含氯己定的

☆ ☆ ☆ ☆

消毒剂，以免刺激皮肤或发生化学灼伤。

2. PICC 置管时选择何种消毒剂?

推荐首选皮肤消毒液为含量 ≥ 0.5% 氯己定乙醇溶液，对于氯己定乙醇溶液存在禁忌的患者，可选择聚维酮碘进行消毒，其有效浓度应为 0.5% 及以上，或者选择 2% 碘酊和 75% 乙醇溶液进行消毒。

3. PICC 置管前如何进行皮肤消毒?

PICC 置管前皮肤消毒采取 "Z" 形往复摩擦消毒法，时间至少30 秒。

4. 醇、碘结合的消毒剂能让消毒效果更好吗?

消毒剂中含有的碘对芽孢、真菌、细菌、原虫等具有高效、迅速的杀灭作用，再加上乙醇具备很强的挥发性，能让皮肤在短时间内干燥，因此醇、碘结合的消毒剂能让消毒效果更好。

5. 消毒后为何皮肤要待干?

消毒剂作用效果受很多因素影响，包括温度、pH、作用时间、有机物、有效碘浓度、病原微生物的种类及碘伏的载体等因素影响，其中温度和 pH 通过影响有效碘的含量而影响消毒效果。在其他因素相同的条件下，消毒剂作用的时间即待干时间很重要，待干时间越长，消毒效果越好，因此需要充分待干。

6. 消毒剂待干时间需要多久?

选择氯己定乙醇溶液进行消毒时，待干时间至少为 30 秒。选择聚维酮碘进行消毒时，待干时间为 1.5 ~ 2 分钟，过短达不到最佳的消毒效果，过长增加患者的等待时间，增加患者的精神负担，并且可能发生再污染。常用消毒剂乙醇、三氯片、碘伏、戊二醛的消毒时间为60 秒，或遵循消毒剂说明书。

☆ ☆ ☆ ☆

7. 如何适度控制消毒剂的量?

消毒液蘸取过少,达不到消毒效果,蘸取过多会延长待干时间。棉签浸泡不宜过湿或过干,应以消毒时皮肤上存在极薄一层消毒液,而又不形成水滴为宜。蘸取量为 1/2 ～ 2/3 棉签长度的碘伏消毒液最为适宜。

8. 静脉输液港输液插针或维护时如何消毒?

应首选 ≥ 0.5% 氯己定乙醇溶液消毒皮肤,如有过敏可选择 2% 碘酊溶液或有效碘浓度的 1% 碘伏。消毒面积应大于敷料面积,并充分待干。输液港每次连接输液前应使用 75% 乙醇、碘伏或含量 ≥ 0.5% 的氯己定溶液,采用机械法、多方位用力擦拭无针输液接头或肝素帽,擦拭时间 ≥ 15 秒并待干。

六、静脉治疗安全管理

1. 什么是安全注射?

因不安全注射操作会造成血源性病原体传播并由此产生相关疾病负担,WHO 将安全注射定义为:注射操作对接受注射者无害,实施注射操作的医护人员不带来可避免的暴露风险,注射的废弃物不对他人和环境造成危害。

2. 安全注射的具体规定是什么?

安全注射要求禁止共用注射器、延长管、多剂量药瓶等,以减少患者之间血源性感染;禁止回套针帽,规范使用安全型注射器具及锐器盒,降低医护人员锐器伤发生率;正确处理医疗废弃物,避免对他人及环境造成危害。安全型注射用具能够减少医护人员针刺伤发生,但是在使用前应进行相关培训、使用中严格遵循操作规程是发挥其作用的前提和必要条件。安全注射是预防控制医院感染和保障医护人员职业安全的基本措施,需要政府和医疗机构大力推广、医护人员严格

☆ ☆ ☆ ☆

执行。

3. 安全型器具包括哪些?

一种为降低职业暴露风险,用于抽取动静脉血液、其他体液、注射药物的无针或有针的装置,通过安全型设计变为使用后屏蔽锐器或没有锐器的装置,包括安全型注射器、安全型静脉留置针、安全型无损伤针、安全型采血针、无针输液接头、预充式注射器及药物转移装置等。

4. 输液装置安全管理的要求有哪些?

(1) 制订相关操作规范,规范不同输液连接装置,尤其是无针接头使用、维护的操作流程等。

(2) 加强人员培训和考核。

(3) 将人员对输液连接装置临床实践的规范程序纳入护理质量管理。

(4) 输液连接装置建议使用螺口连接。

(5) 机构内或病区内应避免使用过多的无针接头,以减少操作方法混淆可能带来的并发症风险。

(6) 严格执行手卫生,更换输液连接装置,通过输液连接装置给药等操作时,应在手卫生后佩戴清洁手套,必要时佩戴无菌手套。

(7) 输液连接装置应作为关键部件进行管理,更换、使用输液连接装置的操作应遵守无菌非接触技术原则。

(8) 尽可能减少断开输液连接装置及对其操作的次数,以预防感染。

(9) 使用输液连接装置发生相关不良事件时,应及时报告。

5. 输液连接装置作为关键部件应如何进行管理?

(1) 新的输液连接装置在使用前,需要预充后放置于刚打开的原无菌包装内或无菌区内,避免污染。

(2) 输液连接装置只能与无菌装置相连接。

(3) 应采取有效措施,避免消毒后的导管端口、输液连接装置端口、预连接的注射器或输液器端口接触医疗环境或操作人员的手而被污染，可放置于无菌区或刚打开未被污染的原无菌包装内。

（4）使用中的输液连接装置在连接输液器或注射器前，应使用符合国家标准的消毒棉片全方位擦拭消毒输液连接装置端口的横断面和周边螺口，擦拭时间应遵循输液连接装置的产品说明书和消毒剂的产品说明书要求，如无相关说明则不少于 15 秒。

（5）确保消毒用品随时可用，以促进工作人员遵守输液连接装置的消毒规范。

6. 配制药物的环境要求有哪些？

（1）应在清洁、明亮的环境中配制注射药物。

（2）静脉用药宜在静脉用药配制中心（室）集中配制。

（3）肠外营养液宜在层流室或超净台内进行配制。

（4）化疗药物应在生物安全柜内配制。

（5）需紧急使用的药物若在床旁配制应立即使用。

（6）血液净化中心配制药物应在治疗室内进行。

（7）应限制注射操作场所的人员数量和流动。

七、静脉导管感染预防与控制

1. 静脉导管感染预防与控制包括哪些方面？

静脉导管感染预防与控制包括手卫生与无菌操作、导管选择与置管技术、导管维护与管理、患者教育与护理、合理使用抗菌药物、监测与反馈。

2. 静脉导管感染预防与控制有哪些管理要求？

（1）医疗机构应当健全预防血管导管相关感染的规章制度，制订并落实预防与控制血管导管相关感染的工作规范和操作规程，明确相关责任部门和人员职责。

（2）培训及教育：建立专业化、固定的置管医护人员对专业人员

☆ ☆ ☆ ☆

进行导管操作及感染预防的相关培训和教育，应当由取得医师、护士执业资格，并经过相应技术培训的医师、护士执行血管导管留置、维护与使用。同时定期与感染控制科联合举办医院感染理论讲座，做到理论结合实际指导临床工作。

（3）相关医护人员应当接受各类血管导管使用指征、置管方法、使用与维护、血管导管相关感染预防与控制措施的培训和教育，熟练掌握相关操作规程，并对患者及其家属进行相关知识的宣教。

（4）医护人员应当评估患者发生血管导管相关感染的风险因素，实施预防和控制血管导管相关感染的工作措施。

（5）中心导管置管环境应当符合《医院消毒卫生标准》中医疗机构Ⅱ类环境要求。最大程度建立操作环境的无菌区域。

（6）医疗机构应当建立血管导管相关感染的主动监测和报告体系，开展血管导管相关感染的监测，定期进行分析反馈，持续质量改进，预防感染，有效降低感染率。

3. 静脉导管感染预防与控制中导管选择与置管技术方面有哪些要求？

（1）合理选择导管：根据患者的具体情况和治疗需求，选择适当的导管类型和尺寸。

（2）提高置管技术：医护人员需接受专业培训，提高置管技能，确保导管置入位置正确、固定牢固，减少因操作不当导致的感染风险。

4. 静脉导管感染预防与控制中导管维护与管理方面有哪些要求？

（1）定期评估与监测：对置管患者进行定期评估，监测导管通畅情况、周围皮肤及组织状况等，及时发现并处理潜在问题。

（2）保持导管清洁：定期更换敷料，保持导管周围皮肤干燥、清洁，防止细菌滋生。

（3）规范冲洗与封管：按照医嘱和规范流程进行导管的冲洗与封管，防止血液凝固和微生物繁殖。

5. 静脉导管感染预防与控制中如何合理使用抗菌药物?

(1)谨慎使用:根据病原学检测和药敏试验结果,合理使用抗菌药物,避免滥用和误用导致耐药菌的产生。

(2)预防性用药:对于高感染风险的患者,可遵医嘱给予预防性抗菌药物使用,但需注意用药时机和疗程。

6. 静脉导管感染预防与控制中如何做好监测与反馈?

(1)感染监测:建立静脉导管感染的监测体系,定期分析感染发生率和原因,为预防控制措施提供数据支持。

(2)持续改进:根据监测结果和临床反馈,不断优化静脉导管感染的预防与控制措施,提高防控效果。

7. 静脉导管感染预防与控制的具体措施有哪些?

(1)严格手卫生:医护人员在接触患者前后,特别是在进行导管操作前后,必须严格执行手卫生规范,包括使用流动水和肥皂洗手或使用含乙醇的手消毒剂,以减少手部携带的微生物数量。

(2)无菌操作:执行无菌技术操作需遵守最大限度无菌屏障原则;所有与静脉导管相关的操作,如置管、换药、维护等,都必须遵循无菌原则。使用无菌器械、物品和敷料,确保操作环境的清洁与消毒,避免交叉感染。

(3)合理选择导管及穿刺部位:根据患者的具体情况和治疗需要,选择合适的导管类型和穿刺部位。例如,对于短期治疗,可选择外周静脉导管;对于长期治疗或特殊需求,可考虑中心静脉导管。同时,选择易于固定、清洁和观察的穿刺部位,以减少感染风险。紧急状态下置管,若不能保证有效的无菌原则,导管应在 48 小时内尽快拔除。

(4)定期评估与更换:定期评估导管的必要性和安全性,及时拔除不必要的导管。对于需要长期留置的导管,应按照医院规定的时间间隔进行更换,以避免导管老化、破损或细菌定植导致的感染。

(5)规范维护与管理:建立并执行规范的导管维护与管理流程,

☆ ☆ ☆ ☆

包括定期消毒、更换敷料、观察穿刺点情况等。对于出现异常症状的患者，如红肿、疼痛、渗出等，应及时进行处理并记录。

（6）患者教育与沟通：加强患者及其家属对静脉导管感染预防与控制知识的宣传教育，提高患者的自我护理能力和配合度。同时，建立良好的医患沟通机制，鼓励患者及时报告任何不适症状或疑虑。

（7）监测与反馈：建立完善的感染监测与反馈系统，定期收集和分析导管相关感染的数据，评估预防控制措施的有效性，并根据监测结果及时调整和优化预防措施。

（8）合理使用抗菌药物：在出现导管相关感染时，应根据病原菌种类和药敏试验结果合理使用抗菌药物进行治疗。同时，避免滥用或误用抗菌药物导致的耐药性和不良反应。

8. 中心静脉导管维护中感染预防与控制的基本要求有哪些？

（1）严格遵循无菌操作原则，有条件的可在专用环境中进行。

（2）维护过程中，应严格执行无菌操作技术、无接触技术和卫生手消毒，接触患者前后应洗手；根据需要佩戴清洁/无菌手套。

（3）选择合适的皮肤消毒剂：2%葡萄糖酸氯己定乙醇溶液、有效碘浓度不低于0.5%的碘伏或2%碘酊溶液与75%乙醇组合使用。推荐使用2%葡萄糖酸氯己定乙醇溶液消毒皮肤、导管及其他附加装置。

（4）脱出血管外的导管不应再次送入血管内。中等长度导管如脱出少许，回抽可见回血，推注盐水顺利，可继续使用。

9. 静脉导管感染预防与控制中如何进行患者教育与护理？

（1）患者教育：向患者及其家属普及静脉导管感染的相关知识，提高其对感染预防的重视程度和配合度。

（2）密切观察：鼓励患者及其家属密切观察导管周围情况，如有异常及时报告医护人员。

（马　健）

第 3 章
血管通路的选择与应用

一、血管通路的选择

1. 血管通路的重要性有哪些?

狭义的血管通路主要用于静脉输液,可进行血流动力学监测、血标本采样、输注药物治疗。广义的血管通路还包括动脉测压通路及维持重症心、肺、肾衰竭患者器官功能的血管通路媒介。随着此项技术在危重症领域广泛应用, 其引起的导管相关性血流感染、血栓栓塞、导管失功能等并发症时有发生,威胁着患者的生命。所以选择合适的血管通路,并给予合理护理措施,可规避或降低风险。

2. 血管通路装置有哪些?

(1) 外周静脉通路装置:包括一次性静脉输液钢针和外周静脉留置针。

(2) 中长导管通路装置:7.5 ～ 20cm 的导管。

(3) 中心静脉血管通路装置:经锁骨下静脉、颈内静脉、股静脉置管,尖端位于上腔静脉或下腔静脉的导管。

(4) 经外周静脉置入中心静脉导管通路装置:经上肢贵要静脉、肘正中静脉、头静脉、肱静脉、颈外静脉(新生儿还可通过下肢大隐静脉、头部颞静脉、耳后静脉等)穿刺置管,尖端位于上腔静脉或下腔

☆ ☆ ☆ ☆

静脉的导管。

（5）植入式静脉输液港给药装置：完全植入人体内的闭合输液装置，包括尖端位于腔静脉的导管部分及埋植于皮下的注射座。

3. 血管通路选择遵循什么原则?

（1）根据患者血管通道的条件、化疗方案、化疗周期、药物类型、输注速度及持续时间，还要考虑患者的舒适度和活动，为患者选择最佳的血管通路。

（2）在满足患者治疗需要的情况下，选择直径最小和长度最短的导管进行治疗。

（3）一次性静脉输液钢针仅用于单次给药或静脉采血，不能用于发疱性药物的输注。

（4）使用外周静脉留置针导管输注抗肿瘤药物时，输注结束后不保留导管。

（5）中心静脉血管通路装置使用时间不超过6周，可用于任何性质药物输注和血流动力学监测。

（6）经外周静脉置入中心静脉导管和输液港植入式给药装置适用于长期输液，可输注任何性质的药物，不可用于血流动力学监测。

4. 静脉治疗操作前评估什么?

（1）评估患者的年龄、病情、过敏史、静脉治疗方案、药物性质等，选择合适的输注途径和静脉治疗工具。

（2）评估穿刺部位皮肤情况和静脉条件,在满足治疗需要的情况下,宜选择管径细、管腔少的导管。

（3）一次性静脉输液钢针可用于单次给药，腐蚀性药物和刺激性药物不应使用一次性静脉输液钢针。

（4）外周静脉留置针宜用于短期静脉输液治疗，不宜持续静脉输注具有刺激性或发疱性的药物。

（5）经外周静脉置入中心静脉导管宜用于中长期静脉治疗，可用于任何性质的药物输注，不可用于高压注射泵注射对比剂和血流动力

☆☆ ☆☆

学监测（耐高压导管除外）。

（6）中心血管通路装置可用于任何性质的药物输注、血流动力学的监测，不可用于高压注射泵注射对比剂（耐高压导管除外）。

（7）输液港植入式给药装置可用于任何性质的药物输注，不可用高压注射泵注射对比剂（耐高压导管除外）。

（赵　丹）

二、外周静脉血管通路的选择与应用

1. 外周静脉穿刺的基本步骤有哪些？

（1）患者取舒适体位，护士应向患者解释说明穿刺目的及注意事项。

（2）选择穿刺静脉，皮肤消毒。

（3）穿刺点上方扎止血带，绷紧皮肤穿刺进针，见回血后穿刺针可再次进入少许。

（4）如为外周静脉留置针则固定针芯，送外套管入静脉，退出针芯，松解止血带。

（5）选择透明或纱布类无菌敷料固定穿刺针，敷料外应注明日期。

2. 外周静脉穿刺时的注意事项有哪些？

（1）宜选择上肢静脉作为穿刺部位，避开静脉瓣、关节部位，以及有瘢痕、炎症、硬结等处的静脉。

（2）成年人不宜选择下肢静脉进行穿刺。

（3）小儿不宜首选头皮静脉。

（4）接受乳腺癌根治术和腋下淋巴结清扫术的患者应选健侧肢体进行穿刺，有血栓史和血管手术史的静脉不宜进行置管。

（5）一次性静脉输液钢针穿刺处的皮肤消毒范围直径应 ≥ 5cm，外周静脉留置针穿刺处的皮肤消毒范围直径应 ≥ 8cm，应待消毒液自然干燥后再进行穿刺。

（6）应告知患者穿刺部位出现肿胀、疼痛等异常不适时，及时告知医护人员。

☆ ☆ ☆ ☆

3. 一次性静脉输液钢针的特点有哪些?

（1）价格低廉。
（2）操作简单。
（3）容易穿刺。
（4）使用便捷。
（5）无须维护。
（6）便于患者接受。

4. 使用一次性静脉输液钢针的适应证有哪些?

（1）给予短期单剂量、小剂量的静脉治疗，建议留置时间单次 < 4 小时。
（2）输液时间在 3 天以内的患者。
（3）非刺激性药物 / 溶液。
（4）溶液处于等渗或接近于等渗状态。
（5）溶液处于或接近正常 pH 范围。
（6）静脉途径无限制。
（7）意识清醒能配合输液的患者。

5. 一次性静脉输液钢针的缺点有哪些?

（1）一次性静脉输液钢针输液会限制患者的活动，增加患者发生压疮的概率。
（2）一次性静脉输液钢针锐利，会增加液体渗漏到皮下组织的概率，导致化学性静脉炎的增加、发疱剂外渗，甚至导致严重并发症发生。高渗漏率，不能长期保留。
（3）无法保留，需反复穿刺，给患者带来痛苦。
（4）增加针刺伤的发生率，增加护士职业危害。

6. 外周静脉留置针的分类有哪些?

（1）外周静脉留置针血管通路分为开放式和密闭式，密闭式外周

☆ ☆ ☆ ☆

静脉留置针可分为 Y 形和直形，又可分为普通型和安全型。

（2）外周静脉留置针的型号从导管规格上分为 18G、20G、22G、24G 4 种型号。

7. 如何选择与应用不同型号的外周静脉留置针？

（1）外科手术患者多选择留置 18G、20G 导管。

（2）针对大多数治疗应考虑 20 ～ 24G 的导管。

（3）＞ 20G 的外周静脉留置针血管通路导致静脉炎的可能性更大。

（4）新生儿、儿童及老年人应考虑使用 22G、24G 的导管。

（5）需要快速输血时考虑更大规格的导管。

（6）在满足治疗需要的情况下，应尽量选择较细、较短的导管进行穿刺。

8. 外周静脉留置针的适用范围有哪些？

（1）输液时间长（≥ 3 天）、输液量多（≥ 4 小时）的患者。

（2）老年人、儿童、躁动不安的患者。

（3）输全血或血制品的患者。

（4）需做糖耐量试验及连续多次采血标本的患者。

9. 外周静脉留置针不适用于哪些情况？

（1）持续输注发疱性药物及刺激性药物。

（2）静脉高营养输液。

（3）渗透压高于 600mmol/L 的液体。

（4）pH 低于 5 或高于 9 的液体。

10. 外周静脉留置针的特点有哪些？

（1）费用、价格低廉。

（2）操作简单，减少反复穿刺给患者带来的痛苦，操作步骤已被广泛接受。

（3）容易穿刺。

☆ ☆ ☆ ☆

（4）减少液体外渗。

（5）减少护士工作量。

（6）保证输液的安全性，降低护士针刺伤的风险。

（7）为患者提供更多的输液通道，赢得抢救时间。

11. 外周静脉留置针的缺点有哪些?

（1）外周静脉留置针血管通路维持时间较短，留置时间不能超过产品说明书的留置时间，一般只能维持 72 ～ 96 小时。

（2）药物可能过分刺激外周血管导致静脉炎、感染、外渗和堵管等并发症。

（3）由于外周静脉的损害可造成后期静脉治疗的困难。

12. 如何选择外周静脉留置针的穿刺部位?

（1）宜选上肢静脉作为穿刺部位，避开静脉瓣、关节部位及有瘢痕、炎症、硬结等处的静脉。

（2）儿童患者常用部位在手部、前臂和上臂，避免肘部区域。

（3）小儿不宜首选头皮静脉，尚未行走的婴儿可选择足部血管。

（4）除非有必要，应避免使用下肢静脉；避开手腕内侧和疼痛区域，避免疼痛和桡神经损害；避开有开放性损伤、感染的远端部位；偏瘫侧肢体、患侧乳腺手术、行腋窝淋巴结清扫术、动静脉造瘘侧均应避免穿刺；有血栓史和血管手术史的静脉不宜进行置管。

（5）手掌部位的血管直径约是 2.5mm，头静脉最大的直径是 6mm，而 20G 的外周静脉置管直径为 1.1mm，导管约占掌部血管 19% 的空间，占头静脉血管的 3%。当外周静脉置管占据血管内 12% ～ 25% 的空间时，会极大地削弱血流稀释药物 pH 的能力，减慢血流速度，最终导致静脉炎的发生。

（6）手背静脉分叉较多会影响外周静脉置管的流速，因此手背静脉不应作为围术期外周静脉置管首选留置部位,应结合患者的手术体位、血管条件、易于保留和维护等因素，尽量选择前臂桡侧的头静脉进行静脉穿刺，以保证患者围术期的使用。

☆ ☆ ☆ ☆

三、中长导管通路装置的选择与应用

1. 中长导管通路装置的适应证有哪些?

（1）预计治疗时间 1 ～ 4 周的患者。

（2）持续输注等渗或接近等渗的药物。

（3）短期静脉注射万古霉素的患者（少于 6 天的治疗）。

（4）需持续镇静与镇痛的患者。

（5）间歇性或短期输注高渗性药物、腐蚀性药物等（因存在未被检测的外渗风险，需谨慎）。

2. 中长导管通路装置的禁忌证有哪些?

（1）避免持续输注发疱剂等药物治疗。

（2）导管尖端未达腋静脉胸段或锁骨下静脉的情况下，不适宜用于胃肠外营养、渗透压大于 900mOsm/L 的补液治疗。

（3）有血栓、高凝状态病史、四肢的静脉血流降低（如麻痹，淋巴水肿，矫形，神经系统病症），终末期肾病需要静脉保护时。

（4）乳腺手术清扫腋窝淋巴结、淋巴水肿的患者。

（5）拟穿刺肢体部位有疼痛、感染、血管受损（瘀斑、渗出、静脉炎、硬化等）、预计手术或放疗的区域均不宜置管。

3. 中长导管通路装置置管前需要评估的项目有哪些?

（1）患者的评估包括：血常规、凝血功能。卧位姿势，避免在惯用卧位肢体穿刺。合作程度、依从性、文化程度，签署知情同意书。病史，穿刺侧肢体有无手术史、导管置入史、放射治疗史、淋巴水肿及肿瘤压迫等。

（2）血管的评估包括：选择血管应首选贵要静脉，其次肘正中静脉、头静脉。使用超声观察血管纵视图和横视图。观察血管直径、深度、走向，有无动脉及神经伴行，确定导针架的型号。应避免穿刺小血管（导管 / 静脉比率不高于 45% 的血管）。

☆ ☆ ☆ ☆

（3）穿刺部位的评估包括：避免在有触痛或开放性损伤的区域、四肢发生感染的区域、受损血管（如瘀斑、渗出、静脉炎、硬化、条索状或充血的血管）及静脉瓣的部位穿刺。使用超声观察预穿刺部位周围的静脉、动脉和神经的位置。当轻微下压超声探头时，健康的静脉容易受压变瘪，动脉是搏动的。神经距离动、静脉较近，呈回波束状，应小心避免损伤神经。

（4）置管长度评估包括：测量从预穿刺点到尖端位置的长度，并做好记录。利用体表测量有 3 种方法。①从预穿刺点沿静脉走向至腋窝水平；②从预穿刺点沿静脉走向至同侧锁骨中线；③从预穿刺点沿静脉走向至同侧胸锁骨关节减 2cm。

4. 中等长度导管的置管可选择哪些方法？

可选择常规穿刺、塞丁格技术穿刺、超声引导下改良塞丁格技术穿刺。

5. 选择不同方式置入中等长度导管的注意事项有哪些？

（1）超声引导下改良塞丁格置管技术可增加穿刺成功率。

（2）采用常规穿刺法置入中等长度导管，应从肘窝向下两横指的部位穿刺。

（3）采用超声引导下改良塞丁格技术置管，其穿刺部位应发生变化，穿刺点应在肱骨内上髁至腋窝顶点中 1/3 的贵要静脉、肱静脉或头静脉。将穿刺部位从肘窝处上两横指向近心端移动约 10cm，即从上臂中段置管。

6. 中等长度导管的尖端位于哪里？

中等长度导管尖端可位于锁骨下静脉中，靠近锁骨中线位置。有研究表明，导管尖端位于腋静脉胸段（第三段）时，穿刺点渗血渗液、机械性静脉炎、血栓发生率明显降低。

☆ ☆ ☆ ☆

7. 中等长度导管置管前应做哪些准备工作?

（1）观察患者皮肤及上肢静脉情况。

（2）观察患者的心理反应。向患者解释留置中等长度导管的目的、方法、置管过程及置管后应注意的事项。

（3）嘱患者排尿、排便。

（4）常规置管时应严格遵循无菌技术操作原则，宜在专用环境中进行。

（5）测量双侧臂围和预置管长度，手臂外展与躯干成 45°～90°。

（6）选择合适的皮肤消毒剂：2% 葡萄糖酸氯己定乙醇溶液、有效碘浓度不低于 0.5% 的碘伏或 2% 碘酊溶液与 75% 乙醇组合使用。推荐使用 2% 葡萄糖酸氯己定乙醇溶液消毒皮肤、导管及其他附加装置。

（7）以穿刺点为中心擦拭皮肤，并自然待干。

（8）建立最大化无菌屏障。

8. 置入中等长度导管时的注意事项有哪些?

（1）以生理盐水预冲导管，检查导管的完整性。

（2）导管应缓慢匀速送入预测量刻度，禁止暴力送管。

（3）超声引导下改良塞丁格技术置入中等长度导管操作时使用超声系统查看上臂血管，严格区分动、静脉，避免误伤动脉。

（4）穿刺成功送导丝时，动作轻柔，确保导丝无卷曲，导丝不得反方向送入；导丝在体外预留至少 15cm，防止滑入体内。

（5）扩张皮肤时应沿导丝方向，避免损伤导丝和血管。

四、中心静脉血管通路装置的选择与应用

1. 中心静脉血管通路装置的适应证范围有哪些?

（1）需要短、中、长期静脉治疗，但是外周静脉条件差，以及符合中心静脉血管通路装置适应证的临床状况。接受短期输液的患者（6 周以内），并预计其治疗不需要延期。

（2）用于外周穿刺的静脉条件不良的患者。

（3）输注含有高渗、碱性或酸性类液体。

（4）患者寒战需要静脉输注或频繁采血。

（5）与其他静脉通路相比，更愿意接受中心血管通路的患者。

（6）根据需要选择尺码最小、腔数最少的导管，以减少并发症的发生率。

2. 中心静脉血管通路装置的禁忌证有哪些?

（1）穿刺局部皮肤有破溃或感染。

（2）局部有放疗史。

（3）有出血倾向的患者。

（4）沿血管装有心脏起搏器的患者。

（5）对导管材质过敏的患者。

（6）慎用于需要动静脉瘘进行血液滤过治疗的严重肾功能不全患者。

3. 中心静脉血管通路装置的特点有哪些?

（1）中心静脉血管通路装置是临床重症、肿瘤、长期静脉输液患者的重要工具，临床应用广泛。

（2）与外周血管通路相比，中心静脉血管直径大，血液流量大。

（3）能够避免外周静脉输注高渗液体或化疗药物引起外渗所造成血管及皮下组织损伤，大大降低了机械性、化学性和血栓性静脉炎的发生。可满足患者大量输注高渗液体、肠外营养液和化疗药物等。

（4）中心血管通路装置留置时间长，可减少患者反复静脉穿刺的痛苦，适用于各种严重心功能不全、严重创伤、重症抢救、肠外营养、长期输液及肿瘤化疗的患者。

（5）除了治疗和维护需求，患者可带管在院外生活，舒适度和自由度较高。

4. 中心静脉血管通路装置的尖端位置在哪里?

在使用中心静脉通路输液前应确保导管尖端位置正确。对于成年人和儿童而言,安全性最佳的导管尖端位置为上腔静脉与右心房的上壁交界连接点。下肢置管的导管尖端应在横膈膜上方的下腔静脉内。新生儿及1周岁以下婴儿应避免导管尖端进入心脏内,可能会导致血管损伤和心脏压塞;应避免导管尖端留置其他位置而增加并发症的发生率。

5. 如何判断中心静脉血管通路装置的尖端位置?

置管术后胸部X线片确认尖端位置仍是目前最可接受的定位方式。

6. 不同方式确定导管尖端位置的差异有哪些?

有研究发现,当患者体位从仰卧变为站立时,X线显示导管尖端运动多达2cm。而且在X线片上看不到,需要从气管隆嵴、气管和支气管角度或胸椎来测量尖端位置,其定位准确性还需要更多的研究。在操作中采用心电导引技术判断尖端位置,可以更早地开始输液治疗,降低成本,但不适用于心律异常、P波异常(如存在起搏器、心房颤动、心动过速)等患者;超声进行尖端定位不确定能替代胸部X线片定位;而造影方法定位需将患者、医护人员暴露于电辐射下,也不建议常规使用。

7. 中心静脉血管通路装置相关操作应由哪些人员负责?

中心静脉血管通路装置的置入和维护应由经过培训并取得相应资质的专业人员负责。

8. 中心静脉血管通路装置在置入和维护过程中如何减少甚至避免导管相关并发症?

2014年Alexandrou等开展的一项为期13年的观察性研究结果显示,由取得资质的专业人员进行中心静脉血管通路装置置入可明显提

☆ ☆ ☆ ☆

高穿刺成功率、降低并发症发生率，并提高医护人员工作效率。国内研究结果显示，开展 PICC、CVC 专科护士认证，可提高静脉置入导管的维护质量，从根本上提高护理质量，保障患者安全。国家卫生和计划生育委员会在 2013 年发布的卫生行业标准《静脉治疗护理技术操作规范》中要求，实施静脉治疗护理技术操作的相关人员应定期进行静脉治疗所必需的专业知识及技能培训。

9.哪种方式置入中心静脉导管（CVC）对患者更有利？

建议在超声引导下行 CVC 置管，可明显提高成功率，减少穿刺次数，降低置管并发症的发生率。对于肥胖、婴幼儿和儿童等特殊患者，超声引导法提高穿刺成功率、减少穿刺出血的优势更明显。

10. 超声引导下行 CVC 置管是否适用于急、重症患者？

急、重症患者需要快速、低创伤进行 CVC 置入并且安全留置静脉导管。超声引导法比传统置管法用时更少，可以为需要快速置管的急、重症患者争取抢救时间，相关研究表明，超声引导下置入 CVC 的优势在儿科急、重症患者中也非常明显。

11. 新生儿应选择哪种中心静脉血管通路装置？

多种新生儿疾病的治疗需要使用中心静脉血管通路装置，常用的有 PICC、隧道式 CVC 和脐导管。由于肚脐周围存在大量病原体，易引发感染，因此脐导管只推荐用于短期输液治疗，如使用脐导管治疗 7 天后仍需继续输液治疗，则需拔除脐导管，然后再置入 PICC 进行后续治疗，以降低导管相关血流感染发生率，当无 PICC 适宜静脉时，可选择隧道式 CVC。

五、经外周静脉置入中心静脉导管通路装置的选择与应用

1. 经外周静脉置入中心静脉导管通路装置的适用范围有哪些？

（1）需中、长期输液的患者。

（2）需输注发疱剂或刺激性药物的患者。

（3）需输注高渗药物的患者，比如全胃肠外营养（TPN）。

（4）与其他静脉通路相比，更愿意接受经外周静脉置入中心静脉导管通路的患者。

2. 经外周静脉置入中心静脉导管通路装置的不适用范围有哪些?

（1）已知对导管材质过敏者。

（2）穿刺部位有感染、损伤史、放射治疗史。

（3）穿刺部位有静脉血栓史或外科手术史。

（4）严重出血性疾病。

（5）严重上腔静脉综合征。

（6）乳腺癌根治术或腋下淋巴结清扫的术侧肢体。

（7）血管神经性水肿。

（8）锁骨下淋巴结肿大或有肿块的患者。

（9）装有起搏器的同侧。

3. 中长期输液患者应选择哪种中心静脉血管通路装置?

相较于 CVC，PICC 置入更简单、安全，避免了严重的机械性并发症（如血胸和气胸），对于凝血功能异常的患者还可减少或避免术后出血。针对肿瘤化疗患者 PICC 更安全、简便，可减轻患者痛苦，提高患者生活质量。所以，中长期输液患者可选择 PICC，以提高安全性、生活质量和成本效益。

4. 中长期输液患者更适合选用哪种 PICC?

中长期输液患者，PICC 易发生堵塞，增加患者治疗费用及出血风险，为减少 PICC 应用过程中堵塞和感染的发生率，瓣膜式 PICC 较非瓣膜式 PICC 更适用于中长期输液的患者。

☆ ☆ ☆ ☆

5. 肿瘤化疗应选择哪种静脉通路装置?

肿瘤化疗患者的静脉通路通常用于输注细胞毒性药物、抗菌药物、血液制品和营养补充剂。多项前瞻性研究结果证实,PICC 和输液港均可安全地用于各种恶性肿瘤的长期化疗。PICC 可以作为非住院癌症患者安全持久的静脉通路装置,是终末期癌症患者安全、舒适和方便的静脉通路装置。

6. 重症患者应选择哪种中心静脉血管通路装置?

重症患者具有易发生感染、治疗周期不确定、使用药物多样(刺激性药物、发疱剂、高渗性药物、肠外营养制剂、血制品)等特点,并需要持续进行血流动力学监测,部分患者还需要行高压静脉造影,约 50% 的 ICU 患者需要使用中心静脉血管通路装置。数个研究结果显示,耐高压型 PICC 不仅可以满足多通路输液需要、降低导管相关性血流感染(CRBSI)发生率、进行血流动力学监测,还可安全有效地进行高压静脉造影,重症患者可优先选择。

7. PICC 置管操作应由哪些人员负责?

PICC 置管操作应由经过 PICC 专业知识与技能培训、考核合格且有 5 年及以上临床工作经验的操作者完成。美国静脉输液护理学会(Infusion Nurses Society, INS)于 2016 年、美国疾病预防控制中心(Centers for Disease Control and Prevention, CDC)于 2011 年分别要求,只允许接受过培训且取得资质的人员进行外周和中心静脉通路装置的置入和维护。

8. PICC 穿刺应选择哪个部位?

2011 年 Dawson 以解剖学和生理学为基础,并经过 6 年的临床实践,提出导管置入的区域穿刺法(ZIM):沿肘关节内上髁至腋窝连线将上臂分为三等分,将中间段等分为两部分,近躯干部即为理想穿刺区域;如果此区域贵要静脉因外伤史、血栓史等不可穿刺时,可以选择同区域的肱静脉进行穿刺；临床实践显示，在此区域穿刺可提高患者舒适度和穿刺成功率，降低并发症发生率。

9. 哪种方法置入 PICC 对患者更有利？

非超声引导下 PICC 穿刺常需要在前臂进行，但前臂静脉较上臂细小、走行复杂，且导管需经过肘窝，穿刺成功率低，并发症发生率高，患者舒适度低。超声引导联合改良塞丁格法与传统盲穿法对照研究发现，超声组一次穿刺成功率和一次置管成功率均高于盲穿组，静脉炎和血栓发生率更低，非计划性拔管率、并发症发生率和维护费用更低，患者舒适度更好。婴幼儿患者，以及肥胖、水肿、皮肤松弛、肢体重度挛缩和反复治疗等静脉不易被肉眼观察到和静脉条件不佳的患者，超声引导下 PICC 穿刺的结果，患者全部穿刺成功，无早期并发症发生。

10. PICC 置管应采用哪种方法确定导管尖端位置？

目前国内外主要使用胸部 X 线片定位 PICC 尖端，但此法不能实时监测导管尖端位置，如果发现导管异位，只能拔除导管后重新置管并再次进行 X 线片定位。此工作模式会增加患者放射线暴露量和医疗资源消耗。有研究显示，经心电图定位导管尖端安全、有效。

11. PICC 置管前应评估哪些内容？

（1）核对并确认医嘱，查看患者实验室化验及影像学检查结果。

（2）评估患者的全身情况（疾病史、既往置管史等）及局部情况（两侧手臂的血管情况等）。

（3）选择最佳穿刺血管（首选贵要静脉），并用记号笔标记穿刺部位。

（4）手臂外展 90°，测量穿刺置管长度及臂围。

12. PICC 置管前应做哪些准备？

（1）自身准备：操作者洗手，戴口罩、帽子。

（2）用物准备：一次性穿刺包、超声套件、导管（选择满足治

☆ ☆☆ ☆

疗需求的最少管腔、最细管径的导管)、≥ 0.5% 的氯己定乙醇溶液、75% 乙醇溶液、10ml 注射器 2 个、1ml 注射器 1 个、2% 利多卡因 5ml、10ml 生理盐水 ×2 支。

13. 超声引导下 PICC 导管置入标准化流程有哪些具体要求?

(1) 患者体位管理要求穿刺臂外展 45°～ 90°，手臂外旋，掌心朝上，手臂下垫治疗巾。

(2) 消毒过程中戴无菌手套，以穿刺点为中心，消毒直径 20cm (上下各 10cm)，或整个手臂 "Z" 形消毒，至少 2 遍，待干，在穿刺臂下铺无菌垫巾。

(3) 建立无菌区：建立最大化无菌屏障。

(4) 助手以无菌方式将所需无菌物品依次放入无菌区域。

(5) 探查血管前，在超声探头表面涂抹耦合剂，助手持超声探头末端，协助操作者将超声探头及缆线套入无菌保护套内并固定，确保超声探头与保护套间无气泡。

(6) 穿刺前以生理盐水预冲扩张器、导管、连接器、输液接头，检查导管的完整性。

(7) 系止血带过程中要求将止血带系于置管部位上方，不跨越无菌区，松紧适宜，止血带开口方向背对穿刺无菌区域。穿刺部位涂抹适量的无菌超声耦合剂。

(8) 局部麻醉前，超声仪再次扫查穿刺部位血管确认穿刺点，再以 2% 利多卡因在预穿刺点行局部浸润麻醉。

(9) 穿刺时，左手持探头，根据血管深浅选择合适导针器插入穿刺针，穿刺针头斜面朝向探头。眼睛看超声屏幕，右手持穿刺针缓慢进针，穿刺针刺入血管，超声屏幕上静脉横截面可见针尖亮点。

(10) 递送导丝过程中，针尾处见回血后降低穿刺针角度，缓慢送入导丝 15 ～ 20cm。

(11) 撤穿刺针时先松止血带，再撤出穿刺针。

(12) 扩皮时应使用扩皮刀纵向扩皮 (与导丝方向平行)，切开穿刺点皮肤 0.5cm。

（13）送鞘及导管时注意沿导丝平行推入扩皮器及导管鞘组件，按压前端血管减少出血，将导丝和扩皮器从血管内撤出。然后将导管匀速缓慢送入血管内至预定长度。

（14）送导管过程中，当导管头端离预定刻度不到 15cm 时，助手协助患者头转向穿刺侧，并用超声探头探查颈内静脉，排除导管进入颈内静脉。

（15）导管置入后抽回血，用生理盐水冲管，先撤出并撕裂鞘管，再平行撤出导管内的支撑导丝，忌盘旋导丝。

（16）修剪导管时注意按测量长度平直修剪导管，最远端 1cm 应剪去，体外导管至少保留 5cm。

（17）安装连接器时注意将导管与连接器进行连接，并做牵拉试验，确保连接器与导管固定。

（18）操作结束后进行封管与导管固定，先抽回血，再脉冲式冲洗导管。连接肝素帽或无针接头，使用不含防腐剂的生理盐水 10ml，正压封管。

（19）导管固定前清除穿刺点周围血迹，将导管远端弧形摆放于合适位置，并用思乐扣正确固定。穿刺点上方放置无菌小纱布，并用无菌透明贴膜覆盖，标注穿刺时间和操作者姓名。置管后导管的确定与记录。

（20）导管置入后拍摄 X 线片确定导管尖端位置，导管最佳位置应位于上腔静脉下段 1/3，近心房处或上腔静脉与右心房交界处。

（21）操作结束后记录置管时间、置管长度、臂围、导管批号、导管头端位置、操作者姓名。

14. PICC 导管置入的注意事项有哪些?

（1）乳腺癌根治术或腋下淋巴结清扫的术侧肢体、锁骨下淋巴结肿大或有肿块侧、安装起搏器侧不宜进行同侧置管；上腔静脉综合征的患者不宜进行置管。

（2）宜选择肘部或上臂静脉作为穿刺部位，避开肘窝、感染及有损伤的部位；新生儿还可选择下肢静脉、头部静脉和颈部静脉。

☆ ☆ ☆ ☆

（3）有血栓史、血管手术史的静脉及放疗部位不宜置管。

六、静脉输液港的选择与应用

1. 输液港的使用及维护应由哪些人员负责?

2015 年放射介入学专家成立中心静脉通路上海协作组，在《完全置入式输液港上海专家共识》中提出，为了尽可能减少患者开支和穿刺疼痛，静脉输液港的使用和维护需由经过培训的护士负责。操作者需要通过反复练习，以具备娴熟技术和丰富经验；制定静脉输液港相关管理制度，规范、统一相关操作。资质准入相关培训内容不仅包括在模型上进行模拟操作，还需在专业组成员的指导下完成一定数量的实际操作，考试合格获得输液港操作护士资质证书方可独立操作。

2. 植入式静脉输液港给药装置的适用范围有哪些?

（1）需要长期化疗的恶性肿瘤患者。

（2）需要长期间歇输注药物的患者，主要包括发疱剂、刺激性药物、静脉营养药物，或者需要长期间歇输注非刺激性药物。

（3）需要长期多次输注血液制品的患者。

（4）与其他静脉通路相比，更愿意接受植入式静脉给药装置的患者。

（5）存在穿刺困难的患者。

（6）有研究显示治疗周期超过 4 个月时，静脉输液港比经外周静脉置入中心静脉导管通路在卫生经济学方面更有优势，但考虑各地存在经济学差异、手术可能存在的风险和患者价值观，大多数指南考虑预计治疗时间超过 6 个月推荐使用静脉输液港。

3. 植入式静脉输液港给药装置不适用范围有哪些?

（1）患者有严重出血倾向（凝血功能异常或凝血因子缺乏）。中度凝血功能障碍是输液港植入的相对禁忌证，血小板计数 $\geq 50 \times 10^9$/L

和国际标准化比值 ≤ 1.8 时，活化部分凝血活酶时间 ≤ 正常值 1.3 倍，无须进行预处理逆转。血小板计数 ≤ 50×10^9/L 和国际标准化比值 ≥ 1.8 时，活化部分凝血活酶时间 ≥ 正常值 1.3 倍，应于术前纠正凝血功能障碍。无法纠正的重度凝血障碍可能造成无法控制的出血，是手术的绝对禁忌证。

（2）高凝状态可能会增加术后导管相关血栓的风险，但一般不将其作为手术禁忌证。术前需要考虑的常见危险因素包括深静脉血栓病史或家族史；导致高凝状态的慢性疾病，比如恶性肿瘤、肾病综合征、慢性阻塞性肺病等；存在凝血异常基因，如凝血因子 V 异常或凝血酶原基因突变；怀孕或者口服避孕药者。

（3）患菌血症或易导致菌血症的感染性疾病，如肺炎、肾盂肾炎、胆管炎等。手术部位、入路静脉感染、全身感染可能导致术后皮肤、隧道、囊袋发生感染，严重影响静脉输液港使用、增加患者痛苦及经济负担，是植入手术的绝对禁忌，在感染控制前不建议进行植入式静脉输液港手术。

（4）穿刺部位与同侧健肺存在发生致命气胸或血胸的风险。

（5）穿刺部位存在异常的静脉血液回流，如上腔静脉综合征、穿刺部位血栓等。

（6）穿刺部位有感染性病灶、开放性伤口、放疗史、颈部或上纵隔肿物。

（7）已知对植入式静脉输液港给药装置或导管材质过敏是置入手术的绝对禁忌证。

（8）血管入路异常：血管入路合并急性血栓可能在穿刺置管过程中出现血栓脱落，引起肺栓塞，造成严重后果，是手术的绝对禁忌证。对于胸壁港、上臂港，合并上腔颈静脉梗阻，是手术的绝对禁忌证。血管入路存在慢性血栓、狭窄病变或其他置入物是静脉输液港置入的相对禁忌证，可能会增加置入后发生导管相关静脉血栓形成风险，有多次置入中心静脉通路装置的病史，尤其是困难或者损伤性置入史者，可能增加手术难度和血管损伤风险。已经在其他血管内置入装置（比如起搏器），建议将对侧作为首选入路。

☆☆☆☆

4. 静脉输液港置入术前准备有哪些?

(1) 术前检查:完善术前常规实验室检查(包括血常规、凝血常规、生化全项、术前病毒检查等)。

(2) 知情同意:告知手术相关风险 (包括患者病情、手术目的和方式)、术中术后注意事项、可能出现的并发症及治疗费用等,并签署知情同意书。

(3) 物品准备:输液港产品组件、超声、手术器械、无菌手术单及敷料、麻醉药物(局部麻醉或全身麻醉药物)、肝素盐水,导管末端定位装置(术中X线或腔内心电图定位等),无须术前常规使用抗生素。

(4) 患者准备:清洁术区皮肤,特殊患者如需要在全身麻醉进行手术,操作术前8小时需禁食、水。

5. 静脉输液港的使用与维护的注意事项有哪些内容?

(1) 穿刺前评估港体周围皮肤有无红肿、皮疹及渗出等。

(2) 穿刺时应严格执行无菌操作,并由具有相关资质的人员进行操作。

(3) 穿刺时必须使用无损伤针,如需进行高压注射,必须确保静脉输液港为耐高压型并使用耐高压无损伤针。

(4) 根据插针用途、输液性质、港体放置的深度、港体型号和患者体型等选择适合规格的无损伤针。在能满足患者治疗需求的情况下,选择最小规格的无损伤针。

(5) 用非主力手的拇指、示指及中指固定港体,主力手持无损伤针从港体中心垂直插入。

(6) 无损伤针的针头斜面应背离输液港注射座的导管接口处。

(7) 每次穿刺都要更换新的无损伤针。连续输液时,无损伤针应每7天更换1次。

(8) 穿刺针进入港体时有落空感,此时要及时收力,防止穿刺针用力顶在港体底部,造成针尖变弯,而在拔除时损害硅胶。

七、输液附加装置的选择与应用

1. 输液附加装置有哪些?

输液附加装置一般包括三通、延长管、肝素帽、无针接头、过滤器、输液器、输血器等。

2. 如何选择与应用输液附加装置?

(1) 遵照输注药品说明书选择适宜的输液器。

(2) 输注脂肪乳剂、化疗药物及中药制剂时使用静脉过滤输液器。

(3) 输注的两种不同药物间有配伍禁忌时,在前一种药物输注结束后,应冲洗或更换输液器,并冲洗导管,再输注下一种药物。

(4) 为减少感染应尽可能减少输液附加装置的使用。

(5) 输液附加装置宜选用螺旋接口或一体化设计,以保证安全连接,减少操作,使连接脱开的风险降至最低。

(6) 经输液接头(或接口)进行输液及推注药液前,应使用消毒剂多方位用力擦拭各种接头(或接口)的横切面及外围并待干。

(7) 应尽可能减少输液附加装置的使用;输液附加装置宜选用螺旋接口,常规排气后与输液装置紧密连接。

(8) 在导管端口、三通接头或延长管母鲁尔端口使用无针接头,防止反复开放带来的污染和感染风险,并预防操作人员针刺伤。

(9) 在输注红细胞及需要快速连续输注晶体溶液时,应避免使用无针接头。

(10) 护理人员应知晓所使用的无针接头类型(正压、负压、平衡压和抗反流)。

(11) 没有足够证据说明哪种类型的无针接头在有效预防导管相关性血流感染和降低血栓性堵管方面更有优势。

(12) 宜选择表面光滑紧实、结构简单、通路透明的无针接头。

(13) 若使用无针接头进行高压注射,应选用耐高压型。

(14) 多种药物输注的情况下,为减少药物不相容的风险,宜选择

☆ ☆ ☆ ☆

使用独立内腔的多通路无针接头。

（15）无针输液接头应连接在血管通路接口处或装置上，使用螺口连接以保证连接安全。

（16）在每次使用前应消毒无针输液接头。

（17）应使用无菌非接触技术更换无针输液接头。

（18）无针输液接头只能与无菌装置相连接。

3. 如何选择与应用输血器?

（1）使用符合国家标准的一次性输血器，做到"三证"齐全。

（2）监测产品包装密封性是否完好，应注意检查质量和有效期，核对产品型号，静脉针规格符合要求。

（3）严格遵守无菌操作原则。

（4）仔细阅读输血器上的使用说明，并按说明操作。在操作排气时，应尽量避免挤压莫菲氏滴壶，以免产生大量的气泡埋入液体，应排尽输血器内的空气，莫菲氏滴壶内的液面高度应以 2/3 为宜，最低不可低于 1/2 高度。

（5）使用输血器时，输血前后应用无菌生理盐水冲洗输液管道；连续输入不同供血者的血液时，应在前一袋血输尽后，用无菌生理盐水冲洗输血器，再输注下一袋血液。

（6）用于输注全血、成分血或生物制剂的输血器宜 4 小时更换 1 次。

（7）一次性输血器不应重复使用，使用后严格规范化操作及时毁形、消毒，进行无害化处理。

4. 哪些情况应及时更换输液附加装置?

（1）输液器应每 24 小时更换 1 次，如怀疑被污染或完整性受损时应立即更换。输液器及药液必须保证绝对的无菌，因为液体一般会随着时间的增加导致污染率升高。而药液污染之后就会引起败血症的危险，所以一般国外的医院都会实施 24 小时常规更换静脉内输液装置。

（2）输血器是一次性医疗用品，通常每 4 小时更换 1 次，包括输

☆ ☆ ☆ ☆

注全血、血液制品，成分血如红细胞、血小板、血浆等。原因在于输血器在长时间使用后容易出现堵塞，如血凝块等，通过每 4 小时更换 1 次，可以保证顺利完成输血。长时间输血也可能导致微生物侵入，导致感染，通过更换输血器，还可预防潜在的感染。

（3）输液附加装置应和输液装置一并更换。

（4）输液附加装置不使用时应保持密闭状态。

（5）输液附加装置其中任何一部分的完整性受损时都应及时更换。

（6）外周静脉留置针附加的输液接头宜随外周静脉留置针一起更换。

（7）中心静脉导管通路、经外周静脉置入中心静脉导管、静脉输液港置入式给药装置附加的输液接头应至少每 7 天更换 1 次。

（8）输液接头内有血液残留、完整性受损或取下后，应立即更换。

八、乳腺癌患者血管通路装置的选择与应用

1. 乳腺癌患者如何选择静脉导管通路及装置？

（1）乳腺癌患者经外周静脉穿刺的中心静脉导管（PICC）置管的适应证和通道的选择原则：PICC 置管相对于静脉输液港留置过程简单，通过外周血管置入中心静脉，创伤较小，操作简便，但是管道护理频繁，每周至少要换药 1 次，同时部分导管外露，感染和皮炎等的发生率较高，因此并非乳腺癌患者的首选，专家组推荐等级低于静脉输液港。需要短、中期化疗的乳腺癌患者可以选择 PICC 置管。

（2）乳腺癌患者经外周静脉穿刺中心静脉导管置管的禁忌证：无合适的穿刺血管，穿刺部位有严重的感染如蜂窝织炎，或者有严重的凝血功能障碍等因素。

（3）不建议乳腺癌患者使用经外周静脉穿刺中心静脉导管置管：中心静脉穿刺置管是最早使用的中心静脉通路置管方式，操作简单，但其并发症较多，不能在体内长期保留，目前多用于重症监护病房或冠心病监护病房中的危重患者，目的是短时间安全快速输液，适用于更短期（7～10 天）化疗的乳腺癌患者或外周静脉、经外周静脉穿刺

☆ ☆ ☆ ☆

中心静脉置管或静脉输液港有禁忌时，可急诊放置。因此，除特殊情况外，专家组不推荐乳腺癌患者选择。中心静脉穿刺置管主要经颈内静脉、锁骨下静脉及股静脉穿刺置管。因右颈内静脉与无名静脉和上腔静脉几乎成一条直线且右侧胸膜顶低于左侧，同时右侧无胸导管，故首选右侧颈内静脉插管。经锁骨下静脉穿刺可导致血气胸、上腔静脉或右心房穿孔、纵隔出血、心脏压塞，以及胸导管损伤等严重并发症，一般不作为乳腺癌患者的常规推荐应用。经皮股静脉置管术尤其适用于卧床及全身情况较差者，以及锁骨下静脉和上腔静脉血栓形成或颈内、锁骨下静脉插管有困难等情况。

（4）乳腺癌患者植入式静脉输液港的适应证：需输入化疗药物；需长期输入高渗性或黏稠度较高的药物；需使用加压泵快速输液；需长期输液和保留静脉通路；每日需多次静脉采血检查等。

（5）乳腺癌患者植入式静脉输液港的禁忌证：无法耐受手术、凝血机制障碍、对港体和导管所含成分过敏、拟置管深静脉有静脉炎和静脉血栓形成史，以及拟置入部位感染或有放疗史。

2. 乳腺癌患者经外周静脉穿刺的中心静脉导管（PICC）置管选择原则有哪些？

需要短、中期化疗的乳腺癌患者可以选择（PICC）置管。PICC置管相对于植入式静脉输液港给药装置过程简单，通过外周血管置入中心静脉，创伤较小，操作简便，但是管道护理频繁，每周至少要换药1次，同时部分导管外露，感染和皮炎等的发生率较高，因此并非乳腺癌患者的首选，专家组推荐等级低于植入式静脉输液港给药装置。

3. 乳腺癌患者经外周静脉穿刺中心静脉置管禁忌证有哪些？

（1）无合适的穿刺血管的患者。
（2）穿刺部位有严重的感染如蜂窝织炎的患者。
（3）有严重的凝血功能障碍的患者。

4. 乳腺癌患者使用植入式静脉输液港给药装置的适应证有哪些？

植入式静脉输液港改变了长期输注细胞毒性药物或高渗、黏稠性药物患者的护理模式，改善了乳腺癌患者生活质量。

（1）需输入化疗药物的患者。

（2）需长期输入高渗性或黏稠度较高药物的患者。

（3）需使用加压泵快速输液的患者。

（4）需长期输液和保留静脉通路的患者。

（5）每日需多次静脉采血检查的患者。

5. 乳腺癌患者使用植入式静脉输液港给药装置的禁忌证有哪些？

（1）无法耐受手术的患者。

（2）凝血机制障碍的患者。

（3）对港体和导管所含成分过敏的患者。

（4）拟置管深静脉有静脉炎和静脉血栓形成史的患者。

6. 为什么不建议乳腺癌患者使用中心静脉穿刺置管？

中心静脉穿刺置管是最早使用的中心静脉通路置管方式，操作简单，但其并发症较多，不能在体内长期保留，目前多用于重症监护病房（ICU）或冠心病监护病房（CCU）中的危重患者，目的是短时间安全快速输液，适用于更短期（7～10 天）化疗的乳腺癌患者或外周静脉、中心静脉导管或静脉输液港有禁忌时，可急诊放置。因此，除特殊情况外，专家组不推荐乳腺癌患者选择。中心静脉穿刺置管主要经颈内静脉、锁骨下静脉及股静脉穿刺置管。因右颈内静脉与无名静脉和上腔静脉几乎成一条直线且右侧胸膜顶低于左侧，同时右侧无胸导管，故首选右侧颈内静脉插管。经锁骨下静脉穿刺可导致血气胸、上腔静脉或右心房穿孔、纵隔出血、心脏压塞，以及胸导管损伤等严重并发症，一般不作为乳腺癌患者的常规推荐应用。经皮、股静脉置

☆ ☆ ☆ ☆

管术尤其适用于卧床及全身情况较差者，以及锁骨下静脉和上腔静脉血栓形成或颈内、锁骨下静脉插管有困难等情况。

九、新生儿患者血管通路装置的选择与应用

1. 新生儿患者可选择哪些血管通路装置？

新生儿可选择经外周静脉穿刺中心静脉置管或隧道式中心静脉穿刺置管作为中心静脉血管通路装置。

2. 新生儿患者选择经外周静脉穿刺中心静脉置管或隧道式中心静脉穿刺置管适应证有哪些？

（1）超早产儿。

（2）输注营养液≥5天：经外周静脉输注营养液存在损伤血管的风险，所以新生儿如需输注营养液≥5天时应通过中心静脉导管输注。

（3）输注高渗性（>600mOsm/L）液体：外周静脉输注高渗性液体时，有发生静脉炎的高风险，且外周静脉只能耐受短时间高渗性液体输注，所以输注高渗性液体时推荐行中心静脉穿刺置管。

（4）输注 pH < 5 或 pH > 9 的液体或药物：成年患者经外周静脉输入 pH < 5 或者 pH > 9 的液体或药物时常有剧烈的灼痛，虽然目前没有新生儿相关研究的报道，但考虑到酸碱性较强的液体或药物对血管的损伤，建议输入 pH < 5 或 pH > 9 的液体或药物时行中心静脉穿刺置管。

3. 新生儿患者血管通路选择原则有哪些？

（1）推荐在满足治疗需要的前提下选择小管径的单腔导管：选择管径最小、管腔最少的导管以减少静脉炎发生。目前国内常用 1.9Fr。管腔主要有单腔和双腔 2 种，双腔导管多用于接受肠外营养、多种不相容药物或容量复苏的新生儿，但相比单腔导管，使用双腔导管会增加导管相关性血流感染、血栓形成、非计划拔管的风险。所以建议在满足治疗需要的前提下，选择小管径的单腔导管以降低并发症的发生率。

☆ ☆ ☆ ☆

（2）推荐根据可获得性选用硅胶或聚氨酯材质的导管：新生儿中心静脉穿刺置管的导管有硅胶和聚氨酯两种材质。采用硅胶和聚氨酯导管行中心静脉穿刺置管，拔管、感染、输液渗漏、静脉炎等并发症的总发生率无明显差异。硅胶导管在减少静脉血栓方面具有优势，比聚氨酯导管更耐化学腐蚀，而聚氨酯导管更坚韧，导管破裂的风险较低，但有增加血栓的风险。临床应根据实际情况选择导管的材质。

（3）推荐优先选择经下肢静脉置管：经上肢静脉置管可降低血栓的发生率。经下肢静脉置管可降低中心静脉穿刺置管的并发症总发生率，尤其是中心静脉穿刺置管异位的发生率。相比上肢静脉，下肢静脉的一次性置管成功率更高。所以建议优先选择经下肢静脉置管。

（4）推荐经下肢静脉置管时首选大隐静脉：相比经股静脉置管，经大隐静脉行中心静脉穿刺置管的一次性置管成功率更高，堵管和感染发生率更低，可作为新生儿置管首选。除大隐静脉外，可供新生儿中心静脉穿刺置管选择的静脉还有小隐静脉、腘静脉、贵要静脉、肘正中静脉、头静脉、腋静脉、颞浅静脉、耳后静脉及颈外静脉。临床应根据实际情况充分权衡不同静脉置管的利弊进行临床决策。

4. 新生儿患者血管通路尖端定位有哪些？

（1）推荐胸部 X 线片定位 PICC 尖端：拍摄胸部 X 线片确认 PICC 尖端位置是目前使用最多的定位方法，PICC 尖端显示率高达 100%，但存在 X 线暴露的危害。

（2）推荐超声技术定位 PICC 尖端：近年来，超声技术和腔内心电图技术在中心静脉穿刺置管尖端定位中应用越来越广泛。超声技术便于动态观察中心静脉置管尖端，同时避免了 X 线暴露。使用超声定位的灵敏度和特异度均较高。

（3）推荐腔内心电图技术定位 PICC 尖端：置管过程中可观察腔内心电图特异 P 波波幅与 R 波的比例来确定导管尖端位置，定位准确率为 89.6% ～ 94.9%。但存在波形易受外界因素干扰的缺点。所以定位中心静脉置管尖端时，临床应根据可及性选择定位方法。

（4）推荐定位 PICC 尖端时，患儿体位须保持一致：体位改变，

☆☆☆☆

如手臂运动和身体位置的变化均会影响导管尖端的位置和深度。所以建议定位中心静脉置管尖端时，患儿每次体位须保持一致。

（5）推荐经下肢静脉置管时，PICC尖端须在下腔静脉内：下肢静脉置管时导管尖端须在下腔静脉内，即 $T_9 \sim T_{11}$ 水平之间，可降低PICC置管相关并发症的发生率。

（6）推荐经头部或上肢静脉置管时，PICC尖端须在上腔静脉内：经头部或上肢静脉置管时，PICC尖端须位于上腔静脉内。上腔静脉置管尖端应位于上腔静脉的下 1/3 处。对于身长在 47 ~ 57cm 的新生儿，中心静脉导管尖端应置于气管隆嵴以上至少 0.5cm，以确保导管尖端置于心包之外，避免心脏压塞的发生。所以建议经头部或上肢静脉置管时尖端应位于 $T_4 \sim T_6$ 水平之间。

5. 新生儿患者中心静脉穿刺置管的拔管指征有哪些?

（1）推荐治疗不需要中心静脉穿刺置管时拔管。

（2）推荐高度怀疑或已发生导管相关血流感染时拔管。

（3）不推荐发生血栓后常规拔管：现有证据均不推荐发生血栓后常规拔管。拔管后另选静脉置管会有 86% 的风险再次出现血栓。若发生中心静脉穿刺置管相关血栓后患儿仍有中心静脉穿刺置管需求，可在抗凝治疗下继续保留导管。所以不建议发生血栓后常规拔管。

6. 新生儿患者血管通路装置并发症应如何预防及处理?

（1）推荐持续输注 0.5U/（kg·h）的肝素以降低堵管发生率：持续输注肝素的方法各异，大多采用全肠外营养中加入肝素输注的方式，也有采用将肝素加入 10% 葡萄糖或 5% 葡萄糖溶液中输注的方式。

（2）推荐应用集束化护理以预防导管相关血流感染：应用集束化护理可有效预防导管相关性血流感染。集束化护理内容主要包括正确消毒皮肤、保持穿刺时最大无菌屏障、严格执行手卫生、选择合适的导管与置管静脉、每日评估导管是否需要等。

（3）不推荐使用肝素预防中心静脉穿刺置管相关血栓的形成：肝素不能预防中心静脉穿刺置管相关血栓发生。所以不建议使用肝素预防中心静脉穿刺置管相关血栓的形成。

（4）推荐冲管和封管时使用≥ 10ml 注射器，遇阻力停止冲管，采用轻柔拔管预防导管断裂：中心静脉穿刺置管导管体内断裂可威胁患儿生命。使用小容量注射器产生的较大压强、用力拔管等不恰当的操作均可能造成导管断裂，如遇阻力应停止冲管，以免造成导管断裂。另外强行拔管等不当操作也是造成导管断裂的重要原因，所以拔管时应动作轻柔。

（5）推荐拔管困难时暂缓拔管，经热敷后再尝试拔管：拔管困难时应立即停止并评估原因。可尝试用 0.9% 氯化钠溶液沿静脉走向热敷穿刺点上方静脉 20 ～ 30 分钟，若拔管仍困难，应间歇热敷，并与 12 ～ 24 小时后再尝试拔管 1 ～ 2 次。

（6）推荐拔管失败后使用扩血管药物外敷静脉、导丝引导拔管，必要时手术取出导管：热敷仍未拔出导管则考虑使用扩血管药物外敷静脉、导丝引导拔管或手术取出。一旦发生导管断裂，应用止血带压住穿刺点上方静脉阻断静脉血流，以防止断裂碎片随血流移动，止血带的松紧应以不阻断动脉血流为宜。同时应立即拍摄胸部 X 线片确认断裂端位置，如断裂碎片留在外周静脉，可采取静脉切开术取出，如断裂碎片留在中心静脉，则需要通过介入手术或心胸外科手术取出。

十、重症患者血管通路装置的选择与应用

1. 重症患者血管通路选择的定义是什么？

重症患者血管通路选择是指在重症监护环境下，为了实现药物输注、血液制品输注、血液透析等治疗目的而建立的能够安全、有效、持续地将各种治疗物质输入的通道。

2. 重症患者血管通路选择对材质的要求有哪些？

建议选择无瓣膜、耐高压型导管，经外周静脉置入中心静脉导管能满足多种治疗需求，置管风险小，中心静脉导管相关血流感染发生率低，适合重症患者使用，均能满足重症患者的静脉治疗需求，可作

☆ ☆ ☆ ☆

为 ICU 患者留置中心静脉导管的首选。

3. 重症患者血管通路选择上的注意事项是什么？

（1）重症患者具有易发生感染、治疗周期不确定、使用药物多样（刺激性药物、发疱剂、高渗性药物、肠外营养制剂、血制品）等特点。

（2）重症患者需要持续进行血流动力学监测，部分患者还需要行高压静脉用药，约 50% 的 ICU 患者需要使用中心静脉血管通路装置。

（3）重症患者平均中心静脉导管相关血流感染发生率高，会延长住院时间、增加治疗费用和病死率，严重影响治疗效果与患者安全。

4. 选择何种材质血管通路可降低中心静脉导管相关血流感染的发生率？

耐高压型经外周静脉置入中心静脉导管不仅可以满足多通路输液需要、降低中心静脉导管相关血流感染发生率、进行血流动力学监测，还可安全有效地进行高压静脉造影。

5. 中心血管通路装置的特点及应用场景是什么？

（1）特点：通过颈内静脉、锁骨下静脉或股静脉插入，导管尖端位于上腔静脉或下腔静脉，可以提供快速的大容量输液通路，能够监测中心静脉压。但对穿刺技术要求高，因穿刺不当可能会引起严重的并发症，如气胸（在颈内静脉和锁骨下静脉穿刺时可能发生）、血胸、感染等。

（2）应用场景：适用于长期输液（≥ 4 周）、输注高渗溶液（如高浓度的葡萄糖溶液、甘露醇等）、血管活性药物（如多巴胺、去甲肾上腺素等）的持续输注、血液透析（临时透析通路）等情况。

6. 重症患者血管通路装置选择的考虑因素有哪些？

（1）治疗周期：如果患者的治疗预计在 1 周内，外周静脉短导管就可以满足需要。但如果是长期血液透析的患者，就需要考虑中心静脉导管（临时透析用）或动静脉内瘘（长期透析用）等更长期的血管通路。

（2）药物性质：对于高渗溶液、刺激性药物和血管活性药物，中心静脉通路是首选。例如，在抢救休克患者时，需要持续输注多巴胺等血管活性药物来维持血压，此时使用中心静脉导管或经外周静脉置入中心静脉导管等，中心静脉通路可以避免药物外渗导致的组织坏死。

（3）患者血管条件：外周静脉条件好的患者可以先考虑外周静脉通路。但如果患者外周静脉纤细、硬化（如长期静脉输液的慢性病患者），可能需要选择中心静脉通路，如经外周静脉置入中心静脉导管或者中心静脉导管。

（4）感染风险：对于免疫功能低下的重症患者（如接受器官移植后的患者、严重烧伤患者），植入式静脉输液港的感染风险相对较低，可能是更合适的选择，尽管它的初始成本较高。

（5）患者活动需求和生活质量：对于需要经常活动、生活自理的患者，如康复期的重症患者，植入式静脉输液港或经外周静脉置入中心静脉导管等相对固定且不影响活动的血管通路更合适。而外周静脉短导管可能会因为患者的活动而增加移位、渗出等风险。

7. 血管通路装置的应用注意事项有哪些？

（1）穿刺操作：严格遵循无菌操作原则，减少感染的发生。在穿刺前，应对穿刺部位进行充分消毒，使用合适的消毒剂（如碘伏等），消毒范围要足够。对于中心静脉穿刺等操作，操作人员应经过严格的培训，具备熟练的技术。

（2）维护管理：定期更换敷料，一般来说，透明敷料至少每周更换1～2次，纱布敷料每2天更换1次。密切观察穿刺部位有无红肿、渗液、疼痛等异常情况。对于经外周静脉置入中心静脉导管通路等长期置管通路，还需要定期进行冲管和封管，保持导管通畅。冲管液一般使用生理盐水，封管液可以根据导管类型和医嘱选择肝素盐水等。

（3）并发症监测与处理：密切关注并发症，如静脉炎。对与外周静脉短导管相关的静脉炎，轻度的可以通过抬高患肢、局部热敷等方法缓解，严重的可能需要拔除导管。对与中心静脉导管相关的感染，

☆☆☆☆

一旦怀疑，应及时进行血培养等检查，并根据结果使用抗生素治疗，必要时拔除导管。

（4）患者教育：告知患者血管通路装置的注意事项，如避免过度活动导致导管移位，保持穿刺部位清洁干燥等。对于带经外周静脉置入中心静脉导管出院的患者，教会他们如何观察穿刺部位的情况，以及遇到问题如何联系医护人员。

8. 重症患者血管通路装置的选择有何要求？

临床应结合患者的病情危重程度、监测及治疗的需要、技术因素及并发症风险进行个体化选择。重症患者因需要快速大量补液、输注血管活性药物维持血流动力学稳定、长期静脉营养支持及反复、多次监测中心静脉压进行容量评估等原因，常需要准确、迅速地留置中心静脉血管通路。

十一、肿瘤化疗患者血管通路装置的选择与应用

1. 肿瘤化疗患者血管通路选择的要求有哪些？

（1）中心静脉血管通路装置能够为肿瘤化疗患者的输液治疗提供长期、安全的给药途径。

（2）肿瘤化疗患者的静脉通路通常用于输注细胞毒性药物、抗菌药物、血液制品和营养补充剂。

（3）经外周静脉穿刺的中心静脉导管和植入式静脉输液港可安全地用于各种恶性肿瘤的长期化疗。

（4）经外周静脉穿刺的中心静脉导管可以作为非住院癌症患者安全持久的静脉通路装置。

（5）经外周静脉穿刺的中心静脉导管是终末期癌症患者安全、舒适和方便的静脉通路装置。

2. 什么是化疗药物外渗？

静脉输注化疗药物过程中，药物渗漏到静脉管腔以外的周围组织。

3. 肿瘤化疗患者血管通路装置的类型有哪些？

肿瘤化疗患者可选择的血管通路装置包括外周静脉短导管、中等长度导管、经外周静脉穿刺的中心静脉导管、植入式静脉输液港。

4. 肿瘤化疗患者血管通路装置选择的考虑因素有哪些？

（1）化疗周期：如果化疗周期较短（如 < 1 周），外周静脉短导管或中等长度导管可能可以满足需求。但对于长期化疗（如 > 4 周），经外周静脉穿刺的中心静脉导管或植入式静脉输液港是更好的选择。例如，急性白血病患者的诱导化疗阶段可能需要持续数周，此时经外周静脉穿刺的中心静脉导管或植入式静脉输液港更为合适。

（2）化疗药物的性质：对于刺激性强的化疗药物（如长春新碱、丝裂霉素等），为了避免药物外渗导致的局部组织坏死，需要选择中心静脉通路，如经外周静脉穿刺的中心静脉导管或植入式静脉输液港。对于刺激性较小的药物，在化疗周期较短的情况下，可以考虑外周静脉通路。

（3）患者的生活质量需求：对于一些年轻、社交活动较多、对自身形象和日常生活便利性要求较高的患者，植入式静脉输液港是很好的选择，因为它不会影响患者的外观和日常活动。而对于一些行动不便或者生活自理能力较差的患者，经外周静脉穿刺的中心静脉导管可能相对更容易维护。

（4）经济因素：植入式静脉输液港的费用较高，包括植入手术费、装置费用等。经外周静脉穿刺的中心静脉导管的费用相对较低，外周静脉短导管和中等长度导管费用更低。患者的经济状况会在一定程度上影响血管通路装置的选择。

5. 肿瘤化疗患者血管通路装置的应用注意事项有哪些？

（1）穿刺操作：对于所有的血管通路装置，穿刺时都要严格遵循无菌操作原则。特别是对于中心静脉通路装置（如经外周静脉穿刺的中心静脉导管和植入式静脉输液港），因为一旦发生感染，后果可能很严重。在穿刺前，要对穿刺部位进行充分的消毒，使用合适的消毒剂

☆ ☆ ☆ ☆

（如碘伏），消毒范围要足够。

（2）维护管理：定期更换敷料是很重要的维护措施。对于经外周静脉穿刺的中心静脉导管，一般透明敷料至少每周更换 $1 \sim 2$ 次，纱布敷料每 2 天更换 1 次。对于植入式静脉输液港，也要定期对注射座进行维护，包括冲洗等操作。同时，要密切观察穿刺部位有无红肿、渗液、疼痛等异常情况。

（3）并发症监测与处理：要密切关注并发症，如静脉炎、血栓形成、感染等。对于静脉炎，根据严重程度采取不同的措施，轻度的可以通过抬高患肢、局部热敷等方法缓解，严重的可能需要拔除导管。对于血栓形成，可能需要使用抗凝药物治疗，在严重情况下也可能需要拔除导管。对于感染，一旦怀疑，应及时进行血培养等检查，并根据结果使用抗生素治疗，必要时拔除导管。

（4）患者教育：要对患者进行充分的教育，告知他们血管通路装置的注意事项。例如，对于使用经外周静脉穿刺的中心静脉导管患者，要告知他们避免过度活动导致导管移位，保持穿刺部位清洁干燥等。对于使用植入式静脉输液港的患者，要告诉他们如何保护注射座部位，如避免外力撞击等，并且要教会他们识别异常情况，如局部肿胀、疼痛等，一旦发现要及时联系医护人员。

6. 肿瘤化疗患者发生药物外渗的处理措施有哪些？

（1）发生化疗药物外渗时，应立即停止输液，保留血管通路装置。

（2）应使用注射器回抽静脉通路中的残余药液后，拔除无损伤针。

（3）深部组织发生中心静脉化疗药物外渗时，应遵医嘱行 X 线检查确定导管尖端位置。

（4）应评估肿胀范围及外渗液体量，确认外渗的边界并标记，观察外渗区域的皮肤颜色、温度、感觉、关节活动和外渗远端组织的血供情况。

（5）发疱性药物外渗时，应遵医嘱进行局部封闭，封闭时应避免损伤中心静脉血管通路装置。

（6）根据外渗药物的种类，遵医嘱可使用相应的解毒剂和治疗药物。

☆ ☆ ☆ ☆

（7）化疗药物外渗发生 24 ～ 48 小时内，宜给予干冷敷或者冰敷，每次 15 ～ 20 分钟，奥沙利铂等植物碱性化疗药物外渗可给予干热敷。

（8）应抬高患肢，避免局部受压，局部肿胀明显，可给予硫酸镁湿敷或如意金黄散等。

（9）记录症状和体征、外渗发生时间、部位、范围、局部皮肤情况、输液工具、外渗药物名称、浓度和剂量、护理措施。

（李廷玲）

十二、肠外营养患者血管通路装置的选择与应用

1. 肠外营养患者应选择哪种血管通路装置？

中心静脉导管通路装置可以作为肠外营养的主要输注途径。

2. 输注肠外营养应遵守哪些原则？

（1）宜由经过培训的医护人员在层流室或超净台内进行配制。

（2）配好的肠外营养标签上应注明科室、病案号、床号、姓名、药物名称、剂量、配制日期和时间。

（3）宜现用现配，应在 24 小时内输注完毕。

（4）如需存放，应置于 2 ～ 10℃冰箱内，使用时应复温后再输注。

（5）输注前应检查营养液有无悬浮物或沉淀，并注明开始输注的日期及时间。

（6）应使用单独输液器匀速输注。

（7）单独输注脂肪乳剂时，输注时间应严格遵照药物说明书。

（8）不应向输注中的肠外营养内添加任何药物。

（9）应注意观察患者对肠外营养的反应，及时处理并发症并记录。

（李　雪）

十三、输液泵的选择与应用

1. 使用输液泵的目的有哪些？

（1）输液泵是一种能够准确控制输液滴数或输液流速，保证药物能

☆ ☆ ☆ ☆

够速度均匀，药量准确并且安全地进入患者体内发挥作用的一种仪器。

（2）输液泵能提高临床给药操作的效率和灵活性，降低护理工作量。输液泵通常是机械或电子的控制装置，它通过作用于输液导管达到控制输液速度的目的。

2. 静脉输液泵分类有哪些?

（1）活塞型输液泵：给药非常精确、总量很小且给药速度缓慢或长时间、流速均匀的情况。主要用于胰腺炎、糖尿病、高血压、冠心病、休克、肝移植、肿瘤化疗等。

（2）蠕动滚压型输液泵：蠕动滚压型输液泵适用范围为抢救休克需快速输液或严格控制输液总量及输液速度，以及输注部分特殊药物如缩宫素、硫酸镁等。

3. 输液泵报警系统有 6 种符号闪亮时, 应如何处理?

（1）AIR 闪亮，提示输液器管中有空气，处理时将输液管取出重新排气。

（2）DOOR 闪亮，提示输液泵门开启。处理时关闭泵门并锁定。

（3）DCCL 闪亮，提示管路阻塞，检查是否管路折叠、滚动夹关闭、针头阻塞。

（4）LOWBATT 闪亮，提示输液泵电池量低，此时立刻接上交流电。

（5）EMPTY 闪亮，提示药液瓶或袋空了，需更换液体或停止输液。

（6）DRIP 流速 1 闪亮，提示滴数传感器故障。

（韩　杰）

十四、注射泵的选择与应用

应如何选择与应用注射泵?

（1）护士应了解注射泵的工作原理，熟练掌握其使用方法。

（2）为了便于快速掌握不同型号注射泵使用方法，每台注射泵上应标注仪器的使用流程。

（3）使用前应确认注射泵功能是否正常。

（4）根据药液性状或按输注药品说明书的要求，选择注射器、延长管及附加装置，输液附加装置宜选择螺旋接口。

（5）仪器运行过程中应加强巡视，注意观察注射剂量与设置参数是否相符、局部有无外渗、管道连接是否紧密等，及时、正确处理各种报警及故障。

（6）为保证输液装置的无菌状态，减少感染的发生，持续使用时，应每 24 小时更换一次注射器、延长管或输液器。

（7）定期检查保养。

（8）依据产品使用说明书制订注射泵 / 输液泵的预防性维护周期。

（9）如果注射泵产生故障，须查明原因，采取相应的措施排除故障。

（李延玲　赵　丹　李　雪　韩　杰　丛晓娜）

第4章
静脉导管的使用与维护

一、静脉导管维护评估的内容

1. 在使用/维护导管前需评估哪些内容？

评估患者全身及穿刺局部状况、导管功能、治疗方案等，以保证患者导管留置期间的治疗需求及安全。

2. 静脉导管维护的整体评估有哪些？

（1）评估患者身体状况：患者一般资料（姓名、年龄、性别）、疾病种类、严重程度、意识、出凝血功能，是否有药物、消毒剂过敏史，自我护理能力等。

（2）评估患者导管情况：导管留置时间、维护间隔时间、穿刺局部是否存在静脉炎、堵管、导管相关性血栓等并发症或并发症史。

（3）评估患者的治疗方案：是否实施输液、输血治疗；输注药物的种类、性质、用药剂量、用药频率、输注方式等，输血的种类、量、频率等。

3. 静脉导管维护的局部评估有哪些？

（1）评估穿刺局部皮肤是否完整。
（2）评估穿刺局部皮肤是否瘙痒、有皮疹。

（3）评估穿刺局部是否有渗液或渗血。

（4）评估穿刺局部是否有红、肿、热、痛等并发症的表现。

（5）评估穿刺侧臂围有无变化。

4. 静脉导管维护时导管功能评估有哪些？

（1）回抽导管是否有回血。

（2）导管推注是否通畅。

（3）导管输注是否通畅。

（4）导管管腔内是否有血液残留。

（5）导管是否有移位（脱出或缩进）。

（6）导管是否有打折（体外或体内）。

（7）导管是否有破损，出现漏液现象（体外或体内）。

（8）导管是否有断裂（体外或体内）。

5. 静脉导管维护时，如何评估患者的疼痛情况？

通过询问患者、观察患者表情和肢体反应等方式进行评估，可采用数字评分法、面部表情评分法等评估工具。

6. PICC 导管维护时，测量臂围的位置在哪里？

测量肘上 10cm 处的臂围。

7. 更换静脉导管敷料和固定静脉导管前需评估哪些内容？

在更换静脉导管敷料和固定静脉导管之前，必须全面评估患者的病情。首先，了解患者的病史和当前病情是至关重要的，特别是过敏史，以防止使用某些覆盖静脉穿刺材料或药物引起过敏反应。此外，评估患者的自我管理能力，确保患者能够在日常生活中正确管理静脉导管穿刺敷料并能够及时报告异常情况。评估内容还包括患者向医护人员报告静脉导管穿刺处异常情况的意愿，这是及时发现和处理问题的关键。患者住院期间，护士应每天检查静脉导管穿刺敷料的完整性，确保静脉导管穿刺敷料没有破损、松动或污染，并且静脉穿刺周围的皮肤没

☆ ☆ ☆ ☆

有出现红肿、感染等问题。

8. PICC 导管维护时，如何检查导管的通畅性？

可以通过回抽血液或注入生理盐水的方法来检查 PICC 导管的通畅性。回抽时如有回血且顺畅，注入生理盐水时无阻力，表示导管通畅。

9. 中等长度导管维护评估多长时间进行一次？

至少应每日进行评估。

10. 中等长度导管维护局部评估内容有哪些？

（1）患者的一般资料、穿刺静脉、局部皮肤有无红斑、肿胀、感染及导管相关性并发症等。

（2）测量双侧臂围：评估敷料是否完整、潮湿、污染、卷边。

（3）评估导管功能：导管是否通畅、有无损伤、脱出、移位等。

11. 中等长度导管维护整体评估内容有哪些？

评估患者有无全身感染临床表现、并发症史、病史等；治疗方案、输液方式等；患者理解能力和自我护理能力等。

12. 中等长度导管维护应符合什么样的环境和操作要求？

严格遵循无菌操作原则，有条件的可在专用环境中进行。维护过程中，应严格执行无菌操作技术、无接触技术和卫生手消毒，接触患者前后应洗手；根据需要佩戴清洁/无菌手套。皮肤消毒剂可以选择 2% 葡萄糖酸氯己定乙醇溶液、有效碘浓度不低于 0.5% 的碘伏或 2% 碘酊溶液和 75% 乙醇组合使用。

13. 静脉输液港无损伤针穿刺前，如何评估港座周围的皮肤？

观察港座周围皮肤有无红肿、疼痛、皮疹、渗液等情况，触摸有无硬结、波动感。

14. 静脉输液港无损伤针如何选择？

根据插针用途、输液性质、港体放置的深度、港体型号和患者体型等选择适合规格的无损伤针。在能满足患者治疗需求的情况下，选择最小规格的无损伤针。如需进行高压注射，必须确保静脉输液港为耐高压型并使用耐高压无损伤针。

15. 静脉输液港无损伤针穿刺时的要求有哪些？

用非主力手的拇指、示指及中指固定港体，主力手持无损伤针从港体中心垂直插入。无损伤针的针头斜面应背离输液港注射座的导管接口处。穿刺针进入港体时有落空感，此时要及时收力，防止穿刺针用力顶在港体底部，造成针尖变弯，而在拔除时损害硅胶。

（曲洪波　宫丽秀　刘昕欣）

二、静脉导管的冲管和封管

1. 静脉导管冲管与封管的时机与目的是什么？

（1）间断输液及每次输液（输血）前及治疗结束后，应回抽并冲洗导管，以评估导管功能，并将附着在管腔内的药液、血液冲入体内，降低堵管风险；采用正压封管方式进行封管，以减少血液反流入管腔，降低堵管和导管相关性血流感染等风险。

（2）输液（输血）治疗过程中，输注黏稠、高渗液、中药制剂、抗生素等对血管刺激较大的液体后，宜进行冲管；连续输注的药液不相容时，应在 2 种药物输注之间进行冲管，以免产生沉淀堵塞导管。

2. 静脉导管冲管与封管的溶液与浓度有什么要求？

（1）使用不含防腐剂的生理盐水进行冲封管。不应使用无菌注射用水冲洗导管。

（2）冲管液宜使用一次性单剂量的生理盐水；特殊情况下使用袋装生理盐水时，应保证有效消毒，并使用一次性注射器抽取溶液，防

☆ ☆ ☆ ☆

止交叉感染，严格执行"一人一用一弃"。

（3）输注药物与生理盐水不相容时，应先使用 5% 葡萄糖注射液冲洗，再使用生理盐水。

（4）外周静脉导管宜使用生理盐水封管，尤其是对于凝血功能异常、血液系统疾病及肝功能异常的患者。

（5）中心静脉导管：PICC/CVC 可用 0～10U/ml 的肝素溶液封管。根据静脉输液港导管的结构选择封管液的种类，可用 100U/ml 的肝素溶液封管。

3. 静脉导管冲管与封管的工具和操作有哪些?

（1）一般选择 10ml 注射器或 10ml 管径的预充式导管冲洗器，一次性预充式导管冲洗器可减少导管相关感染和回血率，但不应使用其稀释药物。

（2）应采用脉冲式冲管，即"推—停—推"方法冲洗导管。

（3）无损伤针的针尖斜面宜与输液港港座出口方向相反，使其冲管效果最佳。

（4）采取正压封管方法，防止导管内血液反流。

4. 静脉导管冲管与封管的量和频次是多少?

（1）导管冲管液量应以冲净导管及附加装置腔内药物为目的，原则上应为导管及附加装置内腔容积总和的 2 倍以上。

（2）封管液量应为导管及附加装置管腔容积的 1.2 倍。

（3）暂不使用的外周静脉导管，应间隔 24 小时冲管、封管 1 次。治疗间歇期的 PICC 至少 1 周冲封管 1 次，治疗间歇期的静脉输液港一般 4 周冲管、封管 1 次。

（4）双腔及多腔导管宜单手同时冲管、封管。

5. 静脉导管如何进行冲管及封管?

（1）经 PVC 输注药物前应确定导管在静脉管腔内；经 PICC、CVC、PORT 输注药物前宜通过回抽血液确定导管在静脉管腔内。

（2）PICC、CVC、PORT 冲管和封管应使用 10ml 及以上注射器或一次性专用冲洗装置。

（3）给药前后宜用生理盐水脉冲式冲洗导管，如果遇到阻力或者抽吸无回血，应进一步确定导管通畅性，不应强行冲洗导管。

（4）输液完毕应用导管容积加延长管容积 1.2 倍以上的生理盐水或肝素盐水正压封管。PORT 可用 100U/ml 肝素盐水，PICC 及 CVC 可用生理盐水或 10U/ml 肝素盐水。

（5）连接 PORT 时应使用专用的无损伤针穿刺，持续输液时无损伤针应每 7 天更换 1 次。

（6）PORT 在治疗间歇期应至少每 4 周维护 1 次。

（7）PICC 导管在治疗间歇期间应至少 7 天维护 1 次。

6. 静脉导管维护时，如何选择合适的注射器进行冲管和封管？

一般选择 10ml 及以上的注射器，避免使用 < 10ml 的注射器，以免造成导管内压力过高，破坏导管。

7. 静脉导管冲管与封管时如何选择抗生素封管液？

（1）当出现导管相关性血流感染时，可使用抗生素封管液，不宜常规预防使用。

（2）联合使用抗生素可延长导管留置时间，减少封管液更换次数。

（3）长期使用中心静脉通路，有多次中心静脉导管相关血流感染病史、化疗致中性粒细胞减少的革兰氏阳性菌感染的中心静脉导管相关血流感染高危患者及采取预防措施后中心静脉导管相关血流感染发生率仍较高的患者，可预防性使用抗生素封管。

（4）封管期结束后应将中心血管通路装置内腔中的所有抗生素封管液抽出，不可将抗生素冲入血管内。

8. 如何有效地进行冲管、封管？

（1）输液结束后，进行脉冲式冲管及正压封管可有效预防导管堵塞。

（2）脉冲式冲管，即采用"推—停—推"的方法冲管，与持续推

☆ ☆ ☆ ☆

注式冲管相比，脉冲式冲管可在导管内形成小漩涡，有助于将附着在导管和血管壁的残留药液冲洗干净。

（3）由于采用 10ml 以下容量的注射器进行脉冲式冲管所产生的压力可致导管破裂，因此严禁使用 10ml 以下容量的注射器进行脉冲式冲管。建议使用 10ml 及以上容量的注射器进行脉冲式冲管。

（4）进行封管时，在封管液剩余 0.5 ～ 1ml 时采用一边推注一边撤针的方式继续封管，即正压封管，可使 CVC 内保持正压进而防止血液反流，从而避免管腔血流不畅或导管堵塞。

9. 脉冲式冲管的定义与优点是什么?

脉冲式冲管，即采用"推—停—推"的方法冲管，与持续推注式冲管相比，脉冲式冲管可在导管内形成小漩涡，有助于将附着在导管和血管壁的残留药液冲洗干净。

10. 如果采用 10ml 以下容量的注射器进行脉冲式冲管，会有什么后果?

采用 10ml 以下容量的注射器进行脉冲式冲管所产生的压力可致导管破裂，因此严禁使用 10ml 以下容量的注射器进行脉冲式冲管。建议使用 10ml 及以上容量的注射器进行脉冲式冲管。

11. 什么叫作正压封管?

进行封管时，在封管液剩余 0.5 ～ 1ml 时采用一边推注一边撤针的方式继续封管，即正压封管。

12. 正压封管的优点是什么?

正压封管可使 CVC 内保持正压进而防止血液反流，从而避免管腔血流不畅或导管堵塞。

13. 预充式导管冲洗器的优点是什么?

（1）预充式导管冲洗器是无针化、预充生理盐水的导管冲洗装置。

（2）预充式导管冲洗器作为一次性耗材，可避免手工配置过程污染活塞，同时活塞缩止环防回血设计可避免导管腔内回血。

（3）应用预充式导管冲洗器进行冲管、封管有助于降低 CRBSI 的发生、减少导管堵塞。

14. CVC 什么时候需要进行冲管、封管？

（1）CVC 置管后，在输液或输血前后，需要进行及时有效的冲管、封管。

（2）在输注高渗药液、中成药制剂、化疗药物、血管活性药及抗生素等血管刺激性药物后，宜进行冲管。

（3）推荐使用生理盐水进行冲管；若患者输注的药物与生理盐水存在配伍禁忌，则应首先使用 5% 葡萄糖注射液冲管，随后再使用生理盐水，见 CVC 冲管流程（图 4-1）。

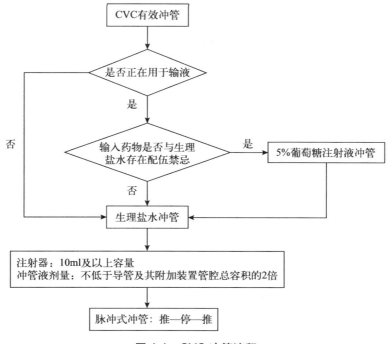

图 4-1 CVC 冲管流程

☆ ☆ ☆ ☆

15. 临床常用的 CVC 封管液有哪些?

临床上可作为 CVC 封管液的主要有生理盐水、肝素盐水、抗生素、尿激酶、枸橼酸钠及乙醇等,在患者无其他相关性特殊凝血功能障碍或感染等情况存在时,首选的封管液为生理盐水。可根据临床患者具体情况合理选择。

16. 临床常用的 CVC 封管液如何选择?

(1) 通常建议使用生理盐水进行封管,动物实验显示,生理盐水或肝素盐水作为封管液预防 CVC 血栓堵塞的效果差异无统计学意义,所以不推荐常规使用含抗凝药物的封管液预防 CVC 相关性血栓堵塞。

(2) 对于血液高凝状态的患者,建议先使用生理盐水冲管,再使用肝素盐水封管;对于严重高凝状态的患者可适当增加肝素浓度直至原液浓度以进行封管;应用肝素盐水封管时需要密切关注患者的凝血情况。针对采用肝素盐水封管者,在下次使用 CVC 前应抽出封管液。

(3) 抗生素需与抗凝剂联合用于封管,但应注意配伍禁忌。不推荐常规使用含抗生素封管液预防 CRBSI。对于长期使用 CVC、有多次 CRBSI 病史的高感染风险患者,可预防性使用含抗生素的肝素封管液。对于已出现 CRBSI 的患者,如无法使用其他静脉通路,则可根据病原学证据选用敏感抗生素进行封管。下次使用或维护 CVC 时,应将管腔内含抗生素的封管液抽出。

(4) 发生 CVC 相关性血栓时,可采用含尿激酶封管液进行封管。不推荐常规使用含尿激酶封管液预防 CVC 相关性血栓堵塞。

17. 国内外用作 CVC 封管液的普通肝素盐水的浓度是多少?

普通肝素盐水的浓度为 $1 \sim 10U/ml$。

18. CVC 封管低分子肝素盐水的浓度多为多少?

$1000 \sim 1250U/ml$。

19. 是否建议常规使用抗凝药物用于预防 CVC 导管相关性血栓堵塞? 原因是什么?

不建议。因为临床研究发现,生理盐水和肝素盐水用于 CVC 封管的效果是相同的。因此不建议常规使用抗凝药物用于预防导管相关性血栓堵塞。

20. 是否可以使用肝素原液进行 CVC 封管?

不可以使用肝素原液进行 CVC 封管,因为肝素原液有较强的抗凝作用,可抑制血小板的活化作用,导致出血倾向。

21. 何时选择肝素盐水作为 CVC 封管液?

对于存在恶性肿瘤、需要制动、易栓症、近期外科手术、创伤、高龄、心力衰竭或呼吸衰竭、心肌梗死或脑梗死、急性感染、肥胖等可导致血液高凝状态的患者,其发生静脉血栓栓塞症(VTE)的风险增加、因肝素具有抗凝作用,对血液高凝状态的患者应选择用肝素盐水进行封管。

22. 对于严重高凝状态的患者,应如何进行 CVC 封管?

可适当加大肝素盐水中的肝素浓度直至达到原液浓度以用于封管。

23. 使用肝素盐水为 CVC 封管前用什么进行冲管?

使用肝素盐水封管前应使用生理盐水冲管。

24. 使用肝素盐水为 CVC 封管前为什么要进行冲管?

(1)可减少 CVC 内残留血液进而减少血栓和细菌感染发生。
(2)可避免因采用肝素盐水冲管导致肝素进入血管内。

25. 使用肝素盐水为 CVC 封管的优点有哪些?

因肝素具有抗凝作用,对血液高凝状态的患者应用肝素盐水进行封管,在一定程度上可以阻止 CVC 内血液反流后血细胞的凝集,有利于保持导管的通畅性。

26. 什么叫含抗生素封管液?

含抗生素封管液多指含有高于 100 ~ 1000 倍最低有效抑菌浓度的抗生素的封管液。

27. 抗生素需与抗凝剂联合用于封管,应注意什么?

在选择抗生素与抗凝剂联合封管时应严格注意配伍禁忌。

28. 与肝素无配伍禁忌且能长时间保持活性的常用抗生素包括哪些?

其包括头孢唑林、头孢他啶、万古霉素。其中常用头孢类抗生素可与肝素共同用于封管。

29. 在 CVC 维护中,为什么不推荐常规使用含抗生素封管液预防 CRBSI?

连续长时间使用含抗生素封管液进行封管,导管内的抗生素难免进入血液循环,进而可能加快诱导细菌耐药,且较高的药物浓度也会损伤血管内皮细胞。

30. 对已出现 CRBSI 患者如何处理?

首先选择拔除该 CVC 并进行细菌培养,在极特殊情况下,如确实无其他可替代的静脉通路,可根据病原学证据使用含敏感抗生素的封管液。同时,若使用含抗生素封管液进行封管,在下次使用 CVC 时应将管腔内的所有含抗生素封管液抽出,不可将抗生素冲入血管。

31. CVC 置管患者何时预防性使用含抗生素的肝素封管液?

对于长期使用 CVC、有多次 CRBSI 病史的高感染风险患者可预防性使用含抗生素的肝素封管液。

32. 枸橼酸钠封管液与肝素封管液相比有何优点?

枸橼酸钠封管液引起出血并发症的发生率并不高于肝素盐水封管液,同时具有一定的抗菌效果。

33. 不同浓度枸橼酸钠的抗菌活性有何不同?

(1) 枸橼酸钠浓度 < 2% 时无抗菌活性。
(2) 枸橼酸钠浓度为 2.2% ~ 15% 时具有抗革兰氏阳性菌活性。
(3) 枸橼酸钠浓度 > 30% 时具有广谱抗菌活性(包括真菌)。

34. 目前临床常采用的枸橼酸钠封管液浓度为多少?

目前临床常采用的枸橼酸钠封管液浓度为 4%。

35. 为什么乙醇封管液可被用作预防或治疗 CRBSI 的封管液?

(1) 高浓度乙醇可致蛋白变性进而具有广泛杀菌作用。
(2) 长期使用不产生细菌耐药。
(3) 具备一定抗凝作用。

36. 枸橼酸钠封管液的浓度高低是否影响抗菌效果? 高浓度的枸橼酸钠可能导致哪些不良反应?

枸橼酸钠的浓度越高,抗菌能力越强,但是高浓度的枸橼酸钠可能导致低钙血症、心律失常甚至心搏骤停等不良反应,因此其安全性有待进一步验证。

37. 预防导管堵塞的处理方法是什么?

输液结束后,进行脉冲式冲管及正压封管可有效预防导管堵塞。

38. 若患者留置的 CVC 有多个管腔时,应如何冲管、封管?

若患者留置的 CVC 有多个管腔时,即使仅使用了一个管腔,在使用后也需要对每个管腔进行冲管、封管,以防止导管堵塞。对于双腔或多腔导管,宜单手同时对多个管腔进行冲管及封管,以防因仅对单侧管腔冲管而导致其他管腔回血。

39. 如何确定 CVC 冲管液的用量?

冲管液剂量的确定应综合考虑 CVC 类型、管腔容量、患者情况及所输注药液的种类,建议冲管液最小剂量为导管系统总容积的 2 倍,若输注较黏稠溶液时应适当增加冲管液剂量。

40. 如何确定 CVC 封管液的用量?

封管液的剂量应为导管系统总容积的 1.2 倍,在确保有效封管的前提下,还应尽可能减少进入血管内的封管液剂量。

41. 如何确定 CVC 冲管、封管频次?

CVC 冲管、封管间隔时间太短,可能因操作频繁而增加感染机会;间隔时间太长,则可能发生导管堵塞。当前临床操作中每隔 8 小时进行一次 CVC 冲管,尤其针对肿瘤患者及输注化疗药物期间;对血液高凝状态的患者,可缩短冲管间隔时间、增加冲管频率,每 6 小时或 4 小时冲管 1 次。另外,经 CVC 副腔持续输注血管活性药物时,冲管操作可能导致管腔内药物一次性大量进入患者血管内,因此针对持续输注血管活性药物的副腔不可冲管。

42. CVC 封管流程是什么?

见图 4-2。

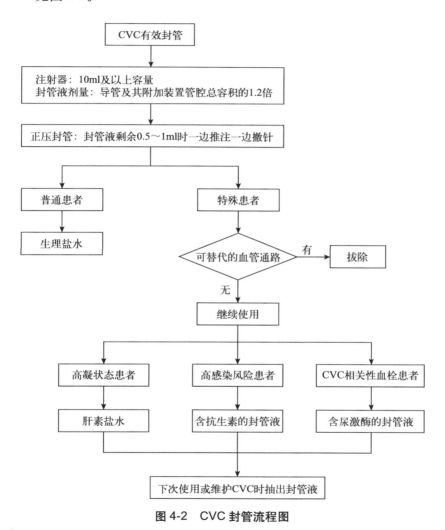

图 4-2　CVC 封管流程图

43. 中等长度导管冲管、封管的注意事项有哪些?

输液前后,尤其是输注刺激性、黏稠度高的药物、血制品后应冲

☆ ☆ ☆ ☆

管；使用中等长度导管输液前后及输注不相容药物之间使用生理盐水冲管，以脉冲式手法冲管；使用正压封管技术进行封管。冲洗量至少为10ml。冲管遇阻力/回抽无回血不可强行推注。

44. 新生儿经外周静脉穿刺的中心静脉导管（PICC）推荐使用什么溶液进行冲管？

新生儿PICC推荐用药前后使用0.9%氯化钠溶液冲管。

45. 新生儿PICC不推荐使用什么溶液进行封管？

新生儿PICC不推荐常规使用抗生素溶液封管。

46. 新生儿PICC使用什么手法进行冲管？

新生儿PICC采用脉冲式手法冲管，即采用"推—停—推"的方法冲管。

47. 新生儿PICC冲管量和频率有什么要求？

新生儿PICC冲管的0.9%氯化钠溶液量应为导管容积的2倍，频率应视需求而定，用药前后、2种药物使用之间及导管回血时均需冲管。

48. 新生儿PICC封管液有什么要求？

新生儿PICC封管宜选用肝素溶液，容积应不少于血管通路装置与附加装置（如三通管）容量之和的1.2倍，且封管液肝素浓度应为1～10U/ml。

49. 对于哪种疾病的患儿，可以考虑预防性使用抗生素溶液封管？

对多次发生导管相关血流感染且长期使用PICC的患儿，可考虑预防性使用抗生素溶液封管。

50. 新生儿使用普通肝素盐水封管液的浓度为什么较正常浓度的低？

新生儿尤其早产儿的凝血功能尚未成熟，因此对其使用的普通肝素盐水封管液的浓度较正常浓度低。

（王　婷　曲洪波　姜晓婷　宫丽秀　刘昕欣）

三、静脉导管的敷料更换与导管固定

1. 静脉导管敷料应如何选择？

（1）应使用无菌纱布或无菌透明敷料覆盖穿刺点，注明敷料的使用日期或更换日期。

（2）患者出汗较多、穿刺点出血或渗液时可用纱布覆盖，待出汗、出血和（或）渗液问题解决后再使用其他类型敷料。

（3）对黏胶过敏、皮肤病变及皮肤完整性受损的患者，可选用纱布敷料，必要时可选择水胶体等治疗性敷料。

2. 外周静脉留置针、中等长度导管、经外周静脉穿刺的中心静脉导管（PICC）、静脉输液港（PORT）无损伤针维护中静脉导管敷料什么时间更换？

（1）中等长度导管、PICC 首次置管后 24 小时应更换敷料，并观察穿刺点有无渗血、渗液等情况的发生。

（2）非首次置管的患者，临床护士应根据敷料的种类来确定敷料及固定装置更换的频率。纱布敷料至少每 2 天更换 1 次，纱布敷料具有良好的吸湿性，可以有效吸收静脉穿刺处的渗液和渗血，但也容易受到污染和潮湿，因此需要频繁更换静脉穿刺处纱布敷料以保持清洁和干燥；透明敷料至少 5 ～ 7 天更换 1 次，若穿刺部位发生渗液或渗血，透明敷料出现卷边、松动、潮湿、污染或完整性受损时需要及时更换，以保持静脉穿刺部位的清洁和干燥，因为这些情况都可能导致患者感染风险的增加。

3. 外周静脉留置针、中等长度导管、经外周静脉穿刺的中心静脉导管（PICC）、静脉输液港（PORT）无损伤针维护中敷料应使用什么方法揭除？

外周静脉留置针、中等长度导管、PICC、静脉输液港（PORT）

☆ ☆ ☆ ☆

无损伤针维护中敷料应先从无菌透明敷料四周以"0°"方法撕松无菌透明敷料，至穿刺点时再以180°由下至上慢慢揭除无菌透明敷料，避免在揭除敷料时导致静脉导管脱出。

4. 外周静脉留置针、中等长度导管、经外周静脉穿刺的中心静脉导管、静脉输液港（PORT）无损伤针临床上通常选择哪种敷料进行固定？

对于外周静脉留置针、中等长度导管、经外周静脉穿刺的中心静脉导管（PICC）、静脉输液港（PORT）使用无损伤针的固定，临床上通常选择透明敷料进行固定。透明敷料能够提供良好的可视性，便于观察穿刺部位的情况，同时具有良好的透气性，减少皮肤刺激和患者感染的风险。

5. 如何正确粘贴透明敷料？

粘贴透明敷料时，应以静脉穿刺点为中心，采用无张力放置、塑形和抚压的方法进行固定。静脉穿刺处的透明敷料能够提供良好的可视性，便于观察穿刺部位的情况，同时具有良好的透气性，减少皮肤刺激和患者感染的风险。

6. 静脉输液导管的固定要求有哪些？

（1）静脉输液导管固定应不影响观察穿刺点和输液速度，且不会造成血液循环障碍、压力性损伤及神经压迫，并应遵循产品使用说明。

（2）敷料或固定装置应与皮肤紧密贴合。透明敷料采用以穿刺点为中心无张力放置、塑形、抚压的方法固定。

（3）外周静脉导管和静脉输液港无损伤针使用透明敷料固定；中心静脉导管使用黏胶类敷料或缝线固定，透明敷料覆盖；PICC可使用具有黏胶剂的固定装置固定，透明敷料覆盖。

（4）皮肤病变、过敏或禁忌使用医用胶粘剂的患者，可使用纱布敷料保护穿刺点，管状纱网固定导管。

7. 外周静脉留置针、中等长度导管、经外周静脉穿刺的中心静脉导管（PICC）、静脉输液港（PORT）无损伤针维护中对于透明敷料不耐受的患者，应如何处理？

外周静脉留置针、中等长度导管、PICC、静脉输液港（PORT）无损伤针维护中对于透明敷料不耐受的患者应立即更换敷料的种类，如穿刺部位出汗、出血、渗出，可用纱布敷料覆盖穿刺部位。

8. 外周静脉留置针、中等长度导管、经外周静脉穿刺的中心静脉导管、静脉输液港（PORT）无损伤针维护中更换敷料后应注明哪些信息？

按照各类导管及敷料类型注明维护的日期、时间、操作者姓名。

9. 新生儿经外周静脉穿刺的中心静脉导管（PICC）置管推荐何种敷料？

对于新生儿（PICC）置管推荐使用无菌透明敷料或纱布敷料覆盖置管处。这些敷料能够提供有效保护，减少感染的风险。

10. 新生儿经外周穿刺的中心静脉导管（PICC）置管不推荐何种敷料？

对于新生儿 PICC 置管不推荐使用含氯己定的敷料，因为这些敷料可能对新生儿皮肤造成刺激和损伤。

11. 新生儿经外周静脉穿刺的中心静脉导管（PICC）置管敷料何时更换？

新生儿 PICC 置管的敷料应在敷料浸湿、松动、污染的情况下及时更换。保持敷料的清洁和干燥是预防感染的关键。

12. 外周静脉导管如何固定？

外周静脉导管可使用透明敷料直接进行固定。

☆ ☆ ☆ ☆

13. 中等长度导管如何固定?

中等长度导管需使用导管固定装置固定。

14. 中心静脉穿刺置管（CVC）如何固定?

中心静脉穿刺置管（CVC）通常使用黏胶类敷料或缝线进行固定，然后使用透明敷料覆盖。这样可以确保中心静脉穿刺置管的稳固，同时便于观察静脉穿刺部位的情况。

15. 经外周静脉穿刺的中心静脉导管（PICC）如何固定?

PICC 通常使用具有黏胶剂的固定装置进行固定，然后使用透明敷料覆盖。这样可以确保 PICC 置管的稳固，同时便于观察 PICC 穿刺部位的情况。

16. 植入式静脉输液港（PORT）植入无损伤针后如何固定?

静脉输液港（PORT）植入无损伤针后应选择无菌透明敷料固定无损伤针。

（王　婷　宫丽秀　刘昕欣）

第 5 章

静脉导管附加装置的使用与更换

一、输液器及输血器的使用与更换

1. 静脉治疗时输液器应如何选择?

遵照输注药品说明书选择适宜的输液器。

2. 输注哪些药物宜使用精密过滤输液器?

遵照输注药品说明书选择适宜的输液器,输注脂肪乳剂、化疗药物及中药制剂时宜使用精密过滤输液器。

3. 输液器的更换时间如何?

输液器应每 24 小时更换 1 次,如怀疑被污染或完整性受损时应立即更换。

4. 输注 2 种不同药物间有配伍禁忌时,应如何正确给药?

输注的 2 种不同药物间有配伍禁忌时,在前一种药物输注结束后,应冲洗或更换输液器,并冲洗导管,再输注下一种药物。

5. 如何正确使用输血器?

使用输血器时,输血前后应用无菌生理盐水冲洗输血管道;连续

☆ ☆ ☆ ☆

输入不同供血者的血液时，应在前一袋血输尽后，用无菌生理盐水冲洗输血器，再输注下一袋血液。不同种类的血液制品应更换输血器。

6. 输血器的更换时间如何？

用于输注全血、成分血或生物制剂的输血器宜 4 小时更换 1 次。

二、输液接头的使用与更换

1. 输液接头的种类包括哪些？

输液接头包括三通接头、无针接头和肝素帽。

2. 经外周静脉穿刺的中心静脉导管（PICC）置管、中心静脉穿刺置管（CVC）、静脉输液港（PORT）附加的输液接头更换时间如何？

PICC、CVC、PORT 附加的输液接头应至少每 7 天更换 1 次；输液接头内有血液残留、完整性受损或取下后、在血管通路装置血液培养取样之前、明确被污染时，应立即更换。

3. 在何种情况下，应评估输液接头所承受的压力范围？

在加压输注液体时（3 ～ 5ml/s），应评估输液接头能承受的压力范围。

4. 如何保证血管通路装置与输液接头紧密连接？

应以螺口设计保证血管通路装置与输液接头紧密连接。

5. 静脉输液港输液插针或维护首选什么消毒液？

首选 > 0.5% 氯己定乙醇溶液消毒皮肤，如有过敏可选择 2% 碘酊溶液或有效碘浓度 1% 的碘伏及 75% 乙醇。

6. 使用静脉输液港前，对输液接头或肝素帽的消毒方法是什么？

采用机械法、多方位用力擦拭，擦拭时间 > 15 秒并待干。

7. 快速输液时，不宜使用无针接头的原因是什么？

因无针接头会降低输注速度。

8. 减少三通接头的使用的原因是什么？

降低感染风险。因三通接头在使用过程中，如果操作不当或消毒不彻底，容易导致微生物污染，进而引发导管相关性血流感染（CRBSI）或败血症。

三、三通接头的使用与更换

1. 什么是三通接头？

三通接头是一种阀门或旋转塞，用于控制液体在管腔内流动，可用于同时输注 2 种以上药物，也可以通过调节三通接头的开关开始或停止给药。

2. 出现何种情况时，应及时更换三通接头？

（1）任何情况下三通接头被取下后。
（2）三通接头中有残留血液或其他残留物。
（3）从三通接头中抽取血液标本后。
（4）被污染时。

3. 三通接头应多久更换？

三通接头单独使用时，建议与输液器一起更换；三通接头预连接无针接头使用时，宜参照无针接头的更换时间。

4. 输注血液制品的三通接头应多久更换？

输注血液、血液制品完成后，应立即更换三通接头。

四、无针接头的使用与更换

1. 什么是无针接头?

无针接头(NFC)是无针输注系统的重要组件,主要用于血管导管端口与输液器、注射器等给药装置连接以进行给药,或者作为治疗间歇期血管导管端口保护装置使用。

2. 无针接头按照内部机制如何分类?

无针接头按内部机制可分为分隔膜接头和机械阀接头。

3. 无针接头按功能如何分类?

无针接头按其功能可分为正压接头、恒压接头和负压接头。

4. 外周静脉导管末端宜使用什么附加装置?

外周静脉导管末端宜使用无针接头。

5. 宜使用何种外观的无针接头连接导管?

宜选择结构简单、外观透明的无针接头连接导管。

6. 多种药物输注的情况下,应选择何种类型的无针接头?

多种药物输注的情况下,为减少药物不相容的风险,宜选择使用独立内腔的多通路无针接头。

7. 在导管端口、三通接头或延长管母鲁尔端口使用无针接头的目的是什么?

在导管端口、三通接头或延长管母鲁尔端口使用无针接头,防止反复开放带来的污染和感染风险,并预防操作人员针刺伤。

8. 导管相关性血流感染高危患者可使用什么类型接头?

导管相关性血流感染高危患者可使用新型抗菌涂层接头。

9. 冲管、夹闭及断开注射器的顺序由什么决定?

应根据输液接头功能类型决定冲管、夹闭及断开注射器的顺序。

10. 负压接头封管时冲洗、夹闭和断开注射器的顺序是什么?

负压接头应遵循以下顺序进行：冲洗、夹闭、断开。

11. 正压接头封管时冲洗、夹闭和断开注射器的顺序是什么?

正压接头应遵循以下顺序进行：冲洗、断开、夹闭。

12.在输注红细胞及需要快速连续输注晶体溶液时，是否应该使用无针接头?

应避免使用无针接头，因无针接头会降低流速，影响治疗效果。

13. 应当使用何种技术取用和更换无针接头?

使用无菌非接触技术取用和更换无针接头。

五、肝素帽的使用与更换

1. 什么是肝素帽?

肝素帽由乳胶塞、收缩膜和端帽组成，在无针接头发明之前，通过针头与注射器或输液器等连接用于给药，目前主要作为间歇给药时导管端口的保护装置来使用。

2. 肝素帽是否可作为输液连接使用?

肝素帽仅建议作为端口保护装置使用，不建议作为输液连接使用。

3. 何种情况应立即更换肝素帽?

（1）肝素帽中有残留血液或其他残留物。

（2）肝素帽被取下后，应丢弃。

4. 含有乙醇或异丙醇的消毒帽如何应用?

使用含有乙醇或异丙醇的消毒帽可以降低导管相关性血流感染的风险，消毒帽应一次性使用。

六、附加装置的消毒与感染预防

1. 静脉治疗时输液附加装置包括哪些?

静脉治疗输液附加装置包括三通、延长管、输液接头、过滤器等，应尽可能减少输液附加装置的使用。

2. 消毒输液接头的消毒剂如何选择?

合适的消毒剂包括：75% 乙醇溶液、浓度 > 0.5% 的葡萄糖酸氯己定乙醇溶液、有效碘浓度不低于 0.5% 的聚维酮碘溶液。

3. 输液接头如何消毒?

每次连接前应用机械法用力擦拭消毒输液接头的横断面和外围。无针接头应选用消毒棉片多方位用力擦拭 5 ～ 15 秒并待干，消毒和待干时间根据无针接头的设计和消毒剂的性质决定（可参照产品说明书）；抗菌性的无针接头应同样采用机械法用力擦拭。

4. 输液接头和端口污染的原因包括哪些?

接头和端口污染的原因包括操作前后没有执行手卫生、消毒时间不足、导管连接和维护操作不规范等。

5. 通过输液连接给药时，是否需要佩戴手套？

应严格执行手卫生，应在手卫生后佩戴清洁手套，必要时佩戴无菌手套。

6. 输液连接装置应作为关键部件进行管理，更换、使用输液连接装置的操作应遵守什么原则？

使用输液连接装置操作时应遵守无菌非接触技术原则。

7. 新的输液连接装置在使用前，如何避免污染？

新的输液连接装置在使用前，需要预冲后放置于刚打开的原无菌包装内或无菌区内，避免污染。

8. 外周静脉留置针输液附加装置的更换时间是什么？

输液附加装置应和输液装置一并更换，不使用时应保持密闭状态，其中任何一部分的完整性受损时都应及时更换。外周静脉留置针附加的输液接头宜随外周静脉留置针一起。输液接头内有血液残留、完整性受损或取下后，应立即更换。

（赵爱华）

第 6 章

静脉导管的拔除

一、静脉导管拔管评估

1. 静脉导管拔除的要求是什么？

（1）在合适的时机拔除静脉导管。

（2）医护人员应具备相关资质。

（3）拔管前应做好全面的评估。

（4）拔除导管的操作准确无误。

（5）对患者进行正确的健康宣教。

（6）正确的评估拔管后患者的心理、皮肤状态。

2. 医护人员应具备何种资质方可拔除静脉导管？

（1）外周静脉导管应由具有执业资质的医护人员拔除。

（2）中心静脉穿刺置管（包括经外周静脉穿刺的中心静脉导管、中心静脉穿刺置管、静脉输液港）应由接受专业培训的医护人员拔除。

3. 拔除导管前应评估什么？

操作者在操作前认真评估患者是否存在拔除风险，针对导管拔除困难者，可请介入科专家会诊及处理并做好后续观察工作。

（1）评估意识状态：有无嗜睡、意识模糊、昏睡、昏迷、谵妄等

☆　☆　☆　☆

意识障碍。

（2）评估凝血功能情况：血小板计数＞ 50×10^9/L 及凝血功能国际标准化比值＜ 1.5。

（3）评估置管颈部区域有无疼痛、麻木等不适感。

（4）评估穿刺局部皮肤的完整性：有无红、肿、热、痛、瘙痒、分泌物或渗血，敷贴固定下有无皮疹或湿疹、周围皮肤有无张力性水疱及破损。

（5）评估导管置入深度及外露长度，有无移位、打折、破损出现漏液现象及断裂等。

（6）评估导管通畅情况，已知患者存在导管相关静脉血栓时，建议行多普勒超声检查。

二、静脉导管拔除指征

1. 静脉导管在何种时机下拔除?

（1）临床治疗不需要使用静脉导管时，应及时拔除。

（2）不宜仅以留置时间长短作为静脉导管拔除依据。

（3）中心静脉穿刺置管出现不能处理的并发症时应拔除。

（4）外周静脉导管出现并发症时应拔除。

2. 计划性拔管的指征是什么?

当中心静脉穿刺置管留置时间＞ 7 天，或输液治疗终止，或护理计划中不再包含需要留置中心静脉穿刺置管的项目时，应予以拔除。当中心静脉穿刺置管留置时间＞ 7 天时，导管相关血流感染（CRBSI）的发生率会明显提高，应行计划性拔管。

3. 静脉导管应多久拔除?

（1）临床治疗已不需要使用相关导管时。

（2）导管功能已丧失。

（3）导管位置异常。

☆ ☆ ☆ ☆

（4）合并导管相关血流感染。

4. 植入式静脉输液港的取出时机是什么?

对不需要保留者或不适宜继续保留的静脉输液港可取出，已结束治疗但需长期保留者按时维护。因置港部位其他疾病等无法继续留置者应适时予以取出。早期乳腺癌患者在完成全身辅助治疗后即可取出静脉输液港。

5. 什么情况下发生导管相关血流感染必须拔除导管?

（1）持续的血流动力学不稳定或严重脓毒症。经过液体复苏和全身抗感染治疗后，仍存在严重休克、难以逆转的多器官功能损害持续 > 36 小时，应立即移除导管以控制感染。

（2）转移性感染灶形成：如果已出现新发部位感染、化脓性血栓性静脉炎、蔓延性血凝块应立即移除导管。

（3）穿刺部位感染：全身抗感染治疗不能解决穿刺部位感染，应立即移除感染源，更换部位置管。

（4）使用恰当的抗菌药物 72 小时后血培养阳性，难以清除病原体（金黄色葡萄球菌、假单胞菌、真菌）也是必须拔除导管的指征。诊断导管相关血流感染，但由于各类原因暂时保留导管时，若出现上述情况强烈建议立即拔除导管。

6. 什么情况下发生导管相关血流感染可以保留导管?

（1）非复杂性的导管相关血流感染，排除金黄色葡萄球菌、铜绿假单胞菌、不动杆菌、微球菌、丙酸杆菌、真菌或者分枝杆菌感染。

（2）患者有严重的代谢性酸中毒、高钾或容量过负荷等急诊透析指征，此时需利用导管进行透析治疗以挽救患者生命，可以使用已感染的导管完成一次透析治疗后再更换。

（3）如果患者没有其他可以供导管置入的位置，如大面积烧伤患者，可以考虑延长全身抗菌药物使用、抗菌药物封管治疗，暂时不移除导管。保留导管情况下治疗导管相关血流感染仍存在失败的可能，

☆ ☆ ☆ ☆

在各类限制条件解除后，建议拔除和（或）更换导管。诊断导管相关血流感染在上述特定情况可暂时保留导管，但需密切关注保留导管情况下治疗导管相关血流感染失败的可能。

7. 出现何种指征可拔除中等长度导管？

（1）中等长度导管推荐留置时间为 1～4 周，或遵照产品使用说明书。

（2）应每日对保留导管的必要性进行评估，不需要时应尽早拔除。

（3）如果导管留置期间疑有神经损伤（如感觉异常、麻木或麻刺感），应立即拔除。

（4）如果在非最佳无菌条件（如在紧急情况）下置管，应在 24 小时内尽早拔除。如果需要继续输液治疗，可联系专业团队进行置管。

三、静脉导管拔除注意事项

1. 静脉导管拔除后应注意什么？

（1）拔除后注意穿刺处皮肤有无红肿、渗液、肿胀。

（2）拔除后穿刺点用无菌敷料覆盖 5～10 分钟，无血液渗出后方可揭下。

（3）保护穿刺处局部皮肤，24 小时内尽量不碰清水。

（4）拔除后注意观察体温变化，有无血流感染。

2. 拔除中心静脉穿刺置管需注意什么？

中心静脉穿刺置管拔管时患者置于头低足高位或仰卧位，拔管前夹闭开关，嘱患者屏气后保持住，在拔除导管的最后部分时进行瓦尔萨尔瓦动作（Valsalva）：深吸气后屏气，再用力做呼气动作，或在患者呼气末屏气状态下拔除，导管拔出后确认其完整性，操作者左手示指贴于皮肤进针点，中指、环指沿血管走行按压，按压止血后应以无菌纱布覆盖，外贴无菌密闭性透明贴膜（标记好时间，一般于 24 小时后去除），便于观察。拔管后患者需要静卧 30～60 分钟。

☆ ☆ ☆ ☆

3. 中心静脉穿刺置管拔除后应作何处置?

（1）应用无菌敷料密闭穿刺点至少24分钟，24分钟后评估穿刺点愈合情况。

（2）应评估拔除导管的完整性，必要时与置管记录的导管长度比较。

（3）患者拔管后保持平卧30分钟。

4. 拔除经外周静脉穿刺的中心静脉导管（PICC）需要注意什么?

PICC拔除时患者置于头低仰卧位或仰卧位，将导管出口部位（如颈部、手臂）置于低于患者心脏水平处。拔管时指导患者屏住呼吸，在拔除导管的最后部分时进行Valsalva动作（深吸气后屏气，再用力做呼气动作），或在患者呼气末屏气状态下拔除。导管拔出后确认其完整性。患者拔管后保持平卧30分钟，同时应用无菌敷料密闭穿刺点至少24小时，之后评估穿刺点愈合情况。

5. 植入式静脉输液港取出的适应证有哪些?

（1）临床治疗已经结束或无须继续使用时应及时予以取出。

（2）出现临床无法处理的导管及港体相关并发症时应予以取出。

（3）因置入输液港部位其他疾病等无法继续留置者应适时予以取出。

6. 植入式静脉输液港取出的流程是什么?

（1）评估患者凝血功能、血常规，获得知情同意。

（2）患者取平卧位，消毒铺巾。

（3）局部麻醉，原切口切开，首先暴露输液港的港体，然后分离导管与港体连接处，最后切开港体周围纤维粘连点。

（4）完整取出导管及港体，导管隧道"8"字缝合。

（5）仔细检查港体及导管完整性。

（6）清除囊袋内纤维包膜组织，严密止血后缝合切口。

7. 取出植入式静脉输液港（PORT）后有哪些注意事项?

（1）移除后应检查PORT的完整性，缝合伤口后覆盖无菌敷料。

（2）PORT 移除后的伤口处理，应遵循Ⅰ类切口处理原则。

8. 拔除中等长度导管时有哪些注意事项?

（1）拔管时应严格遵循无菌技术操作原则。

（2）应由经过培训的专业人员进行导管拔除。

（3）导管拔除后，如发现或怀疑导管不完整，应由相关科室医师协助做进一步的评估。

（4）当拔管困难时，切勿强行拔除，进行相关评估后再处理。

（5）拔除导管后，应对患者监测48小时，及时发现并发症（如输液后静脉炎等）。

（6）拔除导管后，给予患者及照护者有关并发症症状、体征的健康教育，并告知发生症状后的联系人。

9. 拔除中等长度导管时需要对患者进行宣教内容有哪些?

（1）拔管前做好解释工作，取得患者配合。

（2）拔管过程中关注患者心理护理，以免因情绪紧张导致拔管困难。

（3）告知患者拔管过程中如有疼痛或不适时，应及时告知医护人员。

（4）拔管后告知患者和（或）照顾者可能出现的并发症，如有异常，及时告知医护人员。

（季　伟）

四、预防置管患者非计划拔管护理措施

（一）预防 CVC 非计划拔管护理措施

【管道管理】

1. 导管妥善固定的措施包括哪些?

（1）根据患者穿刺部位皮肤情况，选用合适的固定材料，宜选用无菌透明敷料，便于观察。对于有黏胶过敏、皮肤病变、皮肤完整性受

☆☆☆☆

损、穿刺点渗血、渗液多及出汗多等不宜使用黏胶类敷料的患者，可使用纱布类敷料或功能性敷料。

（2）固定时：① 根据导管外露长度宜采用"C"或"U"形放置。② 无菌透明敷料以穿刺点为中心无张力放置，并进行塑形、抚压，使之与皮肤紧密贴合。③ 对敷料外导管用高举平台法进行固定，以不影响观察穿刺点并保持输液通畅为宜。

（3）输液时，妥善固定输液管路，避免牵拉导管。

（4）每班评估导管置入长度或外露刻度，至少每日记录一次。如发生移位或疑似异位，需重新确认导管尖端位置并记录。

（5）无菌透明敷料至少每7天更换1次，无菌纱布敷料至少每2天更换1次。如穿刺部位发生渗血、渗液及敷料出现松动、潮湿、污染、完整性受损等情况，应及时更换。

（6）更换敷料时，宜从导管远端向近端去除敷料，避免导管移位。

2. 保持导管通畅的措施有哪些？

（1）观察导管内有无血液或药物残留，输液管路有无扭曲、打折、受压，确保通畅。

（2）给药前，应回抽血液，确定导管在静脉内，并用生理盐水脉冲式冲管。如抽吸无回血或冲管遇阻力，禁止强行冲管，应评估堵塞原因，根据原因做相应处理。

（3）给药结束时，先进行脉冲式冲管，再正压封管。

（4）冲管时，应使用生理盐水脉冲式冲管；冲管液量至少是导管及附加装置容积的2倍。应使用10ml及以上的注射器或预充式导管冲洗器进行冲管。如输注药物与生理盐水不相容，可先使用5%葡萄糖注射液再用生理盐水冲管。

（5）封管时，可根据患者凝血功能选择生理盐水或10U/ml肝素盐水进行正压封管。封管液量应为导管及附加装置容积的1.2倍。应使用10ml及以上的注射器或预充式导管冲洗器进行封管。

（6）多腔导管各腔均需冲管和封管。

（7）输血或输注肠外营养液、甘露醇等黏稠制剂前后，应充分冲管。

（8）关注输注药物间的配伍禁忌，避免药物结晶或沉淀。

3. 预防感染的措施包括哪些?

（1）在进行导管维护和使用导管时，应"一人一针一管一剂一用"，遵循无菌操作原则，严格执行手卫生。

（2）更换敷料时，以穿刺点为中心进行皮肤和导管消毒，皮肤消毒范围应大于敷料覆盖范围，消毒液自然干燥后方可操作，不宜在穿刺点局部使用抗菌软膏或乳剂。

（3）输液接头至少每 7 天更换 1 次，如有血液或药物残留、疑似污染、破损或松脱等情况，应及时更换。

（4）经输液接头用药前或更换输液接头时，应使用消毒剂多方位擦拭接头或接口的横截面及外围，擦拭时间为 5 ～ 15 秒或参照产品说明书。

（5）输液器应每 24 小时或根据产品使用说明书更换，输注特殊药物时应根据药物说明书更换。输注全血、成分血的输血器应每 4 小时更换。如输液器、输血器被污染或完整性受损时，应立即更换。

（6）基于治疗方案和患者病情，尽可能减少输液附加装置的使用。

【患者管理】

1. 每日评估什么内容?

（1）根据患者病情和静脉输液治疗需要，评估导管留置必要性，拔除无须留置的导管。

（2）观察患者局部皮肤及穿刺点有无红、肿、热、痛、渗血、渗液、分泌物等，评估患者有无发热（> 38℃）、寒战或低血压等全身感染表现，如有异常，遵医嘱处理。

（3）评估患者意识状态、疼痛和配合程度等，必要时遵医嘱予以约束或进行镇痛镇静治疗，并做好相应评估和记录。

☆ ☆ ☆ ☆

2. 如何做好患者健康指导?

(1) 留置期间,指导患者及其家属主要掌握以下内容:①穿脱衣物、翻身、下床活动时避免牵拉导管。②保持通畅,避免导管扭曲、打折,受压。③保持敷料周围皮肤清洁干爽,避免潮湿。

(2) 如出现以下情况,及时告知医护人员处理,请勿自行拔管:①穿刺点及局部皮肤红、肿、热、痛、渗血、渗液、分泌物。②敷料潮湿、卷边、松脱、破损。③输液接头或接口松脱、破裂、漏液。④导管断裂、破损。

(3) 评估患者及其家属对健康指导内容掌握情况,并据此调整健康指导重点。

(4) 鼓励患者及其家属主动参与输液管道的护理。

(二) 预防 PICC 非计划性拔管护理措施

【管道管理】

1. PICC 置管时落实哪些措施?

(1) 掌握置管适应证,按需置管。如患者有出血、凝血障碍,不合作或躁动等情况,需谨慎置管。

(2) 根据患者年龄、血管直径和输注液体种类等,选择管径和管腔适宜的导管。首选肘上贵要静脉,避开肘窝、静脉瓣、瘢痕、炎症、硬结、破损皮肤、创伤部位及受损血管等处。

(3) 置管全程遵循无菌操作原则,严格执行手卫生,建立最大无菌屏障。

(4) 置管时宜使用超声引导穿刺、心腔内电图定位技术实时定位,提高置管成功率。

(5) 置管后应使用 X 线检查,确认导管尖端位置。

2. PICC 维护过程中如何保证导管妥善固定?

(1) 根据患者穿刺部位皮肤情况,选用合适的固定材料,宜选用无菌透明敷料，便于观察。对于有黏胶过敏、皮肤病变、皮肤完整性受损、穿刺点渗血、渗液多及出汗多等不宜使用黏胶类敷料的患者，可使用纱布类敷料或功能性敷料。

（2）固定时根据导管外露长度宜"C"或"U"形放置；无菌透明敷料以穿刺点为中心无张力放置，并进行塑形、抚压，使之与皮肤紧密贴合；对敷料外导管用高举平台法进行固定，以不影响观察穿刺点并保持输液通畅为宜。

（3）输液时，妥善固定输液管路，避免牵拉导管。

（4）每班评估住院患者导管置入长度或外露刻度，至少每日记录一次。门诊患者每次维护时进行评估并记录。如导管发生移位，根据导管尖端位置进行调整，外移部分不应送进血管内。

（5）无菌透明敷料至少每 7 天更换 1 次，无菌纱布敷料至少每 2 天更换 1 次。如穿刺部位发生渗血、渗液及敷料出现松动、潮湿、污染、完整性受损等情况，应及时更换。

（6）更换敷料时，宜从导管远端向近端去除敷料，避免导管移位。

3. 如何保持 PICC 通畅？

（1）观察导管内有无血液或药物残留，输液管路有无扭曲、打折、受压，确保通畅。

（2）给药前，应回抽血液，确定导管在静脉内，并用生理盐水脉冲式冲管。如抽吸无回血或冲管遇阻力，禁止强行冲管，应评估堵塞原因，根据原因做相应处理。

（3）给药结束时，先进行脉冲式冲管，再正压封管。

（4）冲管时，应使用生理盐水脉冲式冲管。冲管液量至少是导管及附加装置容积的 2 倍。应使用 10ml 及以上的注射器或预充式导管冲洗器进行冲管。如输注药物与生理盐水不相容，可先使用 5% 葡萄糖注射液再用生理盐水冲管。

（5）封管时，可根据患者凝血功能选择生理盐水或 10U/ml 肝素盐水进行正压封管。封管液量应为导管及附加装置容积的 1.2 倍。应使用 10ml 及以上的注射器或预充式导管冲洗器进行封管。

☆ ☆ ☆ ☆

（6）多腔导管各腔均需冲管和封管。

（7）输血或输注肠外营养液、甘露醇等黏稠制剂前后，应充分冲管。

（8）关注输注药物间的配伍禁忌，避免药物结晶或沉淀。

（9）避免用非耐高压 PICC 进行加压注射，防止导管破裂。

（10）导管使用间歇期至少每 7 天冲封管 1 次。

4. 如何避免 PICC 感染?

（1）在进行导管维护和使用导管时，应"一人一针一管一剂一用"，遵循无菌操作原则，严格执行手卫生。

（2）更换敷料时，以穿刺点为中心进行皮肤和导管消毒，皮肤消毒范围应大于敷料覆盖范围，消毒液自然干燥后方可操作，不宜在穿刺点局部使用抗菌软膏或乳剂。

（3）输液接头至少每 7 天更换 1 次，如有血液或药物残留、污染、破损或松脱等情况，应及时更换。

（4）经输液接头用药前或更换输液接头时，应使用消毒剂多方位擦拭接头或接口的横截面及外围，擦拭时间为 5 ～ 15 秒或参照产品说明书。

（5）输液器应每 24 小时或根据产品使用说明书更换，输注特殊药物时应根据药物说明书更换。输注全血、成分血的输血器应每 4 小时更换。如输液器、输血器被污染或完整性受损时，应立即更换。

（6）基于治疗方案和患者病情，尽可能减少输液附加装置的使用。

【管道管理】

1. 患者每日评估（门诊患者每次维护）哪些内容?

（1）根据患者病情和静脉输液治疗需要，评估导管留置必要性，拔除无须留置的导管。

（2）观察患者局部皮肤及穿刺点有无红、肿、热、痛、渗血、渗液、分泌物等，评估患者有无发热（＞ 38℃）、寒战或低血压等全身感染表

☆ ☆ ☆ ☆

现，如有异常，遵医嘱处理。

（3）评估患者意识状态、疼痛和配合程度等，必要时遵医嘱予以约束或进行镇痛、镇静治疗，并做好相应评估和记录。

2. 如何做好患者健康指导?

（1）留置期间，指导患者及其家属主要掌握以下内容：①置管侧手臂可以进行适宜运动，如握拳、松拳，避免做肩关节等大幅度运动或向上伸展的动作，不应提举重物。②沐浴时避免置管部位淋湿，可以使用防水套或保护膜包裹。③穿脱衣服时应注意保护导管，防止脱出，衣服的袖口不宜过紧。④避免长时间压迫置管部位。⑤避免在置管肢体量血压。⑥如有导管脱出、不明原因的发热等，及时就诊。

（2）如出现以下情况，及时告知医护人员处理，请勿自行拔管：①穿刺点及局部皮肤红、肿、热、痛、渗血、渗液、分泌物。②敷料潮湿、卷边、松脱、破损。③输液接头或接口松脱、破裂、漏液。④导管外露长度变化，导管断裂、破损。⑤置管手臂肿胀。

（3）评估患者及其家属对健康教育内容掌握情况，并据此调整健康教育重点。

（4）对于带管患者，告知患者及其家属至少每 7 天维护 1 次。

（5）鼓励患者及其家属主动参与管道管理。

（丛玉波　季　伟　赵爱华　王媛媛）

第 7 章

☆☆☆☆

静脉导管常见并发症的评估、处理和预防

☆☆☆☆

一、静脉导管常见并发症

1. 中心静脉导管并发症有哪些? 如何预防和处理?

(1) 穿刺部位出血或血肿,局部压迫即可。

(2) 误穿动脉常见于颈动脉及锁骨下动脉,应立即拔出穿刺针,指压 20 分钟。

(3) 锁骨下静脉穿刺易出现气胸及血气胸,发生后可按一般气胸处理,预防此并发症主要在于避免穿刺点过低,避免扩皮器进入太深。

(4) 空气栓塞,应紧急抢救,患者左侧头低位,呼吸循环支持,高浓度吸氧,同时经皮行右心房或右心室穿刺抽气。

2. 如何预防中心静脉导管机械性并发症的发生?

(1) 中心静脉血管通路装置置入过程中,尤其尝试多次穿刺时,容易发生置管失败,机械性并发症风险增加,严格把控导管插入过程。

(2) 加强专业培训,确保医疗团队具备扎实的专业知识和熟练的操作技能,定期进行培训和考核。

（3）严格遵守无菌操作规程，减少感染风险，从而间接降低机械性并发症的发生率。

（4）根据患者年龄、体型、病情等因素，选择合适的导管型号和材质，确保导管与血管壁的良好匹配，正确选择导管。

（5）在插入导管时，动作应轻柔、缓慢，避免暴力操作导致血管壁损伤。

（6）导管妥善固定，采用合适的固定装置和方法，确保导管稳定不易脱落，同时避免固定过紧造成血管压迫。

（7）定期检查导管位置、固定情况及有无渗漏、堵塞等异常情况，及时发现问题并处理。

（8）加强导管周围皮肤的清洁和消毒工作，防止感染；同时，避免在导管周围进行不必要的医疗操作，以减少对导管的干扰。

（9）合理控制导管留置时间。

（10）在患者病情允许的情况下，尽早拔除不必要的中心静脉导管，以减少长期留置导管带来的风险。

（11）对于需要长期留置导管的患者，应定期进行风险评估和监测，及时调整治疗方案和护理措施。

（12）强化患者教育与沟通，向患者及其家属普及中心静脉导管的相关知识，包括使用目的、注意事项、并发症预防等，提高患者的自我护理能力。有效沟通：建立畅通的沟通渠道，及时了解患者的感受和需求，解答患者的疑问和困惑，增强患者的信任感和依从性。

（13）比较超声引导与利用体表标志两种定位方法，结果显示，超声引导能减少机械性并发症。在超声引导下中心静脉导管进行了系统评价，结果显示，超声引导可准确监测中心静脉导管机械性并发症。在重症患者中，床旁超声检查较胸部 X 线检查能更早、更快地识别置管过程中的机械性并发症。除超声引导下穿刺置管外，将颈内静脉作为主要目标血管。采用包括超声引导下置管、严格质量控制、置管者规范化培训教育及恰当选择置管血管等措施的综合性解决方案可有效降低机械性并发症的发生。

☆ ☆ ☆ ☆

3. 经外周静脉穿刺的中心静脉导管（PICC）置管有哪些相关并发症？

（1）感染：这是最常见的并发症之一，由于导管是外界与体内血管系统之间的直接通道，因此容易发生细菌、真菌等微生物的侵入。感染可能表现为局部红肿、疼痛、发热等症状。

（2）静脉血栓形成：PICC 置管后，导管可能对血管壁造成一定的刺激或损伤，进而引发血液的高凝状态，导致静脉血栓形成。血栓一旦形成，可能会阻塞血管，影响血液循环，严重时可能导致肺栓塞等严重后果。

（3）导管移位或脱落：由于固定不当、患者活动过多或导管材质问题等，PICC 可能发生移位或脱落。这不仅会影响治疗效果，还可能给患者带来额外的痛苦和风险。

（4）机械性静脉炎：置管过程中或置管后，由于导管对血管壁的摩擦、刺激，可能引发机械性静脉炎。患者可能会感到局部疼痛、红肿、皮肤温度升高等症状。

（5）导管堵塞：长期留置的 PICC 可能因血液凝固、药物沉淀等原因而发生堵塞。这会影响药物的输注和治疗效果，需要及时进行疏通处理。

（6）皮肤过敏：部分患者对导管材料或固定敷贴等可能产生过敏反应，表现为皮肤瘙痒、红肿、起疹等症状。

（7）穿刺失败，穿刺部位出血与血肿，误穿动脉，神经损伤，淋巴管损伤，导丝递送困难，导管留置期间导管破损断裂。

4. 降低置管相关并发症的风险措施有哪些？

（1）中心静脉血管通路装置的置入和维护应由经过培训并取得相应资质的专业人员负责。

（2）设定医护人员使用和维护中心静脉血管通路装置的核心能力评价指标，进行程序化模拟训练来提高培训质量。

（3）建立质量控制体系可减少导管相关并发症。

☆ ☆ ☆ ☆

（4）建议在超声引导下行中心静脉导管置管，以提高穿刺成功率、降低并发症发生率。

（5）急症患者、重症患者可在超声引导下进行中心静脉导管置管。

（6）瓣膜式经外周静脉穿刺的中心静脉导管（PICC）较非瓣膜式 PICC 更适用于需要中长期输液的患者。

（7）使用 PICC 区域置入法（zone insertion method，ZIM）确定上臂穿刺区域的贵要静脉进行穿刺。

（8）建议在超声引导下行 PICC 穿刺。

（9）PICC 置管中可选择心电图实时定位导管尖端。

（10）中长期输液患者可选择 PICC，以提高安全性、生活质量和成本效益。

（11）静脉输液港的使用和维护应由经过专业培训的专业人员负责。

（12）按照"等渗盐水 - 药物注射 - 等渗盐水 - 肝素溶液"的方式进行冲洗，并保持无损伤针尖斜面与出口通道方向相反的方向进行冲洗，以维持导管通畅。

（13）采用包括超声引导下置管、严格质量控制、置管者规范化培训教育及恰当选择置管血管等措施的综合性解决方案可有效降低机械性并发症的发生。

（14）使用无菌技术、选择适当的穿刺部位、尽早移除不必要的导管、质量控制、培训等多系统干预措施可有效预防导管相关性血流感染。

（15）疑似导管相关性血流感染时，在不拔除导管的情况下，结合半定量表面培养和外周静脉血培养进行筛选，用差异定量血培养进行确诊。

（16）生理盐水规律冲洗导管、建立护士培训体系，能够预防导管相关性血栓堵塞的发生。

（17）建议使用溶栓药物治疗导管相关性血栓堵塞。

（18）不建议常规使用抗凝药物预防导管相关性血栓堵塞。

（19）当中心静脉导管留置时间＞ 7 天，或输液治疗终止，或护理

☆☆☆☆

计划中不再包含需要留置中心静脉导管的项目时，应予以拔除。当中心静脉导管留置时间＞7天时，导管相关性血流感染的发生率会明显提高，应行计划性拔管。

（20）临床医护人员应对留置中心静脉血管通路装置的患者及其照护者进行相关教育。

（21）中心静脉血管通路装置能够为肿瘤化疗患者的输液治疗提供长期、安全的给药途径。

（22）新生儿可选择经外周静脉穿刺的中心静脉导管（PICC）或隧道式中心静脉导管作为中心静脉血管通路装置。

（23）极低和超低出生体重儿可选择 PICC 作为中心静脉血管通路装置。

（24）重症患者可选择耐高压型 PICC，以满足多种治疗需求，减少导管相关性血流感染发生率。

（25）中心静脉血管通路装置可以作为肠外营养的主要输注途径。

5. 静脉导管的评估频率是什么?

（1）对于短期使用的静脉导管，如外周静脉导管（PVC），评估频率可能较为频繁，至少4小时检查1次，以确保导管位置正确、通畅无阻，并观察是否有任何并发症的迹象，如红肿、疼痛、渗出等。

（2）而对于中心静脉导管（CVC）或经外周静脉穿刺的中心静脉导管（PICC），由于其使用时间较长且涉及更复杂的护理需求，评估频率可能会更加密集。

（3）中心静脉通路装置及中等长度导管应至少每天评估1次，还可能需要根据患者的病情变化、治疗需求或医嘱进行额外的评估。

（4）危重症/镇静患者或有认知障碍的患者应1～2小时检查1次；输注腐蚀性药物时检查频率应更高。

（5）重要的是无论何种类型的静脉导管，评估都应该是持续且全面的，包括观察导管的位置、固定情况、通畅率、患者的主诉及任何可能的并发症。任何异常发现都应立即报告给医疗团队，以便及时采取适当的处理措施。

6. 如何采用冲管和抽回血的方法来检测导管的功能？

PVC 输注药物前宜通过输入 0.9% 氯化钠溶液确定导管在静脉内；PICC、CVC、静脉输液港输注药物前宜通过回抽血液来确定导管在静脉内。经外周静脉导管输注药物前宜通过输入 0.9% 氯化钠溶液确定导管在静脉内；PICC、CVC、静脉输液港输注药物前宜通过回抽血液来确定导管在静脉内。如果发疱剂通过经外周静脉导管给药时，静脉推注 2 ～ 5ml 药液时或每输注 5 ～ 10 分钟宜评估并确认静脉回血，总输注时间不超过 1 小时。

7. 如何提高培训质量以减少导管相关并发症？

（1）设定医护人员使用和维护中心静脉血管通路装置的核心能力评价指标，进行程序化模拟训练来提高培训质量。

（2）设定评价指标可为医护人员的培训和认证、能力的评价提供量化依据，并帮助设置培训课程。资质培训课程应包括与中心静脉血管通路装置相关的理论课程、结合超声技术的模拟训练，并且在临床实践中不断对各项相关技能进行观察与考核，才能更有效地提高操作者的技能。

（宋　健）

二、静脉炎的评估、处理和预防

1. 静脉炎如何评估？

（1）应对血管穿刺部位、穿刺静脉及周围局部组织、轻触穿刺点及患者感受进行连续评估并记录。鼓励患者或照护人员报告血管穿刺部位疼痛或不适感，当患者穿刺部位及留置导管沿静脉走行出现疼痛、触痛、发红、发热、肿胀、硬结、脓性渗液或者可触及条索状静脉，应考虑静脉炎。

（2）进行静脉炎评估时，推荐使用静脉炎量表（表 7-1）进行评估。因其具备良好的效度和信度，且在临床上切实可行。

☆ ☆ ☆ ☆

（3）结合发生静脉炎患者的实际情况，全面评估静脉炎的风险因素，以确定采取恰当的干预措施。鼓励患者或照护人员报告血管穿刺部位疼痛或不适感，当患者穿刺部位及留置导管沿静脉走行出现疼痛/触痛、发红、发热、肿胀、硬结、脓性渗液或者可触及条索状静脉，应考虑静脉炎。一旦确认发生静脉炎，应根据患者情况及静脉炎评估等级，分析其发生原因，以采取合适的干预措施。

表 7-1　静脉炎分级标准量表

等级	临床标准
0	没有症状
1	穿刺部位发红，伴有或不伴有疼痛
2	穿刺部位疼痛伴有发红和（或）水肿
3	穿刺部位疼痛伴有发红条索状物形成可触摸到条索状的静脉
4	穿刺部位疼痛伴有发红、疼痛、条索状物形成，可触摸到条索状的静脉，其长度 > 2.54cm，脓液流出

2. 静脉炎如何处理？

（1）发生静脉炎时，应分析确定静脉炎发生的原因，针对不同原因采取适合的干预措施。

（2）结合患者实际情况，根据导管类型确定是否需要拔除导管。一旦发生静脉炎，外周短导管应立即拔除。中心静脉导管应根据实际情况予以相应的处理或拔除导管。除透析导管外，不应在穿刺部位使用外用抗生素软膏或乳膏，因其有引起真菌感染和耐药性的风险。

（3）应给予患肢抬高，必要时遵医嘱镇痛或其他干预措施，以减轻静脉炎相关不适。

（4）应观察局部及全身情况变化并记录。

3. 静脉炎的风险因素包括哪些？

（1）化学性风险因素：指高渗性溶液，如药液中葡萄糖含量 > 10% 或渗透压较高（> 900mmol/L）；刺激性较大的药液，例如氯化钾、异丙嗪、胺碘酮和部分抗生素；不同种类的微粒物质；导管置入前消毒液待干不充分。

（2）机械性风险因素：导管相对血管腔直径过大；导管固定不良或因关节活动导致导管移动；多次穿刺尝试；导管材质及硬度。

（3）细菌性风险因素：紧急情况下置入血管通路装置；无菌操作不严格；导管移动将皮肤上的微生物带入穿刺部位。此外，其他相关风险因素包括基础疾病（如糖尿病、感染、癌症及免疫性疾病）、血栓高风险、静脉血管状态差、女性、下肢穿刺（除婴儿）、年龄大于 60 岁。

4. 静脉炎风险因素如何预防？

（1）根据患者自身因素、治疗类型和风险因素，合理选择血管通路装置。正确识别和有效应对静脉炎的风险因素可预防各类静脉炎的发生。

（2）化学性静脉炎：对易引起化学性静脉炎输注药物，综合考虑输液时长和预期的治疗持续时间，选择中心血管通路装置；置管之前消毒液充分待干。

（3）机械性静脉炎：满足治疗需要的前提下，选用最小规格的导管；使用固定装置固定导管或使用夹板限制关节活动，以减少导管在穿刺部位的移动；选择聚氨酯材质的导管，利于进针时导管与血管平行；避免在弯曲部位置入导管，如肘窝区域。置管前对患者进行心理护理，置管后建议抬高患肢并对肿胀部位进行热敷、药物涂抹、理疗；抬高患肢，促进静脉的回流。

（4）细菌性静脉炎：在导管置入、给药／输液过程中严格遵守无菌原则；如有细菌性静脉炎表现应进行血培养，及时给予抗生素；紧急条件下置入的导管应做好标记，以便及时移除并根据需要重新置管；成年人优先选择上肢穿刺，幼儿可选择上肢、下肢和头皮静脉（新生儿或婴儿）穿刺。相关研究及已发布的指南指出，应根据患者自身因素、治疗类型和风险因素，合理选择血管通路装置。

（5）血栓性静脉炎：患者制动，禁忌按摩与热敷血栓侧肢体，抬高患肢 30 °，每日测量上臂臂围，观察患肢肿胀、麻木、皮温、颜色及疼痛情况；局部湿敷；肝素稀释液冲管或遵医嘱给予尿激酶溶栓；

☆ ☆ ☆ ☆

若情况严重或肢体肿胀不能消失，需拔除 PICC。

（王迎莉）

三、化疗药物渗出 / 外渗的评估、处理和预防

1. 药物渗出 / 外渗如何评估?

（1）静脉治疗过程中，非腐蚀性药液进入静脉管腔以外的周围组织为药物渗出，腐蚀性药液进入静脉管腔以外的周围组织为药物外渗。

（2）应通过观察、触压和询问患者主诉等方法评估留置导管患者是否发生渗出 / 外渗。在静脉输液过程中，发现或患者主诉在穿刺部位及周围、导管尖端或整个静脉通路出现任何类型的肿胀、感觉异常（发凉感、麻木感等）、疼痛、灼烧感等症状，应考虑药物渗出或外渗的发生。

（3）一旦确认发生渗出 / 外渗，应依据临床表现评估渗出 / 外渗的级别和组织损伤分期，确认渗出 / 外渗发生的因素，并采取适合的干预措施。

2. 发生渗出 / 外渗后，如何对局部组织皮肤进行评估与观察?

在发生渗出 / 外渗后，对局部组织皮肤的评估与观察是至关重要的步骤，有助于医护人员及时识别并处理潜在的并发症。以下是一个详细的评估与观察流程。

（1）初步观察：①位置与范围。首先，明确渗出 / 外渗发生的具体位置，并评估其影响范围的大小。这有助于医护人员了解问题的严重程度。②颜色变化。观察局部皮肤组织的颜色是否发生变化，如是否出现红肿、瘀斑或苍白等现象。颜色的变化可能提示着不同的病理过程。③温度感知。用手轻轻触摸渗出或外渗区域，感受其温度是否异常。温度的变化可能反映着炎症或血流的变化。

（2）症状评估：①疼痛与不适感。询问患者是否感到疼痛或不适，以及疼痛的性质和程度。疼痛是渗出 / 外渗后常见的症状之一，其程度和性质可以为我们提供关于组织损伤程度的线索。②感觉变化。评估患者局部组织的感觉是否发生变化，如是否出现麻木、刺痛或感觉

减退等现象。这有助于我们判断是否有神经受损的可能。

（3）后续观察：①持续监测。在初步评估后，需要对局部组织进行持续的观察和监测。这包括定期观察颜色、温度、肿胀程度及患者的主观感受等。②记录与报告。详细记录观察结果，并及时向医疗团队报告任何异常情况。这有助于医疗团队及时调整治疗方案并采取相应的护理措施。

（4）注意事项：①在进行观察和评估时，务必保持手部和工具的清洁，以避免引发感染风险。②对于疑似有感染或严重组织损伤的患者，应立即寻求医疗团队的帮助并采取相应的处理措施。

（5）通常情况下，渗出 / 外渗发生 1 小时内应每 15 分钟评估 1 次，渗出 / 外渗 24 小时内应每小时评估 1 次，渗出 / 外渗 24 小时后，每班次交接时评估 1 次，直至治愈。评估渗出 / 外渗的症状和体征的方法主要包括观察、触压、冲管阻力、抽回血及倾听患者主诉。

3. 药物渗出 / 外渗发生的高风险因素有哪些？

（1）导致血管通透性改变、导管脱出血管等是渗出 / 外渗发生的高风险因素。

（2）输注的液体 pH < 5 或 pH > 9；输注高渗溶液、发疱剂或刺激性药物；高压注射、快速注射等特殊的给药方式；操作者技术不熟练、导管固定不当或不牢、穿刺工具和留置部位选择不当等，都是导致导管脱出、药液渗出 / 外渗发生的因素。

（3）年龄 > 60 岁的老年人和 < 10 岁的儿童、精神状态或认知能力发生改变的患者、沟通障碍的患者，因感知延迟或无法表达，增加了渗出 / 外渗的风险。

（4）糖尿病、淋巴水肿、系统性红斑狼疮等血管通透性高或血管脆性增大的疾病，也使发生渗出 / 外渗的风险升高。

4. 药物渗出 / 外渗如何处理？

（1）应立即停止在原通路输液，保留导管，尽量回抽外渗药物，抬高患侧肢体，测量标记渗出 / 外渗范围，观察渗出 / 外渗区域的皮肤

☆ ☆ ☆ ☆

颜色、温度、感觉等变化及置管侧关节活动和远端血供情况并记录。

（2）可依据药物性质和组织损伤程度给予药膏涂抹或外敷、冷敷、热敷、封闭治疗和外科手术治疗。

（3）外渗引起的直径＞ 0.5cm 的水疱，宜在无菌技术操作下抽出疱液，用无菌敷料包扎；新生水疱待水疱皮肤张力降低后再进行处理。

（4）中心静脉导管外渗后药物通常积聚在纵隔、胸膜、胸部或颈部的皮下区域，最常见的症状是急性胸痛，可结合胸部 CT 扫描等影像学技术进行诊断。

5. 成人在药物外渗后 24 ～ 48 小时内应如何处理?

（1）立即停止输液：一旦发现药物外渗，首要任务是立即停止输液，并断开与静脉导管的连接，以防止更多药物继续渗漏。

（2）评估与记录：①评估渗出情况。仔细观察渗出部位的大小、颜色、温度及是否有肿胀或疼痛。②记录详细信息。包括药物类型、渗出时间、患者的症状和体征等，这些信息对于后续的处理和评估非常重要。

（3）局部处理：①轻轻抬高患肢。有助于减少局部肿胀和血液淤积。②冷敷或热敷。根据药物性质和渗出情况，选择合适的冷敷或热敷方法。有些药物（如高渗性药物）可能需要冷敷以减少组织损伤；而另一些情况则适合热敷以促进血液循环。但要注意，并非所有情况都适合热敷，需根据具体情况和医嘱进行。建议依据药物性质选择干热敷或冷敷，冷敷温度 4 ～ 6℃，热敷温度 40 ～ 60℃。蒽环类、表柔比星等抗肿瘤药物发生外渗应选择冷敷，草酸铂类、长春碱类抗肿瘤药物发生外渗应选择热敷。遵医嘱使用治疗性敷料外敷或局部药物涂抹，外敷面积大于渗出面积限制外渗范围，防止发生组织坏死。对于外渗到组织中的药液，建议使用适当的解毒剂，可围绕外渗部位进行环形局部封闭或静脉注射；若无明确解毒剂时，可在 1 小时内使用盐水冲洗技术作为解毒剂的替代疗法。透明质酸酶与干热敷法具有协同作用，多用于长春碱类和紫杉烷类药物的解毒剂。③局部封闭。对于某些刺激性较强的药物，可以考虑使用局部封闭疗法，即在渗出部位注射一定量的药物（如利多卡因、地塞米松等），以减轻局部炎症反应和疼痛。

（4）药物治疗：①抗炎药物。根据医嘱，可能需要使用抗炎药物来减轻局部炎症反应。②抗过敏药物。如果药物外渗引发了过敏反应，应立即使用抗过敏药物进行治疗。

（5）密切观察与随访：①持续观察。在 24～48 小时持续观察渗出部位的变化，包括皮肤颜色、温度、肿胀程度和患者的主观感受等。②定期随访。根据患者的具体情况和医嘱，安排定期随访，以评估治疗效果和是否需要进一步处理。

（6）心理支持：药物外渗可能会给患者带来一定的心理压力和焦虑感。因此，在处理过程中，应给予患者足够的心理支持和安慰，帮助他们保持积极乐观的心态。

6. 儿童在药物外渗后 24～48 小时应如何处理?

针对儿童在药物外渗后 24～48 小时的处理，我们需要格外细心和谨慎，因为儿童的皮肤和组织相对娇嫩，对刺激的反应可能更为强烈。以下是一些建议的处理步骤。

（1）立即停止输液：一旦发现药物外渗，首要任务是立即停止输液，并迅速断开与静脉导管的连接，以防止药物进一步渗漏。

（2）轻柔处理：在处理过程中，动作要轻柔，避免对渗出部位施加过大压力或摩擦，以免加重组织损伤。

（3）评估与记录：仔细评估渗出部位的大小、颜色、肿胀程度以及儿童的反应（如疼痛、哭闹等），并记录这些信息以便后续观察和评估。

（4）局部处理：在药物外渗后 24～48 小时建议依据药物性质选择干热敷或冷敷，冷敷温度 4～6℃，热敷温度不超过 42℃，每天 3～4 次，每次 15～20 分钟，外敷面积大于渗出面积。对于外渗到组织中的药液，建议使用适当的解毒剂，可围绕外渗部位进行环形局部封闭或静脉注射，透明质酸酶与干热敷法具有协同作用，多用于长春碱类和紫杉烷类药物的解毒剂，其使用剂量与外渗范围、药物性质和人群有关，婴儿外渗及小范围外渗用 15U，较大范围外渗和化疗药物外渗用 150U，于发生外渗 1 小时内使用。

☆ ☆ ☆ ☆

(5) 抬高患肢：如果可能的话，将患儿的患肢轻轻抬高，有助于减少局部肿胀和促进血液循环。

(6) 心理安抚：药物外渗可能会给儿童带来疼痛和不适，因此家长和医护人员应给予足够的心理安抚和关怀，缓解儿童的焦虑和恐惧情绪。

(7) 持续观察与随访：在药物外渗后的 24 ～ 48 小时持续观察渗出部位的变化情况，并根据需要调整处理方案。同时，按照医嘱进行定期随访，以评估治疗效果和儿童的恢复情况。

7. 发生药物渗出 / 外渗后处理流程是什么？

立即停止输液，断开输液管道，保留导管；尝试用注射器从导管中抽吸残留的溶液及药物（对比剂外渗不建议抽吸）；拔除导管；评估渗出液量，渗出 / 外渗等级及患者情况，标记外渗部位；抬高患肢；通知医师及减轻疼痛等。多数抗肿瘤药物外渗最初都可以通过非药物干预来恰当地控制。

8. 蒽环类药物发生外渗如何处理？

(1) 立即停止输注：一旦发现药物外渗，首要任务是立即停止输注，防止更多药物进入周围组织。

(2) 抬高患肢：将患肢抬高，有助于减少局部血液回流，从而减轻药物对组织的进一步损伤。

(3) 局部冷敷：使用冰袋或冷毛巾对渗漏部位进行冷敷，有助于收缩血管，减少药物吸收和扩散。但需注意，冷敷时间不宜过长，以免冻伤皮肤。

(4) 药物封闭：蒽环类药物发生外渗，于 6 小时内自对侧肢体开始输注右丙亚胺，连续静脉输注 3 天，输注前 15 分钟应停止冷敷；或二甲亚砜 1 ～ 2ml 用棉签或纱布涂抹在大于外渗面积 2 倍的皮肤表面，自然风干，每次间隔 4 ～ 8 小时，持续 7 ～ 14 天。

(5) 外科处理：若外渗严重，导致局部组织坏死或感染，可能需要进行外科清创、植皮等处理。

☆ ☆ ☆ ☆

（6）密切观察：对患者进行密切观察，记录渗漏部位的变化，以便及时发现并处理任何异常情况。

（7）加强护理：保持渗漏部位清洁干燥，避免感染；同时，对患者进行心理疏导，减轻其焦虑和恐惧情绪。

（8）定期复查：根据患者病情和医师建议，定期复查相关指标，以评估治疗效果和监测潜在并发症。

9. 钙剂和顺铂等药物发生外渗如何处理?

（1）钙剂外渗处理：①立即停止输液。一旦发现钙剂外渗，首要任务是立即停止该部位的输液，防止进一步损害。②评估损伤程度。观察外渗区域的皮肤颜色、温度、肿胀程度及患者的主诉，评估损伤的严重性和范围。③局部处理。使用冷敷（但需注意，某些情况下冷敷可能不适用，如患者感觉冷或血液循环不佳时），以减少局部肿胀和疼痛。轻轻抬高患肢，促进血液回流，减轻肿胀。局部涂抹适量的透明质酸酶或硫酸镁溶液，有助于促进药物扩散和吸收。④药物治疗：若外渗严重，可能需要使用抗过敏、抗炎药物或局部封闭治疗来缓解症状。硫代硫酸钠可用于钙剂药物大量外渗的处理。⑤持续观察：密切监测患者外渗部位的情况，记录任何变化，并准备根据病情变化调整治疗方案。

（2）顺铂外渗处理：顺铂作为一种化疗药物，其外渗处理需更加谨慎。①紧急处理。同钙剂外渗，立即停止输液，并评估损伤情况。②局部封闭。顺铂外渗后，应尽快进行局部封闭治疗，以减少药物对组织的进一步损伤。常用的封闭药物包括地塞米松、利多卡因等。③冷敷与抬高。同钙剂外渗处理，使用冷敷和抬高患肢的方法。④解毒剂应用。硫代硫酸钠可用于顺铂药物大量外渗的处理，每100mg顺铂外渗时使用2ml硫代硫酸钠混合液皮下注射。

（3）皮肤护理：保持外渗部位皮肤的清洁和干燥，避免感染。必要时可使用抗生素软膏或敷料进行保护。

（4）心理支持：化疗药物外渗可能给患者带来较大的心理负担和焦虑情绪，医护人员应给予充分的心理支持和安慰。

☆ ☆ ☆ ☆

10. 血管升压药物发生外渗如何处理?

血管升压药物（如去甲肾上腺素、多巴胺等）发生外渗时,我们需要迅速而谨慎地处理,以防止药物对周围组织造成进一步的损伤。

（1）立即停止输液:一旦发现药物外渗,首先要做的是立即停止在该部位的输液,并尽可能回抽已外渗的药物。

（2）评估损伤程度:仔细观察外渗区域的皮肤颜色、温度、肿胀程度及患者的主诉,评估损伤的严重性和范围。

（3）局部处理:①解毒剂应用。虽然对于大多数血管升压药物来说,可能没有特定的解毒剂可以立即应用,但某些情况下,根据药物性质,可能会考虑使用适当的溶液进行局部冲洗,以减少药物对组织的进一步刺激。②冷敷。在大多数情况下,可以使用冷敷来减轻局部肿胀和疼痛。但要注意,冷敷时间不宜过长,以免导致组织冻伤。③抬高患肢。轻轻抬高患肢,有助于促进血液回流,减轻肿胀。

（4）药物治疗:根据外渗的严重程度和患者的具体情况,医师可能会开具一些药物来减轻炎症、疼痛或促进组织修复。血管升压药外渗首选酚妥拉明,5～10mg 酚妥拉明与 0.9% 氯化钠溶液 5ml 局部环形封闭;或者使用 2% 外用硝酸甘油敷在外渗部位上 2～3cm 区域,根据临床表现每 8 小时重复 1 次。

（5）持续观察:对外渗部位进行持续的观察和评估,记录任何变化,以便及时调整治疗方案。

（6）心理护理:药物外渗可能会给患者带来疼痛和焦虑,医护人员应给予充分的心理支持和安慰,帮助患者缓解紧张情绪。

（7）文档记录:详细记录外渗事件的处理过程和结果,以便后续的医疗评估和改进。

11. 药物外渗后发生组织坏死如何处理?

药物外渗后发生组织坏死,应立即清除坏死组织,每 2 天进行 1 次清创,持续到获得健康组织。清创后,3% 硼酸适用于所有开放性伤口以改善肉芽组织形成。对于暴露于重要结构皮下组织的药物外渗创面,宜进行皮瓣重建术。另外，采用湿性愈合的方法配合外科清创，也可以获得较好的效果。根据创面不同时期选择恰当的湿性敷料，创面在湿润环境能加快表皮细胞迁移速度，无结痂形成，促进伤口愈合。

12. 外渗引起的水疱如何处理?

（1）保持清洁：首先，确保水疱及其周围区域保持清洁。使用温和的、无刺激性的清洁剂轻轻清洁，然后用干净的毛巾或纱布轻轻拍干。

（2）避免摩擦：避免穿着紧身或粗糙的衣物，以减少对水疱的摩擦。如果可能的话，选择宽松、柔软、透气的衣物。

（3）外渗引起的直径大于 0.5cm 的水疱，建议在水疱张力降低时无菌操作下将疱液抽吸干净，之后使用地塞米松湿纱布加压包扎，也可联合使用水胶体敷料；新生水疱待水疱皮肤张力降低后再进行处理。

（4）冷敷：如果水疱周围出现红肿或疼痛，可以使用冷敷来减轻不适。将干净的湿毛巾或冰袋轻轻敷在水疱上，每次持续 15 ～ 20 分钟。

（5）局部用药：根据医师的建议，可能需要使用一些局部药膏或抗生素软膏来预防感染和促进愈合。请务必按照医师的医嘱正确使用药物。

（6）观察与随访：密切观察水疱的变化情况，包括大小、颜色、是否有脓液等。如果水疱持续增大、变红、疼痛加剧或出现其他异常症状，请及时就医。

（7）保护创面：如果水疱破裂，使用无菌纱布轻轻覆盖创面，以保护伤口免受细菌污染。定期更换纱布，并保持创面清洁干燥。

13. 中心静脉导管外渗如何处理?

中心静脉导管外渗后药物通常积聚在纵隔、胸膜、胸部或颈部的皮下区域，最常见的症状是急性胸痛，可结合胸部 CT 扫描等影像学技术进行诊断。

（1）立即停止输液：一旦发现中心静脉导管外渗，首要任务是立即停止用该导管输液，以避免药物或液体继续渗入周围组织。

（2）评估外渗情况：仔细观察外渗部位，评估外渗的严重程度、

☆ ☆ ☆ ☆

范围及涉及的血管和周围组织。注意患者的症状和体征，如疼痛、肿胀、红斑等。

（3）保护外渗区域：使用无菌纱布或透明敷贴轻轻覆盖外渗区域，以减少感染的风险。避免对外渗区域施加压力或摩擦。

（4）解除导管：如果可能，应尽快解除导致外渗的导管，以减少进一步的损伤。但在某些情况下，如患者正在接受紧急治疗或无法立即更换导管时，可能需要暂时保留导管并采取措施控制外渗。

（5）局部处理：根据外渗药物的性质和患者的具体情况，选择合适的局部处理措施。例如，对于某些刺激性药物的外渗，可以使用解毒剂或中和剂来减轻组织损伤；对于肿胀和疼痛明显的区域，可以使用冷敷或热敷来缓解症状。但要注意，具体的局部处理方法应根据药物说明书和医疗团队的指导来确定。

（6）药物治疗：根据外渗的严重程度和患者的症状，医师可能会开具一些药物来减轻炎症、疼痛或促进组织修复。请务必按照医师的处方用药，并注意观察药物的不良反应。

（7）持续观察：对外渗部位进行持续的观察和评估，注意患者的症状和体征是否有所改善或恶化。如果发现任何异常情况，应及时向医师报告并采取相应的处理措施。

（8）记录与报告：详细记录外渗事件的处理过程和结果，包括外渗的时间、部位、药物种类、处理措施及患者的反应等。同时，按照医院的规定和要求向相关部门报告外渗事件。

14. 药物渗出 / 外渗如何预防？

（1）规范评估和教育培训可降低患者发生药物渗出 / 外渗的风险：每次输液前后应对外周和中心血管装置的穿刺部位进行评估，并对患者和照顾者进行健康教育，包括有关渗出 / 外渗的发生症状、应采取的处理措施以及随访。

（2）采用冲管和抽回血的方法来检测导管的功能，经外周静脉导管（PVC）输注药物前宜通过输入 0.9% 氯化钠溶液确定导管在静脉内；经外周静脉穿刺的中心静脉导管（PICC）、中心静脉导管、静脉输液

☆　☆　☆　☆

港（PORT）输注药物前宜通过回抽血液来确定导管在静脉内。

（3）选择合适的静脉导管和留置部位可有效减少患者渗出 / 外渗的发生。通常与渗出 / 外渗有关的外周部位是手部、腕部、足部、踝关节和肘窝。

15. 药物渗出与外渗分级标准（表 7-2）

表 7-2　药物渗出与外渗分级标准

级别	临床标准
0	没有症状
1	皮肤发白，水肿范围的最大处直径＜ 2.5cm，皮肤冰凉，伴有或不伴有疼痛
2	皮肤发白，水肿范围的最大处直径在 2.5 ～ 15cm，皮肤冰凉，伴有或不伴有疼痛
3	皮肤发白，半透明状，水肿范围的最小处直径＞ 15cm，皮肤冰凉，轻到中等程度的疼痛，可能有麻木感
4	皮肤发白，半透明状，皮肤紧绷，有渗出，可有凹性水肿，皮肤变色，有瘀斑、肿胀、水肿，范围最小处直径＞ 15cm，循环障碍，中度到重度疼痛

16. 药物外渗损伤分期（WHO）（表 7-3）

表 7-3　药物外渗损伤分期（WHO）

分期	临床表现
Ⅰ期（局部组织炎性反应期）	局部皮肤发红、肿胀、发热、刺痛，无水疱和坏死
Ⅱ期（静脉炎性反应期）	局部皮下组织出血或水疱形成，水疱破溃组织苍白形成浅表溃疡
Ⅲ期（组织坏死期）	局部皮肤变性坏死、黑痂、深部溃疡、肌腱、血管、神经外露或伴感染

☆ ☆ ☆ ☆

四、导管堵塞的评估、处理和预防

1. 导管血栓堵塞的危险因素有哪些?

(1) 导管材料与设计:不同材料制成的导管,其生物相容性和血栓形成的风险各不相同。某些材料可能更容易引起血液成分的激活和聚集,从而导致血栓的形成。此外,导管的设计也是关键因素之一,不合理的设计可能增加血液流动的阻力,促进血栓的形成。

(2) 置管的位置与操作:导管置入的位置、深度及操作过程中的技术细节都可能影响血栓的形成。例如,如果导管置入过深或位置不当,可能会损伤血管壁,引发炎症反应和血栓形成。同时,操作过程中如果未能严格遵循无菌原则,也可能增加感染的风险,进而促进血栓的形成。

(3) 患者个体因素:患者的年龄、性别、基础疾病、凝血功能等个体因素也是导管血栓堵塞的重要危险因素。例如,高龄患者、有血栓病史或凝血功能异常的患者,其血栓形成的风险通常较高。

(4) 导管维护与管理:导管的日常维护和管理对于预防血栓堵塞至关重要。如果未能及时更换敷料、冲洗导管或监测导管通畅情况,都可能增加血栓形成的风险。此外,不恰当的封管技术和药物使用也可能对血栓形成产生影响。

(5) 药物治疗:某些药物的使用可能增加导管血栓堵塞的风险。例如,化疗药物、高渗性药物等可能对血管壁造成损伤,引起血栓的形成。同时,抗凝药物的使用不当或停用也可能导致血栓形成的风险增加。

2. 导管堵塞如何评估?

(1) 应通过观察输液流速、输液泵堵塞报警、导管抽吸和(或)注射阻力对导管的通畅性进行连续评估。

(2) 当发生导管堵塞,应首先评估和纠正机械性导管堵塞,排除机械性堵塞后再评估导管堵塞的其他原因。导管堵塞包括机械性堵塞、药物性堵塞和血栓性堵塞。①机械性堵塞：评估从输液袋到穿刺部位的所有输液管理，检查可能存在的外部机械因素，如导管扭曲、夹闭、缝线过紧、过滤器或接头堵塞等；使用影像学检查评估可能存在的内部机械因素，如夹断综合征、纤维蛋白鞘、导管前端移位贴壁等。②药物性堵塞：药物或矿物沉淀引起的堵塞原因，输注 2 种或 2 种以上不相容的药物和液体产生药物结晶和微粒，输注胃肠外营养液后的钙磷矿物沉淀和脂质残留可以引起导管堵塞；应根据输入药物和溶液性质及其相容性，查看输液装置和导管中有无肉眼可见沉淀物。③血栓性堵塞：患者血液成分异常如血小板计数过高、纤维蛋白原升高；中心静脉压升高和患者咳嗽、烦躁、抽搐等均增加血栓性导管堵塞发生风险。此外，冲封管不规范及没有按无针接头的类型实施断开及夹闭顺序，均会引发血栓性导管堵塞。

（3）评估应使用含有 0.9% 氯化钠注射液的 10ml 注射器以抽吸和注射的方法判断导管的通畅性和导管堵塞程度。

3. 导管堵塞如何处理？

（1）应依据导管堵塞原因及类型，采取适当处理措施。对于双腔及多腔导管，即使仍有通畅的导管腔也必须积极处理堵管的管腔。

（2）应与医师和药剂师合作商讨有效恢复导管功能使用药物的品种、剂量及浓度。溶栓剂在管腔内停留 30 ～ 120 分钟后回抽血液，如果导管通畅，将溶栓剂和分解产物全部抽出并丢弃，然后用 0.9% 氯化钠注射液脉冲式冲洗导管；如果导管仍不通畅可以重复操作。

（3）碱性药物沉淀（pH 9 ～ 12）造成堵塞时，使用 8.4% 碳酸氢钠或氢氧化钠（0.1mol/L），给药量应为导管内容积，在导管内停留 60 分钟后吸出。

（4）酸性沉淀（pH 1 ～ 5）造成堵塞时，使用氯化氢（0.1mol/L），给药量应为导管内容积，可在导管内停留 > 60 分钟后吸出。

（5）磷酸钙沉淀物造成堵塞时，磷酸钙沉淀物使用氯化氢（0.1mol/L）或 L- 半胱氨酸处理。

（6）脂质沉淀造成堵塞时，70% 乙醇溶液主要用于脂质沉淀，当

☆ ☆ ☆ ☆

脂质沉淀合并纤维蛋白时，70% 乙醇溶液无效，需使用氢氧化钠（0.1mol/L）来溶解。处理注射 70% 乙醇溶液前，应查看导管使用说明书。

（7）血栓性导管堵塞时，对于血栓性导管堵塞多通过溶栓剂尿激酶（5000U/ml）和阿替普酶（1mg/ml）恢复导管功能。对于高凝状态患者升高溶栓用尿激酶浓度会相应提高溶栓效果。使用尿激酶和阿替普酶在对癌症患者中心静脉导管的溶栓治疗是安全有效的，阿替普酶更具疗效优势。溶栓剂在导管内停留时间 30 ～ 120 分钟后回抽血液，如果导管通畅，将溶栓剂和分解产物全部抽出并丢弃，然后用 0.9% 氯化钠注射液脉冲式冲洗导管；如果导管仍不通畅可以重复操作。随着停留时间延长，导管内血栓清除率也升高。

4. 导管堵塞如何预防？

（1）执行正确的冲管、封管操作，包括正确的冲管时机、冲封管溶液类型、浓度及液量、冲管时的压力及冲封管技术。

（2）在同一导管同时或序贯输注 2 种或 2 种以上药物时，应评估药物间的相容性，药物之间采用盐水—药物—盐水—肝素技术以防止不相容药物沉淀。

（3）中心静脉管路堵塞：肝素具有抗凝血作用，但不能使导管腔内血栓溶解，因此不能用于导管溶栓。可用 10U/ml 肝素钠盐水封管预防中心静脉导管堵塞发生，对于非透析中心静脉管路使用 0.9% 氯化钠注射液与 100U/ml 肝素盐水封管对预防导管堵塞的效果相同。

（4）新生儿经外周静脉穿刺的中心静脉导管（PICC）堵塞：新生儿 PICC 持续输注 0.5U/（kg·h）的肝素以降低堵管发生率。

五、导管相关性血栓的评估、处理和预防

1. 导管相关性静脉血栓如何评估？

（1）可通过观察、测量和询问患者主诉及彩色多普勒影像学检查方法，评估是否发生导管相关性静脉血栓。部分导管相关性静脉血栓无主观症状及客观体征，还可能出现置管侧肢体、颈部、肩部、胸部

☆ ☆ ☆ ☆

和（或）颜面部水肿症状或体征，伴或不伴浅静脉、头臂静脉（也称无名静脉）及上、下腔静脉血栓形成，伴或不伴受累部位疼痛、皮温升高、浅表静脉显露、颈部或肢体运动障碍、肢体红斑或麻木感等表现。经彩色多普勒或数字减影血管造影、CT 和 MRI 等影像学检查可确诊。

（2）发生血栓后，应对患者导管相关性静脉血栓发生的风险因素进一步评估，以便采取恰当的干预措施。

2. 导管相关性静脉血栓发生的风险因素包括哪些?

（1）患者相关：年龄、活动能力、深静脉血栓史、与高凝状态相关的慢性疾病（如癌症、糖尿病、慢性阻塞性肺疾病、肥胖、炎性肠病等）。

（2）诊疗相关：导管类型、导管直径、穿刺方法、导管的留置时间、是否多腔导管、是否股静脉导管置管、导管材质、冲管液或封管液的成分、以及冲管频率、化疗次数、导管功能、抗凝药物使用等。

（3）血液生化指标：血小板、D- 二聚体、纤维蛋白原、活化部分凝血活酶时间（APTT）等。

3. 导管相关性静脉血栓如何处理?

（1）有症状血栓，应根据治疗对导管的依赖程度、重新建立静脉通路的可能性及血栓的进展等情况，综合考虑保留或选择拔管时机。拔管指征包括治疗结束不需要该导管、导管功能丧失、导管位置异常、合并导管相关性血流感染。

（2）无症状、主诉及客观体征，单纯影像检查发现的血栓，不建议采取抗凝、拔管等处理措施。

（3）确需拔除导管时，应根据血栓发生情况，先进行常规抗凝治疗，并在拔除前进行超声筛查血栓。若出现导管相关性血栓，只要中心静脉导管尚未拔除，建议继续抗凝，直到导管拔除后 3 个月。避免在血栓病程急性期拔除导管是降低血栓脱落引起肺栓塞发生的简单有效的措施，同时接受一段时间抗凝治疗之后再拔管有利于血栓的稳定，也可以降低拔管时血栓脱落引起肺栓塞的风险。对于发生血栓的患者拔除深静脉导管前进行彩超筛查血栓可有效保证患者的安全，防止因盲目拔管导致血栓脱落引发意外。新生儿PICC不推荐使用肝素预防PICC相关血栓的形成，经抗凝治疗3个月后，无再次出现静脉血栓、静脉血栓栓塞复发、导管功能受损或血栓扩展，才移除导管。

（4）保留导管者应遵医嘱进行药物治疗及物理疗法，并连续监测干预效果。已经发生PICC相关性血栓患者，需要抬高患肢20°～30°；静脉血栓形成后，遵医嘱积极处理，每日测量双侧肢体同一部位的臂围，对比观察患者消肿情况，并观察患侧肢体、肩部、颈部及胸部肿胀、疼痛、皮肤温度及颜色、出血倾向及功能活动情况；深静脉血栓与浅静脉血栓均需考虑使用抗凝或溶栓药物引发的出血风险，密切观察患者有无出血倾向，一旦发生出血，报告医生予以及时处理，保障患者用药安全。

（5）可疑导管相关性静脉血栓形成时，应抬高患肢并制动，不应热敷、按摩、压迫，立即通知医师对症处理并记录。

4. 导管相关性静脉血栓如何预防？

（1）可采取物理预防措施减少血栓形成，在条件允许时，鼓励使用非药物措施预防血栓。根据留置导管患者相关情况、诊疗相关情况及血液生化指标等方面，对患者发生导管相关性静脉血栓风险进行全面评估，以便采取适合的干预措施，预防导管相关性静脉血栓的发生。对置管患者应进行宣教，鼓励患者置入导管的肢体进行早期活动，可进行正常日常活动和轻微的肢体锻炼及补充足够的水分。

（2）穿刺和维护时应严格遵守无菌操作原则，减少中心静脉导管置管感染概率。经历过感染的患者易发生血栓；置管前推荐使用B超对预穿刺血管进行评估，依据血管条件选择合适的导管类型及型号。导管相关血栓的预防性措施应针对其形成的风险因素，如根据患者病情选择合适的部位进行精确穿刺置管，尽可能使用最小口径和（或）管腔数少的导管，确保导管尖端位置正确，并在不再需要时移除导管等。除标准化导管维护，如0.9%氯化钠溶液/肝素冲、封管，不推荐常规预防性抗凝。

（3）导管相关性血栓临床表现不明显且具有自限性，不推荐常规筛查。对于有症状患者，超声检查是一线临床评估措施，若高度疑似导管相关血栓但超声检查阴性且 D- 二聚体高的患者，建议进行静脉造影检查确诊。在进行 PICC 置管及静脉输液港置入时，超声引导下置管，可提高一次性穿刺成功率，避免反复穿刺，减少静脉内膜损伤。推荐 B 超联合改良塞丁格技术置管，以降低静脉血栓发生率。

5. 如何预防 CVC 机械性并发症的发生？

中心静脉血管通路装置置入过程中，尤其尝试多次穿刺时，容易发生置管失败，机械性并发症风险增加。超声引导能减少机械性并发症。在超声引导下 CVC 进行了系统评价，超声引导还可以准确监测 CVC 机械性并发症。在重症患者中，床旁超声检查较胸部 X 线检查能更早、更快地识别置管过程中的机械性并发症。除超声引导下穿刺置管外，将颈内静脉作为主要目标血管。采用包括超声引导下置管、严格质量控制、置管者规范化培训教育及恰当选择置管血管等措施的综合性解决方案可有效降低机械性并发症的发生。

6. 导管血栓堵塞的危险因素有哪些？

导管血栓堵塞的危险因素，包括血液的高凝状态、导管的留置时长、是否多腔导管、是否股静脉置管、导管材质、冲管液或封管液的成分及冲管频率。

7. 如何预防导管相关性血栓堵塞？

生理盐水规律冲洗导管、建立护士培训体系，能够预防导管相关性血栓堵塞的发生。不建议常规使用抗凝药物预防导管相关性血栓堵塞。

六、导管相关性血流感染（CRBSI）的评估、处理和预防

1. CRBSI 如何评估？

（1）应通过观察、监测、血培养和询问患者主诉等方法评估留置导管患者是否发生 CRBSI。①如患者主诉穿刺部位刺痛与不适时，应

☆ ☆ ☆ ☆

立即去除敷料，进一步排查有无局部感染征象并做好相关记录。当患者出现不明原因发热、寒战等，或输注药物、液体后出现无明显诱因的反复发热，应进一步评估有无 CRBSI。②实验室微生物学检查显示，外周静脉血培养细菌或真菌阳性或者从导管段和外周血培养出相同种类、相同药敏结果的致病菌，可确认发生了导管相关性血流感染。

（2）确认发生 CRBSI，应进一步评估确定其发生感染类型及严重程度，确定是否拔除或保留导管。

（3）发生 CRBSI 后应对置管局部和肢体、患者症状改善情况持续评估并记录。

（4）评估 CRBSI 的独立风险因素，针对患者评估引发导管相关性血流感染风险的因素，以便采取针对性措施。

2. CRBSI 的独立风险因素包括什么？

包括住院时间长、带管时间长、颈内静脉导管置管、成人股静脉导管置管、置管部位大量微生物定植、导管接口有大量微生物定植、糖尿病、中性粒细胞减少、全肠外营养、血液制品的输注等。另外，延长置管时间、紧急情况下置管会增加 CRBSI 的风险。在紧急情况下置入导管，无法保证无菌技术操作时，应尽早拔除导管。

3. CRBSI 的风险因素有哪些？

（1）导管维护不当：未能按照严格的消毒和清洁程序进行导管的日常维护，如未及时更换敷料、冲洗导管或监测导管通畅情况，都可能为病原体提供入侵的机会。

（2）置管部位感染：置管部位周围的皮肤或组织如果发生感染，病原体可能通过皮肤破损处或导管与皮肤的接口处进入血液循环系统。

（3）患者基础疾病：某些基础疾病，如糖尿病、免疫系统疾病或长期卧床等，可能使患者的免疫功能受损，从而更容易发生 CRBSI。

（4）导管使用时间过长：导管在体内留置的时间越长，其表面就越容易形成生物膜，这些生物膜为病原体的定植和繁殖提供了理想的环境，从而增加了 CRBSI 的风险。

☆ ☆ ☆ ☆

（5）导管材料与设计：不同材料制成的导管在生物相容性方面存在差异，某些材料可能更容易引起机体的炎症反应和血栓形成，进而促进病原体的入侵。此外，导管的设计也可能影响 CRBSI 的风险，如导管的直径、长度和置入方式等。

（6）医护人员操作不当：在置管或维护导管的过程中，如果医护人员未能严格遵守无菌操作原则或操作技术不熟练，也可能增加 CRBSI 的风险。

（7）抗菌药物使用不当：过度或不合理地使用抗菌药物可能导致机体内的菌群失调和耐药菌的产生，从而增加 CRBSI 的风险。

（8）住院时间长、带管时间长、颈内静脉导管置管、成人股静脉导管置管、置管部位大量微生物定植、导管接口有大量微生物定植、糖尿病、中性粒细胞减少、全肠外营养、血液制品的输注等。延长置管时间、紧急情况下置管会增加导管相关性血流感染的危险。在紧急情况下置入导管，无法保证无菌技术操作时，应尽早拔除导管。针对患者评估引发 CRBSI 的因素，以便采取针对性措施。

4. 如何诊断 CRBSI ?

疑似 CRBSI 时，在不拔除导管的情况下，结合半定量表面培养和外周静脉血培养进行筛选，用差异定量血培养进行确诊。

5. 如何预防 CRBSI ?

（1）使用无菌技术、选择适当的穿刺部位、尽早移除不必要的导管、质量控制、培训等多系统干预措施可有效预防 CRBSI。

（2）使用分割膜无针输液接头可降低 CRBSI 发生率。

（3）免缝合导管固定装置可避免破坏穿刺点周围皮肤，防止针刺伤，减少细菌定植，从而降低 CRBSI 发生率。

6. CRBSI 如何处理?

（1）应根据导管类型、感染微生物及重新建立血管通路的条件，确定是否拔除导管或保留导管的必要性与风险。外周静脉导管出现导

☆ ☆ ☆ ☆

管相关性血流感染症状或体征时应立即拔除。

（2）对于不能被拔除而保留的导管，应遵医嘱给药，严密观察局部与全身改善情况并记录。

（3）可疑 CRBSI 时，应立即停止输液，拔除 PVC，暂时保留 PICC、中心静脉导管、静脉输液港，遵医嘱给予抽取血培养等处理并记录。

（4）导管感染主要见于股静脉穿刺，立即拔除导管，并做细菌培养，应用抗生素治疗。

7. 发生 CRBSI 时如何治疗?

（1）发生可疑 CRBSI 患者推荐使用万古霉素经验性治疗，考虑凝固酶阴性葡萄球菌的存在，不推荐使用替考拉宁作为经验性治疗。当中心静脉导管置管部位出现局部感染症状如红斑或出现脓性液体时，应使用抗生素治疗，72 小时抗菌治疗后，临床感染迹象无改善，应拔除导管。

（2）由金黄色葡萄球菌引起的 CRBSI，应遵医嘱予抗生素治疗，72 小时后再行血培养随访，如果菌血症持续存在，则应拔除导管，并遵医嘱继续抗菌治疗。

（3）氯唑西林或头孢唑林是治疗凝固酶阳性葡萄球菌引起的 CRBSI 的首选药物。

（4）革兰氏染色阴性杆菌的 CRBSI 患者行非手术治疗的抗生素应根据药敏试验结果选择，疗程至少 7 天。

（5）肠球菌引起的 CRBSI，应拔除导管，并遵医嘱行抗生素治疗，推荐疗程 7 ～ 14 天。

（6）非结核分枝杆菌引起的 CRBSI 应立即拔除感染导管，结合细菌种类使用抗生素，疗程为 6 ～ 12 周，防止感染复发和脓毒性转移灶的发展。

（7）念珠菌血症患者，尽可能移除所有血管内导管，特别是感染性休克和怀疑念珠菌 CRBSI 的患者，如果导管是念珠菌血流感染的来源，由于其他原因不能被移除而保留时，则应使用对生物膜具有高活

☆ ☆ ☆ ☆

性的抗真菌药物，对于无明显转移灶的念珠菌血症，推荐的疗程是在血培养首次阴性后 2 周。

8. CRBSI 如何预防?

（1）执行静脉导管感染防治集束化措施，可有效预防 CRBSI 的发生。

（2）封管液的选择与导管相关性血流感染有相关性。与 0.9% 氯化钠溶液或肝素封管比较，使用牛磺罗定、枸橼酸盐和酒精封管均能够降低 CRBSI 发生率。抗菌药物封管液也能降低 CRBSI 发生率，但其可能导致耐药菌的风险，不建议常规使用来预防 CRBSI。

（3）对风险人群及风险因素合理实施针对性措施。在重症监护室的重症患者中，经外周静脉穿刺的中心静脉导管的 CRBSI 发生率比非隧道式中心静脉导管更低。

9. CRBSI 集束化护理措施有哪些?

（1）最常见的 CRBSI 集束化护理措施主要的技术包括使用特定的皮肤准备、最大无菌屏障预防措施和每日评估导管保留必要性，及时拔除不必要的导管，降低 CRBSI 风险。

（2）中心静脉导管、PICC、静脉输液港等置管时，使用最大限度无菌屏障。

（3）新生儿中心静脉导管置管前皮肤消毒，使用 2% 氯己定溶液和 10% 聚维酮碘。

（4）中心静脉导管、PICC 置管，皮肤消毒应以穿刺点为中心直径 ≥ 20cm，外周静脉导管置管皮肤消毒面积应大于敷料面积并自然待干。

（5）在置管部位的选择上，由于颈内静脉和股静脉导管置管是 CRBSI 高危因素，因此颈内静脉、股静脉不宜作为置管首选部位，应避免使用颈内静脉、股静脉建立中心静脉通路，首选锁骨下静脉。

（6）因所有附加装置都存在潜在污染的可能性，所以尽可能限制附加装置的使用，以降低操作次数、避免意外脱管。

☆ ☆ ☆ ☆

10. CRBSI 在置管前的预防要点有哪些?

（1）严格掌握置管指征，减少不必要的置管。

（2）对患者置管部位和全身状况进行评估。选择能够满足病情和诊疗需要的管腔最少、管径最小的导管。对于长时间留置导管并且主要用于静脉营养时，最好选用 PICC。选择合适的留置部位，穿刺部位应该依次选择外周、上肢远端、近端血管、外周下肢血管、颈内静脉、锁骨下静脉。常用深静脉导管相关局部感染和 CRBSI 危险性程度依次为：股静脉 > 颈内静脉 > 锁骨下静脉。选择穿刺部位时应兼顾导管的用途和留置时间，需要长时间留置并主要用于静脉营养时，应考虑选择 PICC。 中心静脉置管成人建议首选锁骨下静脉，其次选颈内静脉，不建议选择股静脉；连续肾脏替代治疗时建议首选颈内静脉。应选择组织相容性好、光滑的优质导管。

（3）置管使用的医疗器械、器具、各种敷料等医疗用品应当符合医疗器械管理相关规定的要求，必须无菌。置管和护理时，皮肤消毒应选用适当的消毒剂。首选 2% 的氯己定，次选 2% 碘酊。但也有报道，使用 10% 的聚维酮碘或 2% 的氯己定制剂进行皮肤消毒对预防血管内导管相关感染效果较好。由于造成深静脉置管感染的病原菌主要来自皮肤、导管接头等处，因此导管穿刺技术及留置导管期间的护理非常重要。置管熟练程度置管困难、体表定位盲穿、操作者技能生疏、操作时间过长等均可增加穿刺点局部和 CRBSI 的发生率。

（4）患疖肿、湿疹等皮肤病或呼吸道疾病（如感冒、流感等）的医护人员，在未治愈前不应进行置管操作。

（5）如为血管条件较差的患者进行中心静脉导管置管或经外周静脉穿刺的中心静脉导管（PICC）置管有困难时，有条件的医院可使用超声引导穿刺。由于造成深静脉置管感染的病原菌主要来自皮肤、导管接头等处，因此导管穿刺技术及留置导管期间的护理非常重要。

11. 导管相关感染置管中预防要点有哪些?

（1）严格执行无菌技术操作规程。置入中心静脉导管、PICC、中线导管、植入式静脉输液港时，必须遵守最大无菌屏障要求，戴工作圆帽、医用外科口罩，按《医务人员手卫生规范》有关要求执行手卫生并戴无菌手套、穿无菌手术衣或无菌隔离衣、铺覆盖患者全身的大无菌单。置管过程中手套污染或破损时应立即更换。置管操作辅助人员应戴工作圆帽、医用外科口罩、执行手卫生。完全植入式静脉输液港导管的植入与取出应在手术室进行。

（2）采用符合国家相关规定的皮肤消毒剂消毒穿刺部位。建议采用含氯己定醇浓度大于 0.5% 的消毒液进行皮肤局部消毒。

（3）中心静脉导管置管后应当记录置管日期、置管时间、置管部位、置管长度，导管名称和类型、尖端位置等，并签名。

12. 导管相关感染置管后预防要点有哪些?

（1）应当尽量使用无菌透明、透气性好的敷料覆盖穿刺点，对高热、出汗、穿刺点出血、渗出的患者可使用无菌纱布覆盖。

（2）应当定期更换置管穿刺点覆盖的敷料。更换间隔时间为：无菌纱布至少 1 次 /2 天，无菌透明敷料至少 1 次 / 周，敷料出现潮湿、松动、可见污染时应当及时更换。

（3）医务人员接触置管穿刺点或更换敷料前，应当严格按照《医务人员手卫生规范》有关要求执行手卫生。

（4）中心静脉导管及 PICC，尽量减少三通等附加装置的使用。保持导管连接端口的清洁，每次连接及注射药物前，应当用符合国家相关规定的消毒剂，按照消毒剂使用说明对端口周边进行消毒，待干后方可注射药物；如端口内有血迹等污染时，应当立即更换。

（5）应当告知置管患者在沐浴或擦身时注意保护导管，避免导管淋湿或浸入水中。

（6）输液 1 天或停止输液后，应当及时更换输液管路。输血时，应在完成每个单位输血或每隔 4 小时更换给药装置和过滤器；单独输注静脉脂肪乳剂（IVFE）时，应每隔 12 小时更换输液装置。外周及中心静脉置管后，应用不含防腐剂的生理盐水或肝素盐水进行常规冲、封管，预防导管堵塞。

（7）严格保证输注液体的无菌。

（8）紧急状态下的置管，若不能保证有效的无菌原则，应在 2 天内尽快拔除导管。

（9）应当每天观察患者导管穿刺点及全身有无感染征象。当患者穿刺部位出现局部炎症表现或全身感染表现的，怀疑发生血管导管相关感染时，建议综合评估决定是否需要拔管。如怀疑发生中心静脉导管相关血流感染，拔管时建议进行导管尖端培养、经导管取血培养及经对侧静脉穿刺取血培养。

（10）医务人员应当每天对保留导管的必要性进行评估，不需要时应尽早拔除导管。

（11）若无感染征象时，血管导管不宜常规更换，不应为预防感染而定期更换中心静脉导管、肺动脉导管和脐带血管导管。成人外周静脉导管 3～4 天更换 1 次；儿童及婴幼儿使用前评估导管功能正常且无感染时可不更换。外周动脉导管的压力转换器及系统内其他组件（包括管理系统，持续冲洗装置和冲洗溶液）应当每 4 天更换 1 次。不宜在血管导管局部使用抗菌软膏或乳剂。

13. 中心静脉导管、经外周静脉穿刺的中心静脉导管（PICC）相关感染的预防措施有哪些?

（1）不应常规更换中心静脉导管、PICC 或肺动脉导管以预防血管导管相关感染。

（2）非隧道式导管无明显感染证据时，可以通过导丝引导更换。

（3）非隧道式导管可疑感染时，不应通过导丝更换导管。

（4）中心静脉导管或 PICC 患者出现血管导管相关血流感染证据，应根据临床综合评估结果决定是否拔管。

（5）外周动脉导管及压力监测装置：成人宜选择桡动脉、肱动脉、足背动脉。儿童宜选择桡动脉、足背部动脉及胫骨后动脉。

（6）压力传感器使用时间应当遵循产品说明书或每 4 天更换 1 次。

（7）宜使用入口处为隔膜的压力监测装置，在使用前应用消毒剂擦拭消毒隔膜。

☆ ☆ ☆ ☆

（8）应保持使用中压力监测装置无菌，包括校准装置和冲洗装置无菌。

（9）应减少对压力监测装置的操作。

（10）不宜通过压力监测装置给予含葡萄糖溶液或肠外营养液。

（11）宜使用密闭式的连续冲洗系统。

14. 脐血管导管相关感染的预防措施有哪些?

（1）脐动脉导管放置时间不宜超过 5 天，脐静脉导管放置时间不宜超过 14 天，不需要时及时拔除。

（2）插管前应当清洁、消毒脐部。

（3）不宜在脐血管导管局部使用抗菌软膏或乳剂。

（4）在发生血管导管相关血流感染、血管关闭不全、血栓时，应拔除导管，不应当更换导管。只有在导管发生故障时才更换导管。

（5）使用低剂量肝素（0.25 ～ 1.0U/ml）持续输入脐动脉导管以维持其通畅。

15. 完全植入式静脉输液港相关感染的预防措施有哪些?

（1）静脉输液港专用留置针（无损伤针头）应至少每 7 天更换 1 次。

（2）静脉输液港血管通路在治疗间隙期应当至少每 4 周维护 1 次。

16. 血液透析导管相关感染的预防措施有哪些?

（1）宜首选颈内静脉导管置管。

（2）维持性血液透析患者宜采用动静脉内瘘。

17. 预防 PIVC 相关感染置管过程的重点措施包括哪些?

（1）执行手卫生。

（2）选择最佳穿刺部位。宜选前臂，避开关节、静脉瓣、瘢痕、炎症、硬结等，成人不宜选择下肢。

（3）基于治疗方案和患者病情选择管径细的静脉导管，尽可能减

☆ ☆ ☆ ☆

少输液附加装置。

（4）选择符合规范的皮肤消毒剂规范皮肤消毒。以穿刺点为中心擦拭消毒，直径≥ 8cm，消毒至少 2 遍或参照产品说明书，消毒液自然干燥后方可穿刺。

（5）规范导管固定，宜选无菌透明敷料，以穿刺点为中心覆盖穿刺部位，无菌透明敷料无张力固定，敷料外标注穿刺日期。

18. 预防 PIVC 相关感染维护过程的重点措施包括哪些?

（1）执行手卫生。

（2）关注患者主诉，评估穿刺点及周围皮肤有无感染征象、导管固定情况、导管功能和留置的必要性。

（3）消毒输液接头，宜选酒精棉片，用力擦拭消毒输液接头的横截面及外围 5 ～ 15 秒或参照产品说明书，消毒液自然干燥后方可连接。

（4）更换输液接头，输液接头应随外周静脉导管一同更换，输液接头内有血液或药液残留、疑似污染、破损或脱开等情况，应立即更换。

（5）更换输液装置，输液 24 小时或者停止输液后，应更换输液装置。输注全血、成分血的输血器应每隔 4 小时更换。输注特殊药物（如丙泊酚、脂肪乳等）时应根据产品的说明书要求更换。

（6）给药前确认导管在静脉内，通过抽回血或推注生理盐水确认导管是否在静脉内，输注刺激性、腐蚀性药物前应确认回血通畅。

（7）规范冲管，冲管液宜采用一次性单剂量生理盐水，输注药物与生理盐水不相容时，先使用 5% 葡萄糖注射液冲洗，再使用生理盐水。冲管液量至少是导管及附加装置容积的 2 倍。输血或输注特殊药物（如丙泊酚、脂肪乳等）后，应充分冲管。使用脉冲式技术，即"推—停—推"方法。如遇阻力不应强行冲管。

（8）规范封管，应用生理盐水封管。封管液应"一人一针一管一剂一用"，正压封管。

（9）敷料更换，穿刺部位发生渗血、渗液时更换。敷料出现卷边、松动、潮湿、污染、完整性受损时更换。

☆ ☆ ☆ ☆

19. 预防 PICC 相关感染置管过程的重点措施包括哪些？

（1）执行手卫生。

（2）选择最佳穿刺部位，首选肘上贵要静脉，避开静脉瓣、瘢痕、炎症、硬结、破损皮肤、创伤部位及受损血管等处。

（3）基于治疗方案和患者病情选择管径细、管腔少的静脉导管，尽可能减少输液附加装置。

（4）宜使用超声引导穿刺。

（5）建立最大无菌屏障。操作者戴一次性口罩、帽子、无菌手套，穿无菌手术衣，患者全身覆盖无菌单。

（6）选择符合规范的皮肤消毒剂。

（7）规范皮肤消毒，以穿刺点为中心，擦拭消毒穿刺点及周围皮肤，直径≥ 20cm。皮肤消毒至少 2 遍或参照产品说明书。消毒液自然干燥后方可穿刺。

（8）规范导管固定，宜选无菌透明敷料，以穿刺点为中心覆盖穿刺部位。无菌透明敷料无张力固定，皮肤病变、过敏等不宜使用黏胶类敷料的患者，可使用纱布类或功能性敷料。敷料外标注穿刺日期。

（9）确定导管尖端位置后方可使用。

20. 预防 PICC 相关感染维护过程的重点措施包括哪些？

（1）执行手卫生。

（2）关注患者主诉，评估穿刺点及周围皮肤有无感染征象、导管固定情况、导管功能和留置的必要性。

（3）消毒输液接头，宜选酒精棉片，用力擦拭消毒输液接头的横截面及外围 5 ～ 15 秒或参照产品说明书。消毒液自然干燥后方可连接。

（4）更换输液接头，应至少 7 天更换 1 次。输液接头内有血液或药物残留、疑似污染、破损或脱开等情况，应更换。

（5）更换输液装置，输液 24 小时或者停止输液后，应更换输液装置。输注全血、成分血的输血器应每隔 4 小时更换。输注特殊药物（如丙泊酚、脂肪乳等）时应根据产品的说明书要求更换。

（6）给药前应确认导管在静脉内，抽回血确认导管是否在静脉内，输注刺激性、腐蚀性药物前应确认回血通畅。

（7）规范皮肤及导管消毒，以穿刺点为中心擦拭消毒皮肤及导管，皮肤消毒范围大于敷料面积。消毒液自然干燥后方可操作。不宜在穿刺部位使用抗菌软膏或乳剂。

（8）规范敷料更换与导管固定，无菌纱布敷料至少每2天更换1次，无菌透明敷料至少每7天更换1次。穿刺部位发生渗血、渗液及敷料出现卷边、松动、潮湿、污染、完整性受损时应更换。妥善固定导管，方法同置管时。

（9）规范冲管，冲管液宜采用一次性单剂量生理盐水。输注药物与生理盐水不相容时，先使用5%葡萄糖注射液冲洗，再使用生理盐水。冲管液量至少是导管及附加装置容积的2倍。宜使用10ml及以上的注射器或预充式导管冲洗器冲管。输血或输注特殊药物（如丙泊酚、脂肪乳等）后，应充分冲管。使用脉冲式技术冲管，即"推—停—推"方法冲洗导管。如遇阻力不应强行冲管。间歇期至少每7天冲封管1次。

（10）规范封管，应用生理盐水或0～10U/ml的肝素溶液封管。封管液应"一人一针一管一剂一用"。正压封管。

21. 预防CVC相关感染置管过程的重点措施包括哪些?

（1）执行手卫生。

（2）选择最佳穿刺部位，成人宜首选锁骨下静脉，次选颈内静脉，不宜选择股静脉。儿童宜选颈内静脉。避开静脉瓣、瘢痕、炎症、硬结、破损皮肤、创伤部位及受损血管等处。

（3）基于治疗方案和患者病情选择管径细、管腔少的静脉导管，尽可能减少输液附加装置。

（4）可使用超声引导穿刺。

（5）建立最大无菌屏障。操作者戴一次性口罩、帽子、无菌手套，穿无菌手术衣，患者全身覆盖无菌单。

（6）选择符合规范的皮肤消毒剂。

（7）规范皮肤消毒，以穿刺点为中心，擦拭消毒穿刺点及周围皮

☆ ☆ ☆ ☆

肤，直径≥ 20cm。皮肤消毒至少 2 遍或参照产品说明书。消毒液自然干燥后方可穿刺。

（8）规范导管固定，宜选无菌透明敷料，以穿刺点为中心覆盖穿刺部位。无菌透明敷料无张力固定。皮肤病变、过敏等不宜使用黏胶类敷料的患者，可使用纱布类敷料或功能性敷料。敷料外标注穿刺日期。

22. 预防 CVC 相关感染维护过程的重点措施包括哪些?

（1）执行手卫生。

（2）关注患者主诉，评估穿刺点及周围皮肤有无感染征象、导管固定情况、导管功能和留置的必要性。

（3）消毒输液接头，宜选酒精棉片，用力擦拭消毒输液接头的横截面及外围 5 ～ 15 秒或参照产品说明书。消毒液自然干燥后方可连接。

（4）更换输液接头，应至少每 7 天更换 1 次。输液接头内有血液或药物残留、疑似污染、破损或脱开等情况应更换。

（5）更换输液装置，输液 24 小时或者停止输液后，应更换输液装置。输注全血、成分血的输血器应每隔 4 小时更换。输注特殊药物（如丙泊酚、脂肪乳等）时应根据产品的说明书要求更换。

（6）给药前应通过抽回血确认导管在静脉内，输注刺激性、腐蚀性药物前应确认回血通畅。

（7）规范皮肤及导管消毒，以穿刺点为中心擦拭消毒皮肤及导管，皮肤消毒范围大于敷料面积。消毒液自然干燥后方可操作。不宜在穿刺部位使用抗菌软膏或乳剂。

（8）规范敷料更换及导管固定，无菌纱布敷料至少每 2 天更换 1 次，无菌透明敷料至少每 7 天更换 1 次。穿刺部位发生渗血、渗液及敷料出现卷边、松动、潮湿、污染、完整性受损时应更换。妥善固定导管，方法同置管时。

（9）规范冲管，冲管液宜采用一次性单剂量生理盐水。输注药物与生理盐水不相容时，先使用 5% 葡萄糖注射液冲洗，再使用生理盐水。冲管液量至少是导管及附加装置容积 2 倍。宜使用 10ml 及以上的注射器或预充式导管冲洗器冲管。输血或输注特殊药物（如丙泊酚、脂肪乳等）

☆ ☆ ☆ ☆

后，应充分冲管。间歇期至少每 7 天冲封管 1 次。使用脉冲式技术冲管，即"推—停—推"方法冲洗导管，如遇阻力不应强行冲管。

（10）规范封管，应用生理盐水或 0 ～ 10U/ml 的肝素溶液封管。封管液应"一人一针一管一剂一用"。正压封管。

（宋　健）

七、静脉管路异位 / 移位的评估、处理和预防

1. 中心静脉管路异位 / 移位是指哪些情况？

（1）中心静脉管路异位 / 移位是指导管尖端不正确地置入右心房或心室，或将导管错误地置入上腔静脉或下腔静脉以外的静脉。

（2）中心静脉管路异位 / 移位指在 CVC 置管过程中，导管尖端在血管内或血管外发生的。

（3）中心静脉导管移位指 CVC 置管后留置期间发生的导管异位。

（4）中心静脉导管置入过程中，因体位改变患者出现胸闷、气促，导管回抽无回血或回血不畅，无法冲管或冲管困难，从压力传感器无法获得动、静脉波形，可考虑中心静脉管路异位的发生。

（5）当置管口有鲜红色血液涌出、局部组织出现血肿且有搏动感，应高度怀疑导管尖端误入动脉。

（6）中心静脉管路留置期间，每次通过中心静脉管路输液时，如果观察到导管外露的长度发生改变，输液时发生滴速改变，患者自觉出现颈部胀痛感、听到滴水或流水声、胸闷、气促、心慌等不适，接通液体时置管口有渗液等情况，应高度怀疑导管尖端移位。

2. 中心静脉管路异位 / 移位如何评估？

（1）应在中心静脉导管置入 / 留置过程中，通过观察、测量、询问患者主诉及影像学检查等方法评估是否发生异位 / 移位。

（2）应选用适当评估方式确定导管尖端的位置。

（3）患者有导管异位 / 移位征象时，经 X 线胸片、CT、磁共振、数字减影血管造影等检查均可确定导管末端位置，判断导管末端位置是否过浅、过深或导管在血管内反折。

3. 中心静脉管路异位 / 移位如何处理？

（1）应根据导管尖端位置、患者后续治疗需要及病情尽早采取措施，并遵循无菌操作及最大无菌屏障原则。

（2）置管后调整导管尖端位置，不可将导管外露部分送入血管内。在中心静脉管路装置置入过程中出现导管异位，如导管尖端位于颈内静脉，首选体位复位等非侵入性处理方法。如导管尖端无法复位，且导管功能已受到影响，应另选血管需要更换导管重新进行置管。

（3）外露导管破裂：夹闭或密封损坏区域之间的导管部分，以避免空气栓塞或液体渗漏；在等待修复前将受损导管标记为"不要使用"。使用与导管配置相同的修复工具，如果没有特定工具可考虑重新置管。修复后评估修复效果及修复后的导管长度，如果修复失败需拔除导管。

（4）体内导管破损：如怀疑发生此类情况，尽快行 X 线胸片检查导管状态。

（5）拔管困难：遇阻力时应停止拔管，重新用无菌敷料覆盖穿刺点，使用其他干预手段如放松、抬高手臂和穿刺点上方热敷。15 ～ 30分钟后重新尝试拔除。若仍有阻力则应联系介入治疗医师或血管外科医师行介入手段或血管内手术取出导管。

4. 置管前中心静脉管路异位 / 移位如何预防？

（1）严格筛选患者：在置管前，对患者的病情、解剖结构及血管条件进行全面评估，确保患者适合进行中心静脉置管。置管前应全面评估患者病情，选择最佳血管，并准确测量导管长度。置管前应评估病情，排除胸部、纵隔肿瘤占位，了解有无手术史、锁骨下深静脉导管置管史，患者颈部、肢体活动及配合程度、静脉解剖走向、有无畸形等。对于存在高风险因素的患者，如血管畸形、凝血功能障碍等，应特别谨慎，并考虑采用其他替代方案。

（2）专业培训与技能提升：医护人员需接受专业的中心静脉置管培训，掌握正确的置管技术和操作流程。定期进行技能考核和复训，确保医护人员的置管技能保持在较高水平。

☆☆☆☆

（3）合适的置管部位和路径：根据患者的具体情况和置管目的，选择合适的置管部位和路径。例如，对于需要长期置管的患者，可考虑选择锁骨下静脉或颈内静脉，以减少感染和血栓的风险。在置管过程中，注意避免损伤血管壁和周围组织，以减少异位或移位的风险。

（4）使用先进的辅助工具：借助超声引导等先进的辅助工具进行置管，可以实时观察导管的位置和深度，提高置管的准确性和安全性。使用带有定位功能的导管，以便在置管后及时进行位置监测和调整。

（5）加强置管后的监测与管理：置管后，对患者进行密切的监测，包括观察置管部位有无红肿、渗血、渗液等异常情况。定期进行X线或超声检查，以确认导管的位置和形态是否发生变化。对于出现异位或移位的患者，及时采取相应的处理措施，如重新置管或调整导管位置等。

（6）强化患者教育：向患者及其家属普及中心静脉置管的相关知识，包括置管的目的、注意事项及可能出现的并发症等。鼓励患者积极参与置管后的管理，如有任何不适或异常情况及时报告医护人员。

5. 置管过程中，中心静脉管路异位/移位如何预防？

置管过程中宜采用导管尖端定位技术确定导管尖端位置，有助于减少置入动脉的风险，并且可在撤离无菌屏障前，用以排除导管异位入颈内静脉。使用腔内心电图法追踪导管尖端位置至上腔静脉与右心房连接处（CAJ），可减少导管异位的发生，但使用前应评估患者心电图P波形态及是否有心律失常既往史。

6. 置管后中心静脉管路异位/移位如何预防？

应妥善固定导管，每日观察且每周监测导管外露长度，并与插入时所记录的长度相比较。完成置管应强化导管固定，使用胶布、免缝胶带、固定翼、缝合固定等方法，减少导管从穿刺部位进入或移出体内，引起中心静脉管路的尖端位置变化。置管期间评估中心静脉管路移位的风险因素：胸膜腔内压的不定时变化（如咳嗽、呕吐）、尖端初始位置在上腔静脉过高、深静脉血栓、充血性心力衰竭、颈部或臂部活动及正压通气等。监测体外部分导管的长度是否发生改变，注意每次测量时的起点要有效并且固定。置管后患者应避免置管侧肢体剧烈运动，如扩胸运动、引体向上动作、托举哑铃等活动。

7. 发生中心静脉管路异位 / 移位拔管困难如何预防?

拔管困难时切勿暴力拔除，避免造成导管破损、栓塞、断裂或血管内皮损伤。加强患者及其家属的健康教育，提高对经外周静脉穿刺的中心静脉导管直观的认知和依从性，提高患者自我护理的能力。尽量减少导致胸腔内压力增加的活动，如用力排便、提重物等。

八、医用黏胶相关性皮肤损伤（MARSI）的评估、处理和预防

1. MARSI 发生机制是什么?

MARSI 的发生是由于黏胶与皮肤的黏附力大于皮肤细胞连接强度，在移除黏胶时上皮细胞的反复受损或表皮与真皮的完全分离，上皮细胞层的反复剥离，破坏了皮肤的屏障功能，皮肤出现迟发的炎症反应和伤口愈合反应。根据 MARSI 的情况可分为过敏性皮炎、接触性皮炎、皮肤撕脱伤、张力性损伤、表皮剥脱、皮肤浸渍、毛囊炎 7 种类型。

（1）过敏性皮炎：是由黏剂或敷料成分所导致的细胞免疫反应，通常表现为红斑、水疱、瘙痒性皮炎，皮炎区域可超过敷料区域，持续时间超过 1 周。

（2）接触性皮炎：是由化学性刺激物接触皮肤所导致的非免疫性损伤，皮炎区域与敷料区域明显相关，可表现为发红、肿胀、囊泡，通常持续时间较短。

（3）皮肤撕脱伤：是由剪切力、摩擦力和（或）钝力所造成的皮层之间的分离，造成部分或全皮层的损伤。

（4）张力性损伤：是由张力性粘贴敷料时，局部皮肤发生扩张而导致表皮和真皮层的分离，水疱经常发生在黏胶边缘处。

☆ ☆ ☆ ☆

（5）表皮剥脱：是指黏胶移除时导致的一层或多层角质层缺失，可表现为局部发亮，开放性损伤可伴有红斑及水肿。

（6）皮肤浸渍：是指水分长时间滞留在皮肤上导致的皮肤变化，可出现皮肤皱缩，呈白色或灰色，皮肤软化导致通透性增加，易受摩擦和刺激性损害。

（7）毛囊炎：是指由细菌感染所造成的毛囊炎症反应，表现为毛囊周边皮肤细小炎症，可呈现非化脓性丘疹或脓疱。

2.MARSI 的影响因素都有哪些?

MARSI 发生后，应进一步评估影响因素包括但不限于：维护及使用静脉导管人员的专业能力；静脉导管材质、固定装置、敷料的温和性、透气性、拉伸性、舒适性及柔软性；患者性别、年龄、营养状况、认知状况、活动能力、感觉能力、全身皮肤情况、疾病种类、既往史、过敏史、医用黏胶相关性皮肤损伤史；所使用化疗药物、靶向治疗药物、免疫治疗药物；患者的生活方式及环境气候等。

相关研究指出经外周静脉穿刺的中心静脉导管固定引起的 MARSI，除年龄、基础疾病等因素外，带张力粘贴、敷料性能、皮肤因素、护士的操作熟练水平是导致 MARSI 的重要原因。垂直及快速去除黏胶剂是引起 MARSI 的独立危险因素，移除黏胶剂时动作粗暴，会直接造成真皮层和表皮层剥离，反复去除黏胶剂尤其是在皮肤同一部位反复操作也是导致皮肤机械性损伤的重要原因。此外，导管维护的频率、时机及手术部位的不同会增加 MARSI 发生的可能性。皮肤撕裂伤风险在脱水、营养不良、认知障碍、活动能力下降和（或）感觉减退的患者中发生率较高，湿性皮肤在去除黏胶剂类产品时，由于摩擦的影响，更容易受到损伤。年龄和基础疾病是表皮剥脱及皮肤撕裂伤的重要影响因素，浸渍的发生与患者的皮肤基线状况（干燥或潮湿）、季节、消毒液未完全待干、敷料的透气性、皮肤是否存在皱褶等有关。毛囊炎则主要是由于反复去除黏胶剂致毛发被牵拉而诱发。

☆ ☆ ☆ ☆

3. 静脉穿刺处使用医用黏胶剂时应遵循哪些步骤？

（1）使用前做好皮肤准备。

（2）皮肤干爽时粘贴固定。

（3）敷料或固定装置应与皮肤紧密贴合，应以穿刺点为中心无张力自然垂放透明敷料，使用塑形、抚压的方法固定透明敷料，预防皮肤张力性损伤。

（4）确保正确粘贴方向，在活动或者可能肿胀部位使用时有延展性的黏胶剂。

（5）轻柔按压，不留褶皱。

（6）避免粘贴范围过大。

4. 静脉穿刺处移除医用黏胶剂时应遵循哪些步骤？

（1）准备阶段：确保手部清洁并戴上无菌手套，以减少交叉感染的风险。准备好所需的物品，如无菌棉球、消毒液（如酒精或碘伏）、生理盐水、无菌纱布及适量的医用润滑剂（如石油基或水基润滑剂，视情况而定）。

（2）评估与沟通：评估患者的穿刺部位，确认无红肿、渗液或感染迹象。与患者进行简短沟通，解释即将进行的操作，以减轻其紧张情绪。

（3）消毒处理：使用消毒液轻轻擦拭穿刺部位周围的皮肤，以去除表面的污垢和细菌。注意不要将消毒液直接滴入穿刺点或让消毒液接触到导管等医疗器材。

（4）湿润黏胶剂：使用无菌棉球蘸取适量生理盐水或医用润滑剂，轻轻涂抹在黏胶剂上。让其充分浸润黏胶剂，有助于降低其黏性，减少对皮肤的拉扯。

（5）缓慢移除：移除敷料时，避免动作粗暴，采取 0° 或 180° 角顺着毛发生长方向，从远心端向近心端缓慢去除敷料，防止皮肤剥离和毛囊损伤，降低毛囊炎发生率；避免在同一部位皮肤反复去除黏胶剂，以免导致牵拉毛发；避免纸胶带直接接触皮肤，因其更容易导致

☆ ☆ ☆ ☆

皮肤撕脱。

（6）再次消毒与覆盖：移除黏胶剂后，再次使用消毒液对穿刺部位及周围皮肤进行消毒。根据需要，可使用无菌纱布或透气性良好的敷料轻轻覆盖穿刺点，以保护局部皮肤并促进愈合。

（7）观察与记录：密切观察穿刺部位有无出血、渗液或红肿等异常情况。如有必要，记录移除黏胶剂的过程及患者的反应情况，以便后续参考或评估。

5.MARSI 如何评估?

（1）应通过观察使用或更换黏胶剂的患者局部皮肤损伤情况，确定 MARSI 类型。

（2）当使用黏胶剂患者在移除医用黏胶后 30 分钟或 30 分钟以上的时间段内，出现持续红斑和（或）其他皮肤异常，包括但不仅限于水疱、大疱、溃烂、撕裂等情况，可考虑 MARSI 的发生。

（3）在使用或者更换含有黏胶剂的产品时应评估皮肤，包括皮肤温度、颜色、湿度、弹性及完整性，观察粘贴医用黏胶的部位是否有局部刺激或损伤的迹象。

6. MARSI 如何处理?

对 MARSI 的处理应首先明确原因，再进行分类处理。在处理 MARSI 时，根据使用目的、粘贴部位，敷贴周围状况及皮肤损伤类型，选择合适的处理方法。

（1）皮肤出现变红／炎症刺激、皮肤斑丘疹样皮损可选用纱布敷料或水胶体敷料。

（2）当皮肤完整性受损时，先用 0.9% 氯化钠无菌注射液清洗，再用 0.5% 碘伏进行消毒，自然干燥。

（3）表皮剥脱首选纱布，其次为水胶体敷料等治疗性敷料。

（4）皮肤撕脱伤可用非粘连性敷料，必要时给予缝合。

（5）刺激性接触性皮炎可遵医嘱避开穿刺点使用皮质类固醇药物，以降低局部炎性反应，减少患者疼痛。

（6）张力性损伤或水疱应及时解除张力，如形成水疱，应给予局部暴露，皮损面积较大时，可给予无菌纱布覆盖，减少敷料对皮肤继续损伤，预防感染发生。

（7）皮肤浸渍的患者可用纱布或透气性更强的敷料，敷料潮湿应及时更换。

（8）毛囊炎患者可遵医嘱酌情使用抗生素治疗。

7. MARSI 如何预防?

（1）应根据使用目的、粘贴部位、导管周围皮肤状况及患者全身状况，选择合适的固定方式及黏胶产品。

（2）对黏胶过敏、皮肤病变、皮肤完整性受损或禁忌使用医用黏胶剂的患者，可选用纱布敷料保护穿刺点，管状纱网固定导管，必要时可选择水胶体、薄型泡沫敷料及藻酸钙敷料等治疗性敷料，以避免造成或加重皮肤损伤。

（3）对于疑似过敏性接触性皮炎，应考虑相关测试如斑贴试验或皮肤划痕试验，应掌握患者已知的或疑似过敏及敏感病史，以最大限度降低 MARSI 发生的风险。

（4）粘贴和移除黏胶产品时应规范操作，避免损伤皮肤。

（5）维护导管时应严格按规范操作，敷料或固定装置应与皮肤紧密贴合，应以穿刺点为中心无张力自然垂放透明敷料，使用塑形、抚压的方法固定透明敷料，预防皮肤张力性损伤。

（6）移除敷料时，应避免动作粗暴，采取 $0°$ 或 $180°$ 顺着毛发生长方向，从远心端向近心端缓慢去除敷料，可防止皮肤剥离和毛囊损伤，降低毛囊炎发生率；避免在同一部位皮肤反复去除黏胶剂，以免导致牵拉毛发；避免纸胶带直接接触皮肤，因其更容易导致皮肤撕脱。

8. 如何进行 MARSI 预防培训及患者宣教?

（1）加强专业人员 MARSI 预防培训及患者宣教。

（2）告知患者家属 MARSI 的发生原因、风险因素、不良反应及可预防措施。指导患者保证充足的营养及水分摄入，及时报告局部的

☆ ☆ ☆ ☆

不适等。

（3）应定期对使用或维护导管人员进行知识及操作技能培训，培训内容包括健康教育的能力，选择合适黏胶产品的能力，黏胶产品的粘贴与移除的方法，静脉导管维护技术操作规范。

九、经外周静脉穿刺的中心静脉导管（PICC）置管常见并发症的预防及处理

1. PICC 置管有哪些相关并发症?

穿刺失败，穿刺部位出血与血肿，误穿动脉，神经损伤，淋巴管损伤，导丝递送困难，导管留置期间导管破损断裂。

2. PICC 置管发生穿刺失败原因有哪些?

PICC 置管过程中发生穿刺失败的原因可能是多方面的，以下是一些常见的原因。

（1）解剖变异：患者的血管解剖结构可能存在变异，如血管细小、扭曲、硬化或位置异常等，这些变异增加了穿刺的难度，容易导致穿刺失败。

（2）技术因素：医护人员的穿刺技术不够熟练，经验不足，或者在操作过程中缺乏耐心和细致，都可能导致穿刺失败。

（3）患者配合度：患者的紧张情绪、不恰当的体位或活动，以及不能充分配合医护人员的指示，也可能影响穿刺的成功率。

（4）设备问题：使用的穿刺针、导管等器械存在质量问题，如针头钝化、导管材质过硬或过软等，都可能导致穿刺失败或置管困难。

（5）环境因素：操作环境的光线不足、空间狭小或存在其他干扰因素，也可能对穿刺操作造成不利影响。

（6）凝血功能异常：患者的凝血功能如果存在异常，如血小板计数过低、凝血时间延长等，可能增加穿刺点出血的风险，进而影响穿刺的成功率。

（7）探头握持不稳，不能有效固定穿刺血管，穿刺针不能进入目

标静脉中心。选择血管过细加之握持探头过于用力，目标静脉及皮下组织被压瘪。穿刺针穿透血管或因组织回弹脱出血管。血管条件差、止血带常松解过早或动作过大使穿刺针外移。手眼协调性差。

3. PICC 置管发生穿刺失败如何进行预防？

（1）充分评估：在置管前，对患者的血管状况进行全面评估，包括血管直径、弹性、有无畸形或阻塞等，选择最佳穿刺部位。在进行置管穿刺操作之前，操作人员首先应对患者血管情况进行充分评估，选择最佳血管进行穿刺，避免选择侧支静脉。如患者血管条件差或血管细，为避免动作幅度过大，穿刺针脱出，建议由助手协助送入导丝。

（2）专业培训：确保操作人员具备扎实的解剖知识和丰富的实践经验，通过定期培训和考核提升操作技能。操作人员应熟练掌握超声探头握持方法，提高握持探头的稳定性，加强手眼协调训练。

（3）合适设备：选用高质量的导管和穿刺针，确保其在操作过程中顺畅无阻，减少因器械问题导致的穿刺失败。

（4）无菌操作：严格遵守无菌操作规程，预防感染，避免因感染导致的穿刺失败或并发症。

（5）患者准备：置管前向患者详细解释操作过程，缓解其紧张情绪，必要时可给予镇静药或局部麻醉，提高患者配合度。

（6）超声引导：对于血管条件不佳的患者，可采用超声引导下穿刺，提高穿刺成功率，减少并发症。

4. PICC 置管发生穿刺失败如何处理？

（1）立即评估：一旦发生穿刺失败，立即评估患者状况，判断是否出现出血、血肿、神经损伤等并发症。

（2）压迫止血：对于轻微出血或血肿，给予局部压迫止血，并观察出血情况是否缓解。

（3）重新置管：在充分评估患者血管状况和征求患者同意后，可尝试重新置管，注意调整穿刺角度和深度，避免重复失败。

（4）药物治疗：若患者出现疼痛、肿胀等症状，可根据医嘱给予

☆ ☆ ☆ ☆

相应药物治疗，如非甾体抗炎药、抗生素等。

（5）心理疏导：对患者进行心理疏导，解释穿刺失败的原因及后续处理措施，减轻其心理负担。

（6）记录与反馈：详细记录穿刺失败的原因、处理过程及结果，以便总结经验教训，持续改进置管技术。

5. PICC 置管发生穿刺部位出血与血肿的原因有哪些?

（1）血管损伤：在穿刺过程中，如果操作者的技巧不够熟练，或者患者的血管条件较差（如血管细小、弯曲、硬化等），反复穿刺，置管鞘过大容易导致血管壁被穿刺针或导管划伤，从而引发出血。

（2）凝血功能障碍：患者自身的凝血功能异常，如血小板减少、凝血因子缺乏等，会使得出血难以自行停止，形成血肿。

（3）局部压迫不当：置管后，如果未能对穿刺点进行及时、有效的压迫止血，或者压迫的力度、时间不足，都可能导致出血持续发生，进而形成血肿。误穿动脉后，未使用充分的压迫止血措施。

（4）患者活动不当：置管后，患者如果过早或过度活动穿刺侧肢体，也可能对穿刺点造成牵拉或挤压，导致出血或血肿的发生。

（5）药物影响：某些药物，如抗凝药、抗血小板药等，会增加患者的出血风险，使得穿刺部位更容易发生出血与血肿。

（6）其他因素：如穿刺部位感染、导管材质过敏等，也可能在一定程度上促进出血与血肿的形成。选择的穿刺部位靠近关节，且置管操作后，患者的活动程度较大。

6. PICC 置管发生穿刺部位出血与血肿如何进行预防及处理?

（1）尽量选择上臂中段部位进行穿刺。

（2）对患者进行活动指导，嘱咐在进行穿刺后的 24 小时之内，应尽量避免强度过大的活动。

（3）在进行加压止血操作时，建议对穿刺点加压至少 10 分钟。

（4）对于穿刺部位存在出血倾向的患者，在穿刺之后的第一个 24 小时内，实施加压包扎措施。

☆☆☆☆

（5）如出现穿刺部位渗血的情况，则对压迫止血的敷料进行更换，在必要的情况下，及时给予止血剂进行止血。

（6）如误穿动脉，则主要采取避免血肿的措施，需及时将穿刺针拔出，并对穿刺部位进行充分地按压止血。

7. PICC 置管发生误穿动脉的原因有哪些？

（1）解剖变异：不同患者的血管解剖结构可能存在变异，尤其是动脉与静脉之间的位置关系，这种变异增加了误穿动脉的风险。

（2）操作经验不足：对于经验较少的操作者来说，对血管解剖的熟悉程度不够，或者对穿刺技巧掌握不够熟练，都可能导致误穿动脉。

（3）患者配合度：患者的紧张、焦虑或疼痛反应可能影响其体位和肌肉紧张度，从而增加穿刺难度，提高误穿动脉的可能性。

（4）穿刺部位选择不当：如果选择的穿刺部位紧邻动脉，或者该部位的动脉较为表浅且易于触及，那么误穿动脉的风险就会相应增加。

（5）超声引导不准确：虽然超声引导可以显著提高穿刺的准确性，但如果超声图像不清晰、操作者经验不足或判断失误，也可能导致误穿动脉。超声引导下 PICC 置管选择肱静脉穿刺时，因肱动脉与肱静脉伴行，容易误伤肱动脉。

（6）患者自身条件：如肥胖、水肿、血管硬化等患者条件，都可能使得血管难以准确识别，增加误穿动脉的风险。

8. PICC 置管发生误穿动脉如何进行预防及处理？

（1）通过超声图形或借助彩色超声频谱准确判断动、静脉。

（2）首选贵要静脉穿刺，如必须选择肱静脉穿刺，建议在超声引导下调整穿刺的角度并观察超声图像，尽量使动、静脉位置呈左右关系，禁忌呈现为上下结构。当误入动脉时，可见鲜红色搏动性或喷射性血液，但某些低氧血症、低血压、脱水等患者的这类表现可能不明显，应警惕。

（3）发现误穿动脉应及时拔除，同时对局部的穿刺点进行压迫止血，压迫的时间应为 10 分钟左右或尽量延长。

☆ ☆ ☆ ☆

（4）应对患者穿刺局部密切观察，查看是否存在血肿形成，如有血肿形成，则应更换穿刺点。

9. PICC 置管发生神经损伤的原因有哪些?

（1）解剖位置复杂：某些区域的血管与神经紧密相邻，甚至存在神经血管伴行的情况。在这些区域进行置管时，即使操作小心谨慎，也难免存在误伤神经的风险。

（2）操作技巧不当：如果操作者的置管技术不够熟练，或者在操作过程中缺乏足够的耐心和细心，可能会导致穿刺针或导管过度深入或偏离预定路径，从而损伤到周围的神经组织。神经损伤常见于行肱静脉穿刺患者，这与操作人员不能正确地识别神经的超声图像、穿刺时进针过深有关。

（3）患者个体差异：不同患者的神经分布和敏感性存在差异。对于某些患者来说，即使置管操作本身并无明显失误，也可能因个体神经的敏感性较高或位置异常而导致神经损伤。

（4）局部解剖变异：部分患者可能存在局部解剖变异的情况，如神经走行异常、分支增多等。这些变异情况在置管前往往难以准确判断，从而增加了神经损伤的风险。

（5）术后压迫或牵拉：置管后，如果导管固定不当或患者活动不当，可能会对周围的神经组织造成压迫或牵拉，进而引发神经损伤。

10. PICC 置管发生神经损伤如何进行预防及处理?

（1）首选贵要静脉。

（2）进针操作时，应避免选择静脉瓣部位，同时避免进针过深。

（3）操作人员应熟练掌握贵要静脉的解剖位置，同时准确识别超声引导下的神经图像。

（4）在进行置管操作的过程中，应对患者的主诉加以重视，如出现麻木或者触电般的疼痛，或置管后长时间疼痛与手臂无力，要考虑神经损伤，须立即拔出穿刺针或导管，重新选择合适的穿刺部位进行穿刺或报告医师进行相应的处理。

11. PICC 置管发生淋巴管损伤的原因有哪些？

（1）解剖位置接近：在某些穿刺部位，如颈部或腋窝等区域，因前臂浅表淋巴结在上臂与腋窝淋巴结之间汇聚成淋巴丛，上臂部位淋巴管相对比较丰富，静脉与淋巴管可能走行较为接近。如果操作者在置管过程中未能准确识别并避开淋巴管，容易导致误伤。特别是使用塞丁格技术置管时采用横向扩皮方法，因横切口范围较大，扩皮比较深，极易误伤淋巴管。

（2）操作技巧与经验：置管操作需要操作者具备丰富的解剖知识和熟练的穿刺技巧。如果操作者对解剖结构不熟悉，或者在穿刺过程中操作不当，如穿刺角度过大、深度掌握不准确等，都可能增加淋巴管损伤的风险。

（3）患者个体差异：患者的年龄、性别、体型、疾病状态等个体差异都可能影响淋巴管的解剖位置和形态。例如，肥胖患者的皮下脂肪较厚，可能使得淋巴管位置更深、更难以识别；而某些疾病状态（如淋巴管炎、淋巴管瘤等）则可能导致淋巴管结构异常，增加损伤的风险。

（4）置管后并发症：虽然淋巴管损伤通常发生在置管过程中，但置管后的某些并发症（如感染、血栓形成等）也可能间接导致淋巴管损伤。例如，感染可能引发周围组织炎症，进而累及淋巴管；而血栓形成则可能压迫淋巴管，影响其正常功能。

12. PICC 置管发生淋巴管损伤如何进行预防及处理？

选择合适穿刺部位，采用纵向扩皮方式，且不宜过深、过大，也可选择直接扩张法，避免选用手术刀扩皮。一旦发生淋巴管损伤，应明确渗液性状（临床表现为穿刺点持续出现无色透明或淡黄色渗液，但导管回血通畅不影响输液，且 X 线片显示导管尖端位置正确），并进行局部加压促进淋巴管的愈合。由于渗液量与输液量无关，而与淋巴管损伤的程度有关，穿刺部位一旦出现渗液情况，应及时更换敷料。同时，对患者穿刺点进行观察，查看是否出现红肿等感染症状，必要时应将导管拔除。

☆ ☆ ☆ ☆

13. PICC 置管发生导丝递送困难的原因有哪些?

(1) 血管解剖变异:不同患者的血管解剖结构存在差异,部分患者的血管可能存在弯曲、狭窄或畸形,这些变异会增加导丝在血管中递送的难度。

(2) 血管痉挛:在置管过程中,患者的紧张、疼痛或药物刺激等因素,可能导致血管发生痉挛,从而阻碍导丝的顺利递送。

(3) 血栓形成:血管内如果存在血栓,会阻塞导丝的前进路径,导致递送困难。这可能是由于患者本身的凝血功能异常、血管损伤或长期卧床等原因引起的。

(4) 导丝选择不当:导丝的材质、硬度、长度等特性与患者的血管条件不匹配时,也可能导致递送困难。例如,对于细小或弯曲的血管,应选择柔软且易于操控的导丝。

(5) 操作技巧与经验:操作者的经验和技巧对于导丝递送的成功与否至关重要。如果操作者经验不足或操作不当,如递送角度、力度掌握不准确等,都可能增加递送困难的风险。穿刺针斜面方向背离探头。穿刺之后虽然可见回血现象,但针尖未完全进入血管内部。穿刺针与皮肤之间的角度过于垂直。老年患者或皮下组织松弛患者可能与止血带未放松有关。送导丝遇阻,递送用力过大致导丝变形。

(6) 患者配合度:患者的配合度也是影响导丝递送的一个重要因素。如果患者在置管过程中不能保持安静或配合指令,如突然移动身体或呼吸不平稳等,都可能影响导丝的递送。

14. PICC 置管发生导丝递送困难如何进行预防及处理?

保持穿刺针斜面方向正确,确保穿刺针斜面完全进入血管(超声图像可见亮点);在穿刺成功后,应将探头适当前倾,穿刺针进入血管的角度也适当降低,以便于导丝递送。如特殊情况递送导丝遇阻时,可由助手松开止血带,同时协助进行导丝递送。

☆ ☆ ☆ ☆

15. PICC 置管在导管留置期间发生导管破损、断裂的原因有哪些?

（1）材料质量：导管本身的材质和质量是决定其耐用性的关键因素。如果导管材料质量不过关，或者存在制造缺陷，如壁厚不均、强度不足等，那么在长期留置过程中就更容易发生破损或断裂。

（2）使用磨损：导管在血管内留置期间，会受到血液流动、血管壁摩擦等多种因素的影响，从而产生一定程度的磨损。随着时间的推移，这种磨损会逐渐累积，最终导致导管破损或断裂。

（3）不当操作：在导管的置入、固定、维护或拔除等过程中，如果操作者未能遵循正确的操作流程和注意事项，如过度用力、角度不当等，都可能对导管造成损伤，增加其破损断裂的风险。

（4）患者因素：患者的个体差异也会影响导管的留置效果。例如，患者的血管条件、凝血功能、活动度等因素都可能对导管产生不同程度的影响。特别是对于那些活动量大、血管条件差或凝血功能异常的患者来说，导管破损断裂的风险会更高。

（5）外部因素：在导管留置期间，还可能受到一些外部因素的影响，如患者不慎拉扯到导管、导管受到外力挤压或撞击等，这些都可能导致导管破损或断裂。穿刺位置靠近关节部位。因为关节活动常伴有肌腱的拉伸，关节活动与肌腱拉伸会使走行于皮下的导管频繁受到牵拉，使导管结构、性能受损而造成"疲劳性损伤"，硅胶材质的导管更易因"疲劳性损伤"变薄而发生破损，甚至发生导管断裂。

16. PICC 置管在导管留置期间发生导管破损、断裂如何进行预防及处理?

选择最佳穿刺点，即上臂中段。在使用和维护过程中，应及时了解、反映和汇报患者主诉。例如，在静脉推注生理盐水时，患者可能感觉胀痛或冰凉，此时应及时请静脉治疗专科护士进一步确认是否存在导管破损，必要时拔除导管。此外，在冲管时如发现穿刺点有液体快速渗出（须与淋巴管漏液相鉴别），应警惕可能有导管破损，可将导管缓

☆☆☆☆

慢退出少许，寻找导管破损的位置，根据情况剪去导管破损部分并重新连接新延长管，或直接拔管后重新置管。

17. 乳腺癌患者 PICC 置管常见并发症有哪些?

（1）静脉血栓形成：导管作为异物长期留置于血管内，可能刺激血管内膜，导致血栓形成。此外，患者卧床时间长、活动减少也是血栓形成的重要因素。

（2）导管相关性感染：包括局部感染和全身性感染。局部感染表现为穿刺点红肿、疼痛、有分泌物等；全身性感染则可能出现发热、寒战等全身中毒症状。

（3）导管堵塞：由于药物沉淀、血液反流或血栓形成等原因，导管可能发生堵塞，影响药物输注和病情监测。

（4）导管移位或脱落：患者活动不当、固定不牢或导管材质问题可能导致导管移位或脱落，影响治疗效果。

（5）神经损伤：在置管过程中，若操作不当或解剖位置变异，可能损伤周围神经，导致疼痛、麻木等感觉异常。

（6）淋巴管损伤：虽然较为少见，但在某些情况下，置管可能误伤淋巴管，引起淋巴液外渗、局部水肿等症状。

（7）导管破损、断裂：长期留置和不当操作可能导致导管破损或断裂，增加感染和其他并发症的风险。

（8）穿刺过程中可能损伤血管壁，导致局部出血。若压迫不当或患者凝血功能异常，可能形成血肿。

18. 乳腺癌患者 PICC 置管常见并发症如何预防和处理?

（1）血栓性静脉炎：乳腺癌患者出现血栓性静脉炎应有专科医师会诊，患者制动，禁忌按摩与热敷血栓侧肢体，抬高患肢30°；每日测量上臂臂围，观察患肢肿胀、麻木、皮温、颜色及疼痛情况；用50% 硫酸镁溶液 200ml 联合地塞米松 20mg 混合液湿敷，以及用喜疗妥软膏外涂或七叶皂凝胶 20g 联合地塞米松 20mg 混合液外涂交替使用；同时肝素稀释液冲管或遵医嘱尿激酶溶栓；若情况严重或肢体肿胀不能消失，需拔出 PICC。

（2）导管堵塞：导管堵塞应首先明确导管末端位置是否正确，是否打折，若导管末端位置正确，对导管进行脉冲式冲管，同时尽量降低胸腔压力。血凝性导管堵塞可以考虑给予尿激酶（5000U/ml，2～5ml）正压封管，30～120分钟后抽出，必要时拔出 PICC。预防非血栓性导管堵塞要求保证正确冲管，合理输入药物及掌握药物配伍禁忌。一旦发生非血栓性导管堵塞，解除导管堵塞的药物因原因不同而有区别，如由脂肪乳引起的导管堵塞应选择 75% 乙醇，药物沉积引起的堵塞应根据药物的 pH 选择弱酸性液或碳酸氢钠等。

（3）导管相关性感染：预防导管相关性感染需做好无菌防护，导管穿刺位置应固定妥当，使用 PICC 置管时限制输入完全肠外营养（TPN）的导管输入其他药物。一旦发生导管相关性感染，尽早进行血培养，局部伴有感染者每天换药，同时局部或全身使用抗生素，必要时拔出 PICC 置管导管。

（4）导管脱出：预防导管脱出的措施包括换药方法正确、动作轻柔；护士对患者进行宣教及专业护士操作同等重要。一旦发现脱出，小于 5cm 妥善固定，大于 5cm 摄 X 线片确定尖端位置，导管尖端在上腔静脉或锁骨下静脉，不影响正常使用，无菌原则下剪除脱出部分导管重新连接装置，加强固定导管，切勿把脱出导管再次送入体内。

（5）机械性静脉炎：对于 PICC 置管常见的机械性静脉炎，建议置管前对乳腺癌患者进行心理护理，冲洗手套上滑石粉，预冲导管并且在送管时动作轻柔。在 PICC 置管后建议抬高患肢并对肿胀部位进行热敷、药物涂抹（喜疗妥）、理疗（紫外线照射），可适当增加手指的精细动作（握拳、松拳）训练，避免肘关节的过度活动；抬高患肢，促进静脉的回流，减轻症状。

（6）细菌性静脉炎：预防及治疗细菌性静脉炎需严格无菌操作，如有细菌性静脉炎表现应进行血培养，及时给予抗生素，必要时拔出 PICC。

十、植入式静脉输液港常见并发症的预防及处理

1. 植入式静脉输液港早期并发症有哪些？如何处理？

（1）囊袋血肿：查体可见囊袋周围皮肤肿胀，伴有瘀斑向周围延伸。血肿较小且没有持续进展的，可通过加压包扎、切口引流，需要注意的是非手术治疗存在积血清除不彻底的风险，为继发感染埋下隐患。如果血肿较大或持续进展，需要进行清创止血。清创手术需严格遵循无菌操作，沿原手术切口进入引流积血后，探查囊袋出血情况。手术后需要适当推迟静脉输液港使用的时间，局部加压包扎，确定没有再次出血后再开始使用。

（2）切口裂开：出现切口裂开时应综合撕裂情况、伤口和港体污染的程度评估再次缝合的可行性。早期因机械性因素导致的伤口裂开，具有诱因明确、症状明显、污染不严重等特点，可以保留港体进行二次手术缝合。若合并切口或港体污染，直接二次缝合继发感染的风险高，需要先取出港体和导管，清创缝合伤口，待伤口愈合后再考虑重新植入。

（3）港体翻转：港体翻转治疗前需判断导管是否从港体分离脱落或有折叠扭转的情况。如导管脱落或破损时，应尽快手术治疗，并评估是否需要更换新的输液港；如导管未脱落或破损后，可先尝试手法复位，约 2/3 的患者能够复位成功，手法复位成功的患者，建议局部进行加固包扎，为港体底座通过增生的纤维组织固定于囊袋内提供辅助支持。无法手法复位时行手术切开复位是最有效的治疗方法，术后应对囊袋再塑形并加固港体于周围组织上，防止港体再次翻转。

2. 植入式静脉输液港远期并发症有哪些？

植入式静脉输液港远期并发症有导管阻塞、导管相关性血栓形成、导管移位、导管断裂或脱落、感染。

☆　☆　☆　☆

3. 植入式静脉输液港导管阻塞分哪几种情况?

（1）导管阻塞根据阻塞物质不同分为非血栓性阻塞和血栓性阻塞。非血栓性阻塞主要是由机械性因素或药物沉积导致。

（2）机械性阻塞主要因导管缝线过紧、打折、盘绕、扭结、移位或夹闭引起，需根据情况决定调整或重新放置输液港。

（3）药物沉积也常引起阻塞，如输注脂肪乳、血制品或药物不配伍时均可引起阻塞。

（4）血栓性阻塞主要是由各种原因引起的血液反流而致的管腔内血栓形成。

（5）如怀疑存在夹闭综合征，应早期行影像学检查，X 线胸片及胸部 CT 可明确诊断导管夹闭综合征。

4. 植入式静脉输液港导管阻塞如何处理?

（1）管腔内药物沉淀的治疗根据输注液体选择不同药物。如使用 70% 乙醇溶解脂肪沉积或 0.1mol/L 盐酸清除磷酸钙晶体或酸性药物颗粒沉积。用 0.1mol/L 氢氧化钠或 1mol/L 碳酸氢钠清除碱性药物沉积。专家组建议药物沉积引起的阻塞应用中难以诊断，现有指南、共识中描述的药物实际工作中很少应用，建议输注特殊黏稠液体，应该在输注前、输注后，甚至输注期间，增加冲管次数。

（2）当出现血栓性阻塞时，应使用溶栓性药物治疗，国内常用的溶栓药物为尿激酶，当出现流速减慢时可推注尿激酶（尿激酶 5000U/ml），剂量为港体体积 + 导管体积的 1.2 倍，15 分钟后回抽药物再次评估。如阻塞严重无法推注，可采用三通连接负压注射的方法注射少量尿激酶，保留 30 分钟后再次评估。

（3）当出现夹闭综合征时要根据导管受压情况，临床上分为 4 级：0 级，影像学导管无压迫，临床无任何症状，无须特殊处理，做好输液港维护；1 级，导管有受压表现，不伴有管腔狭窄，应每隔 1 ～ 3 个月复查；2 级，导管有受压表现伴有管腔狭窄，输液时阻力会增大甚至无法进行输液治疗，回抽、冲洗、注射困难，应考虑是否需要拔管；

☆☆☆☆

3级,导管破损或断裂,应立即拔管,拔管过程中可能出现导管移位栓塞、栓子脱落、心室穿孔、严重心律失常等风险,应做好应急准备。

5. 植入式静脉输液港导管相关性血栓形成如何处理?

当怀疑存在导管相关性血栓形成时可使用超声或静脉造影进行诊断,同时血清 D- 二聚体也是有效的诊断指标。根据我国相关专家共识,对于无症状性血栓建议观察治疗,浅静脉血栓对症治疗,对于有症状的深静脉血栓,应按照血栓栓塞症给予抗凝治疗,治疗时间至导管拔除 3 个月。

6. 植入式静脉输液港导管移位如何处理?

多数导管移位患者无明显症状,可能出现输注药物后局部疼痛或药物推注不畅,也可出现咳嗽、心悸或注射座周围区域由于液体外渗引起肿胀。导管移位可诱发血栓、纤维蛋白鞘、血管狭窄等并发症,需及时处理。常规 X 线胸片即可发现导管移位,一旦发现需暂停所有高渗性、刺激性药物的输注,可采用 X 线透视辅助下复位,若复位不成功者,可重置输液港。建议置入输液港患者每年复查 X 线胸片评估导管情况。

7. 植入式静脉输液港导管断裂或脱落如何处理?

血管外导管部分发生断裂的典型表现是输液后液体外渗,表现为局部肿胀和波动感、皮肤红斑、局部疼痛和压痛,并出现瘀斑或血肿。X 线胸片是诊断导管断裂的常用方法,如怀疑导管破损则需要行血管造影。导管断裂或脱落确诊后,除存在危重情况无法耐受治疗,否则均应尽快采取介入或手术治疗。

8. 植入式静脉输液港的港体相关性并发症如何处理?

港体相关并发症较为少见,港体破裂主要表现为输液时液体外渗,通过 DSA 造影可明确诊断,如遇到此情况,应尽快拔出输液港。

☆ ☆ ☆ ☆

9. 植入式静脉输液港感染如何处理?

对于症状较轻的患者,应停用输液港,治疗可以依据经验选择常用抗生素,同时需要使用高浓度的抗生素对输液港进行封管,一般每天封管时间 > 12 小时,治疗周期一般为 7 ~ 10 天,治疗期间监测血培养结果,2 次阴性可认为感染治疗有效。如果患者症状较重,如出现器官衰竭、心内膜炎、骨髓炎、化脓性血栓性静脉炎时或者培养结果出现金黄色葡萄球菌、白念珠菌,应尽快摘除静脉输液港,并根据培养结果给予相应的抗生素治疗。考虑到导管相关性血流感染的严重性,建议积极拔除确诊感染的静脉输液港。

10. 乳腺癌患者植入式静脉输液港常见并发症有哪些?

静脉输液港植入的并发症包括术中和术后并发症,其中术后并发症以术后 30 天为界,≤ 30 天为早期并发症,> 30 天为延期并发症。超声引导下颈内静脉穿刺较其他静脉的操作相对容易、并发症更少、手术更加安全。常见并发症包括:气胸、血胸,误穿动脉,导管相关性血流感染,导管相关性血栓、导管堵塞,导管断裂和移位等。

11. 乳腺癌患者植入式静脉输液港的维护和管理的必要性是什么?

由于乳腺癌患者本身可能接受化疗、放疗等治疗,这些治疗会抑制患者的免疫功能,使得患者更容易发生感染,且感染后的症状可能更加严重。因此,对于乳腺癌患者来说,植入式静脉输液港的维护和管理尤为重要,应严格按照医疗规范进行操作,以减少导管相关性血流感染的发生。

12. 乳腺癌患者植入式静脉输液港发生气胸如何处理?

穿刺过程中发生少量气胸,首选临床观察,定期复查 X 线胸片,大量气胸可行胸腔闭式引流。

13. 乳腺癌患者植入式静脉输液港发生血胸如何处理?

出现血胸后应立即停止穿刺置管,监测生命体征,同时行胸腔穿刺引流。

14. 乳腺癌患者植入式静脉输液港误穿动脉如何处理?

误穿动脉后局部压迫穿刺点直至出血停止,推荐使用超声引导下穿刺,降低发生率。

15. 乳腺癌患者植入式静脉输液港导管相关性血流感染如何处理?

(1)导管相关性血流感染发病机制主要原因是细菌在血管内导管的定植,穿刺部位皮肤菌群定植导管尖端是常见原因。预防措施包括:正确护理、注意无菌操作及避免术中反复穿刺导致的血管内膜损伤、导管尖端位置正确。

(2)怀疑导管相关性血流感染时,应暂停使用静脉输液港,同时抽取港体内和外周血做血培养和药敏试验。根据试验结果选用敏感抗生素全身治疗,使用"抗生素锁定疗法"(将抗生素注入并保留在港座及导管内,常规应用时间不超过3天)进行封管。经抗感染治疗(通常不超过5天)无效后,应立即取出静脉输液港。

16. 乳腺癌患者植入式静脉输液港导管相关性血栓如何处理?

预防性抗凝治疗对预防导管相关性血栓疗效及不良反应不明确,专家组不推荐预防性抗凝。一旦明确为导管相关性血栓,首选抗凝治疗,大多数指南建议抗凝药物初始治疗首选低分子肝素或利伐沙班,一般不推荐溶栓治疗。临床认为非手术治疗无效必须拔除导管时,抗凝治疗应至拔除导管后至少3个月。

17. 乳腺癌患者植入式静脉输液港导管堵塞如何处理?

导管堵塞是由于导管扭曲夹闭管腔或血凝块及其他物质沉积管

☆ ☆ ☆ ☆

腔，导致输液不畅或回抽血困难，通过定期肝素冲洗管腔和正压封管技术可以降低导管的堵塞率。血栓性堵塞处理方法：根据临床观察和体会，可以考虑给予尿激酶（5000U/ml，2～5ml）正压封管，30～120分钟后抽出，重复上述步骤。纤维蛋白鞘是覆盖于植入导管表面的含有由纤维蛋白血栓进一步发展而成的血管化纤维结缔组织，通常包裹导管外壁及导管端孔，可引起导管功能丧失。静脉造影是确诊纤维蛋白鞘形成的主要方法。溶解纤维蛋白鞘常用药物包括：尿激酶、链激酶和阿替普酶等。

18. 乳腺癌患者植入式静脉输液港导管断裂和移位如何处理？

导管断裂和移位是罕见但严重的晚期并发症之一，导管断裂发生率在 0.1%～2.1%，危险因素包括导管的长期使用和重复操作，制造缺陷及材料老化、降解。经锁骨下静脉穿刺途径时，夹闭综合征是发生断裂的主要原因。导管移位首发表现为导管功能障碍，移位的导管须采用介入技术处理，避免血栓栓塞。

19. 乳腺癌患者植入式静脉输液港导管相关性血流感染典型表现是什么？

（1）发热：这是最常见的症状之一，患者可能会出现不明原因的持续高热或反复发热，体温可超过38℃，且难以用其他原因解释。

（2）寒战：在感染初期，患者可能会感到全身发冷，并伴有颤抖，这是机体对感染的一种反应。

（3）局部症状：植入部位（如胸壁）可能出现红肿、疼痛、触痛等炎症反应，有时可触及硬结或条索状物，严重者甚至可能出现脓肿或溃疡。

（4）全身感染症状：随着感染的加重，患者可能会出现全身性的感染症状，如乏力、头痛、食欲缺乏、恶心呕吐等，严重者可出现败血症、感染性休克等危及生命的并发症。

（5）实验室检查异常：血液检查可能显示白细胞计数升高、中性粒细胞比例增加等炎症反应指标异常；血培养或导管尖端培养可能培

☆☆☆☆

养出致病菌，这是确诊导管相关性血流感染的重要依据。

（潘月坤）

十一、新生儿 PICC 常见并发症的预防及处理

1. 如何预防新生儿 PICC 并发症？

（1）推荐持续输注 0.5U/（kg·h）的肝素以降低堵管发生率，持续输注 0.5U/（kg·h）的肝素，可有效降低 PICC 置管堵管率，且无其他不良反应。

（2）推荐应用集束化护理以预防导管相关性血流感染，集束化护理内容主要包括：正确消毒皮肤、保持穿刺时最大化无菌屏障、严格执行手卫生、选择合适的导管与置管静脉、每日评估导管是否需要等。

（3）不推荐使用肝素预防 PICC 置管相关血栓的形成，肝素不能预防 PICC 置管相关血栓发生。

2. 如何处理新生儿 PICC 并发症？

（1）冲管和封管时使用 ≥ 10ml 注射器，遇阻力停止冲管，采用轻柔拔管预防导管断裂，一旦发生导管断裂，应用止血带压住穿刺点上方静脉，阻断静脉血流，以防止断裂碎片随血流移动，止血带的松紧应以不阻断动脉血流为宜。同时应立即拍摄胸部 X 线片确认断裂端的位置，如断裂碎片留在外周静脉，可采取静脉切开术取出，如断裂碎片留在中心静脉，则需通过介入手术或心胸外科手术取出。

（2）拔管困难时暂缓拔管，经热敷后再尝试拔管。

（3）拔管失败后使用扩血管药物外敷静脉、导丝引导拔管，必要时手术取出导管。

（宋　健　王迎莉　潘月坤　王　晶）

第8章
静脉输注碘对比剂安全管理

一、碘对比剂使用前评估

1. 使用碘对比剂前需要对患者基本情况做哪些评估?

（1）患者的基本信息：包括患者的姓名、性别、年龄、检查部位、检查设备、检查申请单与电子申请单是否一致。

（2）身高及体重：根据患者的身高体重个性化定制给药方案，减少不必要的给药所带来的不良反应。

（3）病史：主要包括检查史、过敏史、用药史、既往史、现病史。

（4）患者的病情及配合程度：评估患者病情的严重程度和生命体征，针对检查过程中可能出现的问题提前做好预防措施，配合程度不佳的患者可采取保护性约束保证检查安全进行。

（5）患者及其家属的文化水平：根据患者的文化水平和认知程度制订个体化告知方案，告知碘对比剂使用的适应证、禁忌证，在检查过程中可能出现的发热、恶心等不良反应和注意事项，签署碘对比剂使用患者知情同意书，指导患者识别过敏反应的常见症状并及时告知。

2. 碘对比剂的绝对禁忌有哪些?

甲状腺功能亢进未行治疗者。

3. 碘对比剂的高危人群有哪些?

（1）既往使用碘对比剂出现中、重度不良反应者。

☆ ☆ ☆ ☆

（2）不稳定性哮喘者。

（3）糖尿病，特别是糖尿病肾病者。

（4）使用肾毒性药物或其他影响肾小球滤过率的药物或肾功能不全者。

（5）心肺疾病患者：高血压、肺动脉高压、充血性心力衰竭等。

（6）痛风患者。

（7）有其他药物不良反应或过敏史者。

（8）脱水或血容量不足者。

（9）血液疾病患者：镰状细胞性贫血、红细胞增多症和多发性骨髓瘤。

（10）高胱氨酸尿者。

（11）甲状腺功能亢进正在治疗康复者，需咨询内分泌科医师是否可以使用，若可以建议使用能满足诊断需要的最低剂量，并注意密切观察。

（12）特殊人群，如70岁以上老人，新生儿，婴、幼儿，妊娠和哺乳期妇女。

二、碘对比剂输注介绍

1. 碘对比剂如何分类？

依据其能否在溶液中电离出离子分为离子型和非离子型对比剂两类，依据人体血浆渗透压又可分为高渗、次高渗和等渗三类。目前，因非离子型对比剂的安全性明显高于离子型对比剂，因而应用广泛。

2. 碘对比剂的输注流速是多少？

输注速率不宜超过5ml/s，加压注射器最大压强不超过300psi（磅/平方英寸）。

3. 碘对比剂的最大使用剂量可参考Cigarroa计算公式：

[5ml×体重（kg）/血清肌酐（mg/dl）]（总量不超过300ml）

☆ ☆ ☆ ☆

4. 碘对比剂如何存放？

存放条件必须符合产品说明书要求，使用前建议加温至 37℃，并放置在恒温箱中。

5. 碘对比剂如何在体内代谢？

碘对比剂在注射 2 ～ 5 分钟，70% 快速分布于细胞间隙，不通过健康的血脑屏障，不在体内代谢；24 小时后 95% 经尿液排出。

三、碘对比剂使用流程（图 8-1）

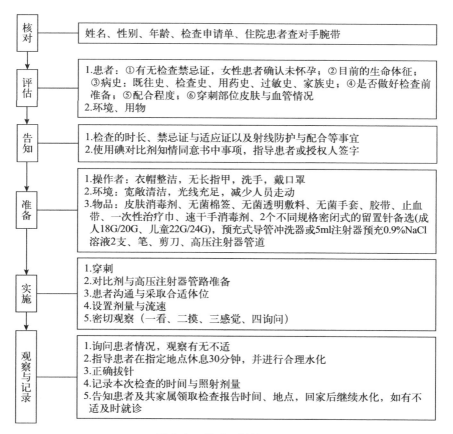

图 8-1　碘对比剂使用流程

☆ ☆ ☆ ☆

四、碘对比剂注射工具与血管选择

1. 静脉穿刺前如何评估?

应根据含碘对比剂浓度及注射速度对受检者病情、穿刺侧肢体、穿刺部位及血管进行全面评估。

2. 注射部位如何选择?

推荐选择前臂、肘部,尽量避免在手、腕、足和足踝处穿刺;外周静脉穿刺推荐选择肘窝处血管粗、直且弹性好的静脉,包括肘正中静脉、头静脉和贵要静脉,不推荐使用肱静脉。

3. 注射碘对比剂静脉穿刺时如何选择血管?

(1)尽量选择完整、健康的皮肤区域。

(2)选取粗、直、弹性好,活动度小易于固定的血管,避开静脉瓣,瘢痕,硬结处的静脉。

(3)接受乳房根治术和腋下淋巴结清扫术的患者选择健侧上肢穿刺。避免在下肢穿刺防止静脉血栓的形成。

(4)尽量避免在同一血管穿刺,需要同一血管穿刺的,应在原穿刺点上方进针。

4. 对含碘对比剂外渗高危人群和有高风险因素的受检者穿刺护士如何提醒?

受检者穿刺后,穿刺护士应予以醒目标识,提醒高压注射人员在注射过程中重点观察注射部位皮肤情况,如有外渗及时停止注射。

5. 对于穿刺困难患者,如何提高穿刺成功率?

推荐使用血管可视化工具提高穿刺成功率。

6. 碘对比剂注射导管的选择

行增强 CT 检查时，对注射对比剂导管的抗压性要求较高。目前可选择应用的静脉注射导管包括以下几种：耐高压静脉留置针（部分型号）、耐高压注射型 PICC、耐高压 IVAP 等。不耐高压的 CVC 不推荐用于增强 CT 检查。

7. 如何选择注射碘对比剂的留置针型号？

尽可能选择大管径的留置针，谨慎使用留置时间＞24 小时的静脉留置针，推荐在注射含碘对比剂前重新穿刺置管。

8. 高压注射碘对比剂留置针的固定方法是什么？

以穿刺点为中心使用无菌透明敷贴无张力固定，并妥善固定延长管。

9.PICC、CVC、输液港注射含碘对比剂的注意事项是什么？

应使用与流速相匹配的耐高压型 PICC、CVC、静脉输液港进行注射。

10. 为何不推荐使用头皮针进行高压注射？

头皮针的针头为金属制品，针芯较短硬，不能随血管弯曲，且针尖锋利易导致血管刺破而发生对比剂血管外渗等不良事件，因此推荐选用留置针或耐高压注射型双腔 PICC。

11. 碘对比剂注射前注意事项有哪些？

（1）注射前抽回血并用 0.9% 氯化钠注射液以高压注射相同速率进行预推，以确认静脉血管通路的安全性。

（2）护士应及时与技术人员沟通，根据受检者的年龄、体重指数、检查部位、导管管径及含碘对比剂种类设定最佳推注时间和速度。

☆ ☆ ☆ ☆

五、碘对比剂输注后注意事项

1. 患者使用碘对比剂后健康宣教需要告知哪些内容?

指导患者于留观区观察 30 分钟,如有不适及时告知医护人员。指导患者多饮水以促进对比剂排出,饮水量应达到 100ml/h。可以通过尿液颜色来判断水化是否充分。

2. 使用碘对比剂后如何水化?

静脉给药的患者推荐口服补液的方式,从注射对比剂前 4 ～ 6 小时开始,持续到使用碘对比剂后 24 小时,口服清水或生理盐水 100ml/h。特殊情况下(如心功能不全)补液量咨询临床医师。

3. 碘对比剂不良反应的发生率是多少?

多项研究报告不良反应发生率为 0.32% ～ 0.64%,重度不良反应为 0.01% ～ 0.04%。

4. 使用碘对比剂会出现迟发不良反应吗?

注射碘对比剂 1 小时至 1 周内可能会出现迟发不良反应,如恶心、呕吐、头痛、骨骼肌疼痛,但许多症状与对比剂使用无关,临床需注意鉴别。与其他药疹类似的皮肤反应是真正的迟发性不良反应,通常为轻、中度,并具有自限性。

六、碘对比剂外渗的管理

1. 碘对比剂血管外渗率是多少?

有文献报道,碘对比剂外渗率为 0.6% ～ 1.2%。

2. 碘对比剂外渗的临床表现有哪些?

绝大多数情况下,碘对比剂外渗仅会引起皮肤局部肿胀、疼痛、皮肤水疱、红斑或烧灼痛，不会引起长期后遗症。在极少数病例中，可出现严重皮肤坏死、溃疡或间隔综合征。碘对比剂外渗的严重程度需要根据外渗量、肿胀、疼痛、皮肤、组织灌注情况和患肢感觉进行评估（图 8-2）。

普通外渗等级评估
INS 外渗等级

等级	临床标准	
0	无症状	
1	皮肤发白 水肿直径 < 2.5cm 触摸冷 可能疼痛或无痛	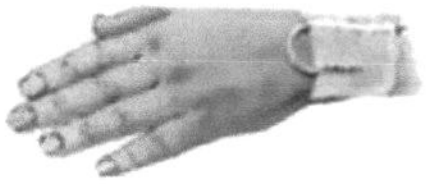
2	皮肤发白 水肿直径 2.5 ～ 15cm 触摸冷 可能疼痛或无痛	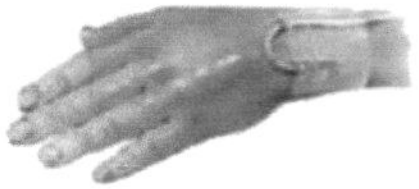
3	皮肤发白，透明 明显水肿直径 > 15cm 触摸冷 轻微至中度疼痛 可能麻木	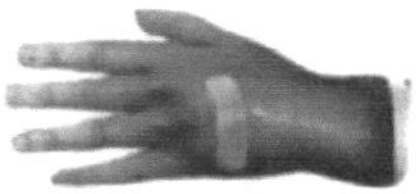
4	皮肤发白，透明 皮肤紧绷，液体渗出 皮肤可能青肿，淤紫，肿胀，明显 水肿直径 > 15cm 凹陷性水肿 循环障碍 中度至严重疼痛 药液渗出	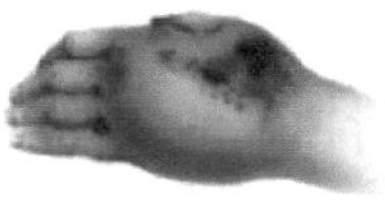

图片来源：Peripheral Intravenous Initiation-Self-Learning Module_Fraser Health Authority Clinical Quality & Patient Safety, Canada.

图 8-2　碘对比剂普通外渗等级评估

☆ ☆ ☆ ☆

3. 碘对比剂外渗的风险人群有哪些？

风险人群包括婴幼儿、老年人，不能进行有效沟通和配合者、被穿刺血管情况不佳者。

4. 碘对比剂药物外渗的血管高危因素有哪些?

(1) 血管细，不充盈。
(2) 血管硬化，弹性差。
(3) 静脉脆弱或损伤。
(4) 上腔静脉综合征。
(5) 术侧肢体水肿，淋巴或静脉回流受阻。
(6) 静脉内压升高。
(7) 动脉功能不全。

5. 哪些患者碘对比剂外渗的风险高，造成更严重的后果有哪些?

皮下组织萎缩、动脉供血不足、静脉易受损或已受损、淋巴回流障碍的受检者等。

6. 可能影响外渗发生的频率和严重程度的因素有哪些?

碘对比剂的渗透压、黏稠度、使用温度均可能影响外渗发生的频率和严重程度。高渗、高黏稠度碘对比剂的应用增加外渗风险。

7. 增加碘对比剂的外渗风险因素有哪些?

(1) 使用高渗、高黏稠度含碘对比剂。
(2) 使用高压注射器快速静脉注射含碘对比剂。
(3) 注射速度快。
(4) 注射前评估不充分、穿刺部位选择不当。
(5) 使用钢针注射含碘对比剂。
(6) 使用留置时间＞24小时的静脉留置针注射碘对比剂。

（7）碘对比剂注射速度与留置针型号不匹配。

（8）注射人员未经过系统培训和考核，可能造成操作不当。

8. 碘对比剂外渗监测的方法有哪些？

（1）使用对讲机、视频系统等观察受检者情况。

（2）可使用血管外渗报警装置（extravasation detection accessory，EDA）辅助监测外渗的发生情况。血管外渗监测装置的工作原理目前常用有以下几种：①通过压力感受器或接触式开关监测注射部位皮肤是否隆起，判断是否发生外渗；②通过皮肤表面生物阻抗电极监测生物阻抗的变化，判断是否发生外渗；③通过超声波探测器监测注射部位液体流速，判断是否发生外渗。

9. 如何确保高压注射器与血管管路通畅？

护士先抽回血再推注 0.9% 氯化钠注射液，再由技师高压注射 0.9% 氯化钠，确认管路通畅，做到"一看、二摸、三感觉、四询问"。

10. 患者注射对比剂过程中需要观察哪些？

输注对比剂时密切观察有无局部或全身症状，防止不良反应发生，做到及时观察，及时处理，观察碘对比剂进入人体后扫描图像的动态变化，如有外渗发生可及时发现。

11. 碘对比剂的拔针要点有哪些？

（1）受检者检查结束后留院观察 30 分钟，确定无不良反应后拔针。

（2）拔针后指导受检者正确按压穿刺部位，确认无肿胀等情况发生后，受检者方可离开。

（3）碘对比剂外渗后，立即停止注射，及时拔针，迅速按规范进行处理。

12. 碘对比剂外渗的损伤机制是什么？

（1）碘对比剂外渗于皮肤组织，产生局部急性炎症反应，并在

☆ ☆ ☆ ☆

24 ～ 48 小时达到高峰。

（2）碘对比剂外渗至局部组织产生机械性压迫，压迫的程度与外渗量直接相关，大剂量的外渗可引起静脉组织严重损伤，严重者可发生骨筋膜室综合征。

13. 碘对比剂静脉外渗如何评估？

根据碘对比剂外渗量、肿胀、疼痛、皮肤、组织灌注情况和患肢感觉的严重程度评估。

14. 如何根据外渗液体量评估碘对比剂的外渗程度？

中华医学会放射学分会制定的专家共识认为可以根据外渗液体量进行评估，外渗量＜ 20ml 为轻度，外渗量 20 ～ 50ml 为中度，外渗量＞ 50ml 为重度。

15. 如何根据局部肿胀范围评估碘对比剂的外渗程度？

①轻度：局部肿胀＜ 5cm，轻度疼痛，皮肤无颜色改变；②中度：皮肤肿胀 5 ～ 10cm，疼痛明显，皮肤微红；③重度：局部肿胀＞10cm，剧烈疼痛，皮肤局部青紫或水疱形成。

16. 碘对比剂静脉外渗处理对策是什么？

（1）轻度外渗：患肢抬高、局部冰敷或冷湿敷，并监测受检者情况。

（2）中重度外渗：①患肢抬高、局部冰敷或冷湿敷；② 50% 硫酸镁、黏多糖软膏、0.05% 地塞米松局部冷湿敷；③中成药制剂，如意金黄散外敷；④密切监测外渗部位的变化并给予对症处理。

17. 发生含碘对比剂外渗后患者何时可以离开检查室？

应在治疗区域内的观察区观察 2 ～ 4 小时，由医护人员判断未出现新并发症和严重损伤时方可离开，并告知若患者出现感觉异常、皮肤溃疡或肢体循环障碍等症状时，应立即通知医师。

18. 如何处理重度外渗产生的水疱？

由于局部肿胀造成皮肤表面的张力增大而出现水疱。如局部出现小水疱无须刺破，防止感染。大水疱在无菌操作技术下用无菌注射器抽吸水疱内的液体，并用消毒的干棉签将组织中的气体及液体挤压出来，再用不含醇的聚维酮碘（碘伏）外涂，保持皮肤表面干燥，用无菌纱布覆盖。新生水疱在皮肤张力大时建议暂不处理，待水疱皮肤张力降低时再抽吸，便于基底皮肤愈合。

19. 为何要对重度药物外渗患者进行心理干预？

碘对比剂外渗后出现局部肿胀、疼痛，尤其是出现骨筋膜室综合征、肢体功能障碍等严重并发症时，容易引发患者及其家属紧张、焦虑情绪。护士给予局部处理、药物治疗外，有必要进行心理干预，使患者有正确且理性的认知，消除顾虑，增加治疗的依从性。

20. 门诊受检者碘对比剂外渗医疗文书记录的内容包括哪些？

内容包括受检者一般资料、基础疾病、静脉留置针管径、穿刺部位、注射速度、外渗部位、肿胀程度、干预措施及预后转归等。

21. 住院受检者外渗记录如何保存？

住院受检者建立碘对比剂外渗医疗文书记录，并随病案资料保存。

22. 质量管理的内容包括哪些？

（1）放射科设立注射室，在候检区划分观察区或留院观察室。

（2）建立含碘对比剂外渗预防和管理制度。

（3）对含碘对比剂静脉外渗进行不良事件上报。

（4）将含碘对比剂静脉外渗率作为放射科护理质量敏感指标，并纳入护理部质量考核。

（5）医院静脉治疗小组参与含碘对比剂静脉外渗护理管理。

☆ ☆ ☆ ☆

23. 碘对比剂外渗随访需要记录哪些内容?

碘对比剂外渗后由护士测量外渗范围,拍照,做好登记表,表中应包含患者的姓名、性别、年龄、药品名称、注射流速、外渗计量、外渗范围、患者疼痛评分。每日或隔日进行随访,随访中询问患者有无按要求抬高患肢至高于心脏水平,询问肿胀程度和疼痛程度的变化。随访表中记录肿胀面积,皮肤完整性、颜色、温度和弹性,疼痛程度,感觉和肢体的运动技能,处置措施等。

24. 如何确保随访信息的正确性?

开展标准化健康教育,指导受检者配合检查,防范外渗、识别外渗的症状和程度,以确保随访信息的正确性。

25. 如何确保门诊外渗受检者能得到及时指导和正确治疗?

据相关文献报道,在增强 CT 检查中碘对比剂外渗的发生率为 0.10% ~ 2.38%,碘对比剂外渗可引起疼痛,局部皮肤组织肿胀、溃烂,甚至引起骨筋膜室综合征、肢体功能障碍等严重并发症。门诊患者很多是第一次做增强 CT 检查,当出现碘对比剂静脉外渗后,患者出现高度的精神紧张、恐惧心理。碘对比剂外渗已成为放射科困扰医护工作者和患者的重要问题之一。因此,对于门诊碘对比剂外渗患者,早期干预、人文关怀、定时随访给予相关指导尤为重要。

26. 如何做好增强 CT 药物外渗患者的交接?

见表 8-1。

表 8-1　增强 CT 药物外渗患者交接记录单

科室:　　　　姓名:　　　　性别:□男　　　□女　　　年龄:　　　病历号:

药物外渗交接项目				
增强检查部位:	检查时间:		药物:　药量:　批号:	
转运方式:　□平车　□轮椅　□步行　□医生陪同　□护士陪同				
留置针规格:□18G　□20G　□22G　□24G			是否拔针:□是　　□否	
注射流速:___ml/s	外渗量:约___ml		外渗面积:___cm × ___cm	

☆ ☆ ☆ ☆

| 外渗部位：□左　　□右 |
| 　　　　□手背　□手腕　　□前臂　　□手肘　　其他：_____ |

外渗等级评估：□轻度（＜20ml）　□中度（20～50ml）　□重度（＞50ml）				
1 级	□皮肤发白	□疼痛	□麻木	□水肿＜2.5cm
2 级	□皮肤发白	□疼痛	□麻木	□水肿2.5～15cm
3 级	□皮肤发白、透明	□疼痛	□麻木	□水肿＞15cm
4 级	□皮肤发白、透明　　□紧绷、液体渗出　　□青肿、淤紫、肿胀 □凹陷性水肿　　　　□水肿＞15cm　　　　□循环障碍　　□药液渗出				

| 处理方法：
□静脉治疗小组会诊　　　　　□抬高患肢，局部冷湿敷
□50% 硫酸镁湿敷　　　　　□0.9% 氯化钠 10ml，地塞米松 5mg 湿敷，4 次 / 日 |

| 交接时间：　　年　　月　　日　　时　　分　　（交）护士：　　（接）护士： |

| 备注： |

七、碘对比剂过敏反应的管理

1. 依据碘对比剂不良反应的发生机制，将其如何分类？

碘对比剂的不良反应分为特异性 / 过敏样反应（非剂量依赖性）和非特异性 / 类生理反应（剂量依赖性）。

2. 特异性 / 过敏样反应（非剂量依赖性）的机制是什么？

通常与一种药物或其他过敏原引起的过敏性反应相同，与碘对比剂的剂量、注入方式和速度无关。

3. 非特异性 / 类生理反应（剂量依赖性）的机制是什么？

是机体对对比剂的一种生理性应答，一般表现为对器官或系统所产生的反应，最常累及的器官或系统为肾、心血管系统和神经系统等，其发生与碘对比剂的剂量、注入方式、速度和理化性质有关。

☆☆☆☆

4. 既往有其他药物或食物过敏史的患者发生碘对比剂过敏的概率是多少?

既往有其他药物或食物过敏史的患者发生碘对比剂过敏的概率是正常人的 2 ～ 3 倍。

5. 曾经发生过对比剂不良反应者, 再次发生的概率是原来的多少倍?

根据临床大样本数据的调查研究显示,再次发生的概率是原来的5 倍。

6. 碘对比剂为何不做过敏试验?

碘对比剂过敏试验没有预测过敏样不良反应发生的价值,其试验本身甚至也可以导致严重的不良反应发生,因此原则上不推荐进行碘对比剂过敏试验,除非产品说明书注明特别要求。

7. 碘对比剂过敏反应的症状有哪些 ?

最常见的不良反应以皮肤症状为主,如瘙痒、荨麻疹,此外还可出现面色潮红、血管炎等。轻者表现为头痛、恶心与呕吐,重者可发生呼吸停止、心搏骤停、血管性水肿及意识丧失等,对比剂肾病目前已成为医源性急性肾损伤的第三位病因。

8. 轻度、中度、重度碘对比剂过敏反应的处理方法是什么?

(1) 轻度:严密观察患者 30 分钟(如有必要需延长时间),监测患者的生命体征,嘱患者多饮水,一般情况无须药物治疗。

(2) 中度:积极对症药物治疗,严密监测患者生命体征,直至反应完全消退。建立静脉通路,给予高流量面罩吸氧。

(3) 重度:可危及患者生命,须严密观察,快速识别和处理。若患者过敏表现为无应答或无动脉搏动,即按照正规复苏流程进行抢救。

9. 急性过敏不良反应如何处理?

见表 8-2。

表 8-2　急性过敏不良反应临床表现及处理方法

临床表现	处理方法
荨麻疹	散发的、一过性荨麻疹建议采用支持性治疗;散发的、持续时间长的荨麻疹应遵医嘱给予肌内或静脉注射 H_1 受体拮抗剂;严重荨麻疹应遵医嘱给予 1 : 1000 肾上腺素,成人 0.1 ~ 0.3ml(0.1 ~ 0.3mg)肌内注射,6 ~ 12 岁儿童注射 1/2 成人剂量,6 岁以下儿童注射 1/4 成人剂量。必要时重复给药
支气管痉挛	面罩吸氧 6 ~ 10L/min,定量吸入 β_2 受体激动气雾剂(深吸 2 ~ 3 次)。血压正常时肌内注射 1 : 1000 的肾上腺素 0.1 ~ 0.3ml(0.1 ~ 0.3mg),有冠状动脉疾病或老年患者使用较小的剂量,患儿用量 0.01mg/kg,总量不超过 0.3mg。血压降低时肌内注射 1 : 1000 的肾上腺素:成人剂量 0.5ml(0.5mg),6 ~ 12 岁儿童 0.3ml(0.3mg),6 岁以下儿童 0.15ml(0.15mg)
喉头水肿	给予面罩吸氧 6 ~ 10L/min;肌内注射 1 : 1000 肾上腺素,成人剂量为 0.5ml(05mg),必要时重复给药,6 ~ 12 岁儿童 0.3ml(0.3mg),6 岁以下儿童 0.15ml(0.15mg)
低血压	①单纯性低血压:a. 抬高双下肢,面罩吸氧 6 ~ 10L/min;b. 快速静脉输注 0.9%NaCl 溶液或林格乳酸盐补液,无效时肌内注射 1 : 1000 肾上腺素,成人剂量为 0.5ml(0.5mg),必要时重复给药,6 ~ 12 岁儿童 0.3ml(0.3mg),6 岁以下儿童 0.15ml(0.15mg)。②迷走神经反应(低血压和心动过缓):a. 抬高双下肢,面罩吸氧 6 ~ 10L/min;b. 快速静脉输注 0.9%NaCl 溶液或林格乳酸盐补液;c. 静脉注射阿托品 0.6 ~ 1.0mg,必要时于 3 ~ 5 分钟后重复用药,成人总剂量可达 3mg(0.04mg/kg),儿童剂量 0.02mg/kg(每次最大剂量 0.6mg),必要时重复给药,总量不超过 2mg

(王　彦)

八、碘对比剂空气栓塞的管理

1. 碘对比剂血管空气栓塞的症状有哪些?

患者可突然出现呼吸困难、连续性咳嗽、呼吸暂停、胸痛、低血压、

☆ ☆ ☆ ☆

心动过速、喘息、呼吸急促、精神状态改变等症状，甚至导致死亡。

2. 碘对比剂血管空气栓塞的处理方法有哪些?

若输注过程中发现空气进入体内时，立即夹闭静脉管道，防止空气进一步进入；立即给予高流量吸氧；若患者没有其他禁忌证（如颅内压升高、眼部手术或重度心脏、呼吸系统疾病）立即将患者放置于左侧卧位；空气较多时，影响到心脏排血，要行右心室穿刺，必要时送高压氧舱治疗；如有脑性抽搐可遵医嘱应用地西泮、肝素和低分子右旋糖酐等改善循环的药物；当患者出现心力衰竭时，立即组织抢救。

（王　彦　宫丽秀）

第 9 章
静脉治疗过程中的职业防护

一、职业接触

1. 什么是职业接触?

职业接触指劳动者在从事职业活动中,通过眼、口、鼻及黏膜、破损皮肤或非胃肠道接触含血源性病原体的血液或其他潜在传染性物质的状态。

2. 职业接触的途径有哪些?

在从事职业活动时,通过眼、口、鼻及黏膜、破损皮肤或胃肠道外途径(针刺、人咬伤、擦伤和割伤等途径穿透皮肤或黏膜屏障)接触血液或其他潜在传染性物质。

3. 什么是一级职业接触? 二级职业接触? 三级职业接触?

(1)一级接触源为体液、血液或者含有体液、血液的医疗器械、物品;接触类型为接触源沾染了可能有损伤的皮肤或者黏膜,接触量小且接触时间较短。

(2)二级接触源为体液、血液或者含有体液、血液的医疗器械、物品;接触类型为接触源沾染了可能有损伤的皮肤或者黏膜,接触量大且接触时间长;或者接触类型为接触源刺伤或者割伤皮肤,但损伤程

☆☆☆☆

度较轻，为表皮擦伤或针刺伤。

（3）三级接触源为体液、血液或者含有体液、血液的医疗器械、物品；接触类型为接触源刺伤或割伤皮肤，损伤程度较重，为深部伤口或割伤有明显可见的血液。

二、职业暴露

1. 职业暴露的概念是什么?

职业暴露是指劳动者在从事专业活动过程中，有害物质通过黏膜、眼、耳、口、鼻等途径，对人体产生的职业性伤害。医疗职业暴露是指从事医疗活动的医护人员遭受来自物理、化学、生物等多方面的危害，从而对其健康造成损害的过程。

2. 职业暴露方式包括哪些?

美国疾病控制与预防中心监测报道每年全球医疗保健部门至少有100万次针刺伤或者其他锐器伤发生，针刺伤是发生职业暴露的主要暴露方式，其次为皮肤黏膜空气暴露，最后为玻片割伤。

3. 职业暴露的原因有哪些?

（1）既往研究发现，防护意识淡漠，操作过程中疏忽大意及不规范的医疗操作是导致医护人员发生职业暴露的主要原因。

（2）护目镜起雾：医护人员在工作中佩戴护目镜，工作一段时间后护目镜会出现起雾的现象，从而造成能见度降低，增加针刺伤发生的风险。同时护目镜佩戴过紧，压迫面部血管神经，会导致脑供血不足，进而在一定程度上影响医护人员集中精力工作，增加职业暴露的风险性。

（3）防护用品使用不当：操作过程中同时佩戴近视眼镜、护目镜和防护面屏，防护过度导致视野不清晰，佩戴手套层数过多，导致操作时手部的敏感度和灵活度下降；未能根据手的大小选择合适尺码的手套，造成外层手套太大，导致操作过程中手套脱落，因而增加了针刺伤发生的风险；佩戴防护用品越多，舒适性越差，行为准确性越差，发生偏差的概率就越大。个人防护装备穿脱不当导致自身污染的风险增加，最常见的污染部位分别是手臂（33%）、腹部衣物（24%）和下肢部位（23%）。

（4）违反操作规程：在配制雾化液体后双手回套针帽；直接用手分离使用后的钢针；抽吸液体时出现注意力不集中；掰安瓿时方法不对，未能熟练掌握操作技巧。以上行为均会增加职业暴露的风险。若护理人员出现自身操作行为不规范，职业暴露风险就无法控制，甚至会增加。

（5）缺乏安全防范意识：粗心大意地处置医疗废物；个别医护人员对锐器伤认识不足、防范意识薄弱，导致发生针刺伤。

（6）情绪紧张：医护人员遇到突发严重的传染病情时，往往缺乏充分的思想准备及处理相关传染病的工作经验，工作时处于高度警觉的应激状态。医疗工作负担重，压力大，身心疲劳影响诊疗操作的协调性和准确性，增加发生职业暴露的可能性。

（7）其他：对现有使用的输液袋进针口和针头材料陌生，导致进针时针头弯曲发生针刺伤。同时高浓度的含氯消毒剂对医护人员呼吸道黏膜产生刺激，不适感增加，既往相关研究指出 65.46% 的医护人员对现场消毒使用的含氯消毒剂均有不同程度的刺激性反应，传染病疫源地现场消毒使用含氯消毒剂浓度越高，反应越强烈，而皮肤黏膜暴露的原因是防护用品使用时间过长、使用不当、低血糖及对高浓度消毒药液敏感。

4. 如何规范护理操作行为，预防职业暴露？

（1）医护人员在进行任何操作前，应充分评估操作环境安全性，避免可能发生的不安全因素，同时规范个人行为习惯和操作流程。

（2）禁止双手回套针帽，必须回套时尽可能单手操作。

（3）禁止直接用手分离污染的针头。

（4）静脉输液完毕拔针后，将头皮针立即放入锐器盒内。

（5）正确选择掰安瓿的方法。

（6）在高发环节和地点张贴职业暴露宣传画、警示标语和处理流程图等。

☆ ☆ ☆ ☆

（7）建立医护人员职业防护能力评价体系，调查不同层次医护人员职业防护能力现状，采取针对性的培训和干预措施，以提高医护人员的职业防护能力。

三、静脉治疗中职业防护的预防

1. 如何提高临床护士防护意识、促进标准预防执行？

（1）降低护士在静脉治疗过程中的侥幸心理和不设防态度。

（2）提升手卫生执行率、提高临床护士自觉性、科室配备完善的洗手设施，保证护士在繁忙的工作中能够随时洗手，并且保证洗手的频率和质量。

（3）按要求正确做好手套佩戴，保证护目镜、防护面罩、隔离衣、防护衣及鞋套的使用率。

2. 如何加强职业防护管理？

（1）医院感染管理部门和护理部应加强对医护人员标准预防的知识和技能培训，不断提供医院感染的动态信息并对监测结果及时反馈，切实提高个体的行为依从性，做到安全第一，避免护士成为感染对象和感染源。

（2）医院应建立防护用具及安全型注射用具使用规范，加强对各级护理人员的教育，指导正确合理使用防护用具及安全型注射用具。

四、静脉治疗中职业防护的具体措施

1. 护士在注射过程中如何正确使用个人防护用品？

（1）实施皮下、皮内、肌内注射操作时宜戴普通医用口罩。

（2）实施采血或静脉注射操作时宜戴普通医用口罩，必要时戴清洁手套。

（3）更换中心导管穿刺部位的敷料时应戴医用外科口罩、无菌手套。

（4）实施关节腔内注射、中心静脉导管置管等操作时，应采用最大无菌屏障措施。

（5）为患有经空气或飞沫传播疾病的患者实施注射操作时，应戴医用防护口罩。

（6）实施可能发生血液、体液、分泌物喷溅的注射操作时，应戴护目镜或防护面罩，穿防渗透隔离衣。

2. 什么情况下注射操作时应穿隔离衣?

（1）接触已隔离的感染性疾病患者，如多重耐药菌感染患者。

（2）实施保护性隔离的患者，如大面积烧伤、干细胞移植等。

3. 如何通过手卫生来减轻微生物的转移?

与患者直接接触前后；与体液或排泄物、黏膜，伤口敷料接触后；在触摸患者的周围环境之后；在戴上手套之前、去掉手套后；在需要无菌非触摸技术的所有临床程序之前、期间和之后；进食前/进食后和使用洗手间后；在从一个污染的身体部位转移到同一个患者的清洁身体部位之前。

4. 发生血源性病原体意外职业接触后应如何立即进行局部处理?

立即用肥皂液和流动水清洗被污染的皮肤，用生理盐水冲洗被污染的黏膜；如有伤口，应当由近心端向远心端轻轻挤压，避免挤压伤口局部，尽可能挤出损伤处的血液，再用肥皂水和流动水进行冲洗；受伤部位的伤口冲洗后，应当用消毒液，如用 70% 乙醇溶液或 0.5% 聚维酮碘溶液进行消毒，并包扎伤口；被接触的黏膜，应当反复用生理盐水冲洗干净。

5. 经常接触血源性病原体的主要人群有哪些?

医疗机构工作人员，包括医师、护士、药师、医技人员及在医疗机构工作的其他人员；疾病预防控制机构工作人员，包括公共安全工作人员、应急反应人员或志愿者等；采供血机构工作人员；微生物实

☆ ☆ ☆ ☆

验室和科研机构工作人员，包括实验人员、采血人员、技师和合同工等；其他人员，如羁押或劳教机构、戒毒所的工作人员和殡葬业工作人员等。

6. 发生艾滋病病毒职业暴露后应如何处理？

尽快采取接触后预防措施，预防性用药应当在发生艾滋病病毒职业接触后 4 小时内实施，最迟不得超过 24 小时。但即使超过 24 小时，也应实施预防性用药。对所有不知是否怀孕的育龄妇女进行妊娠检测。育龄妇女在预防性用药期间，应避免或终止妊娠。

7. 艾滋病职业暴露后应如何进行预防性用药？

如果存在用药指征，则应当在接触后尽快开始预防性用药；接触后 72 小时内应当考虑对接触者进行重新评估，尤其是获得了新的接触情况或感染患者资料时；在接触者可耐受的前提下，给予 4 周的接触后预防性用药；如果证实患者未感染血源性病原体，则应当立即中断接触后预防性用药。

8. 降低皮肤接触风险的措施有哪些？

除非是手术安全和手术成功所必需，否则任何时候在开放伤口 / 体腔进行操作者不要超过 1 名；采用"免用手"技术，因为任何锐器不能同时由 2 个人触摸；避免手术中经手传递锐器；保证锐器或针具在传递过程中能经过一个"过渡区域"安全传递；将锐器放置到过渡区域时要通知；过渡区域可以是一个盘子、腰盘或手术区的指定区域；确保解剖刀和锐利针具不被遗落在手术区域，但负责擦洗的护士应迅速将手术人员及其助理堆放在"过渡区域"的物品清走；在缝合时尽可能使用工具而不是用手来牵引或握持组织；使用器械处理针具和转移手术刀；要求非利手或助手远离针具和锐器；在缝合前移走锐器；缝合时使用工具而不用手指来打结。

9. 如何采用替代设备与程序降低皮肤接触的风险？

消除不必要的锐器和针具，如使用适宜的电灼器、钝化针具和 U

形针具等；如果有行之有效的替代方法，尽量采用创伤较小的外科手术；使用带有刀片回缩处理装置的或带有刀片废弃一体化装置的手术刀，以避免装、卸刀片时被手术刀伤害；外科手术的手术单上避免使用锐利的夹子，带有自粘性手术膜的一次性手术单可配有钝性夹子；考虑使用内层较大的双层手套，以增加舒适性。

10. 血液与皮肤直接接触风险有哪些？

如果怀疑或确认手套被刺破，如可能则擦洗，一旦安全容许应尽快更换手套；外科手术延长时，即使没有怀疑或确认手套被刺破，手术人员及其助理也应定期更换手套；应保护身体、眼睛和面部，免受职业接触的风险。

11. 降低血液与皮肤直接接触风险的措施有哪些？

认为有血液直接接触并造成"穿透"的风险时，例如预测手术中会大出血，则应选用袖口与袖子防水、内衬塑料围裙的手术衣；如果腿或脚有可能被污染，则应确保用防渗透的手术衣或围裙将腿覆盖，穿防渗透鞋，尽量选用高筒套靴，在手术单上提供"收集袋"，以降低腿和脚被污染的风险；佩戴头盔和外科面罩。男性医护人员戴面罩比帽子更好，以保护刚刮过胡子的脸颊和颈部；手术结束后，在患者离开手术室之前，确保彻底清洁患者皮肤上的血迹；离开污染区时，脱下所有被污染的、能重复使用的防护服，包括防渗透鞋，都应当进行清洁、消毒或灭菌处理，在处理过程中应当遵循普遍防护的原则；防渗透鞋在使用之后应当充分去污。

12. 如何减少眼睛和其他面部接触？

使用护目镜保护眼睛黏膜免受污染。护目镜可以防止溅洒伤害（包括侧面溅洒）而不造成视力损失和不适；如果手术过程中存在血液溅洒的风险，包括气溶胶或其他潜在的传染性物质时，应当考虑使用面罩；也可选用同时保护眼睛和面部的个人防护用品。

☆ ☆ ☆ ☆

五、接触化疗药时的职业防护

1. 用于评估药物危险潜力在线资源包括哪些？额外资源包括哪些？

（1）评估药物危险潜力，通常指的是对药物的疗效和安全性进行全面、系统的评估和监测，以确定其在特定人群中的潜在危险。在线资源包括药物库、每日医学、国际癌症研究机构（IARC）、国家毒理学方案、各国的药物管制机构。

（2）额外资源包括安全数据表（SDS）、药物包装插入、来自药物制造商的特殊健康警告、专业团体和组织基于证据的建议、在线资源。

2. 配制抗肿瘤药物时操作者应当如何佩戴防护装备？对于配制的空间要求应当具备的条件有哪些？

（1）戴双层手套（内层为PE手套，外层为橡胶/丁腈手套）；一次性口罩；防水、无絮状物材料制成，前部完全封闭的隔离衣；佩戴护目镜。

（2）应为相对独立空间，宜在Ⅱ级或Ⅲ级垂直层流生物安全柜内配制；配备溢出包，内含防水隔离衣、一次性口罩、橡胶/丁腈手套、面罩、护目镜、鞋套、吸水垫及垃圾袋等。

3. 肿瘤药物相关污染物品应如何处置？

所有抗肿瘤药物污染物品应丢弃在有毒性药物标识的容器中。

4. 抗肿瘤药物外溢时应如何处理？

操作者应穿戴个人防护用品；应立即标明污染范围，粉剂药物外溢应使用湿纱布垫擦拭，水剂药物外溅应使用吸水纱布垫吸附，污染表面应使用清水清洗；如药液不慎溅在皮肤或眼睛内，应立即用清水反复冲洗；记录外溢药物名称、时间、溢出量、处理过程及受污染的人员。

☆ ☆ ☆ ☆

5. 在接触肿瘤药物后如何洗手？为什么不能使用酒精凝胶？

（1）用肥皂和水进行彻底的洗手。

（2）因为酒精手凝胶不足以从皮肤上去除药物。

6. 使用肿瘤药物期间发生皮肤暴露时如何处置？发生眼睛暴露时如何处置？

（1）皮肤暴露后，立即脱去污染的衣物，用肥皂和水冲洗皮肤。

（2）眼睛暴露后用生理盐水或水冲洗眼睛至少15分钟，并进行紧急治疗。

六、如何减少锐器伤风险

1. 锐器伤如何预防？

（1）操作环境宽敞整洁安静、光线充足，用物准备齐全，避免不必要的人员走动，确认患者可以配合。

（2）注射用物准备齐全，宜使用安全型器具。

（3）操作时配备锐器盒，置于方便使用的位置。

（4）使用过的针头应立即放入锐器盒中，锐器盒实际容量达到容积的3/4应更换。

（5）应避免手持锐器随意走动、徒手传递针头等锐器、双手回套针帽、徒手拆卸使用过的针头、二次分拣使用过的针头和注射器等危险行为。

2. 锐器伤如何处理？

（1）应取出留在伤口上的锐器。

（2）即刻采取"一挤二冲三消毒四报告"的综合应对措施。一挤：立即在伤口旁由近心端向远心端轻轻挤压，尽可能挤出损伤处的血液。二冲：用流动水和肥皂液清洗污染的皮肤，用生理盐水冲洗黏膜。三消毒：用75%乙醇或0.5%碘伏消毒。四报告：立即填写《医务人员职

☆ ☆ ☆ ☆

业暴露登记表》，报告科主任或护士长并审核签名。

（3）应根据感染性疾病专家建议采取药物预防措施，并对感染相关的指标进行检测和追踪。

（4）HIV 暴露后应根据感染风险尽快使用药物预防。

3. 如何减少与肠外注射、血管通路装置和血液取样程序相关的针刺伤的风险？

使用安全工程装置，防止针刺伤；考虑使用被动安全工程设备；不要打破或弯曲锐器；直接丢弃到锐器容器中；将锐器放置在可关闭、耐穿刺、防泄漏、适当标记或颜色编码、足够大以容纳整个采血组件（即支架和针头）处置的锐器容器中。

七、发生针刺伤的处理措施

1. 在普通病房发生手部针刺等利器伤如何处理？

（1）立即在流动水下用洗手液清洗双手，并冲刷受伤部位，在流动水下由近心端向远心端挤压伤口周围皮肤，尽量挤出受伤处污染的血液。

（2）用含酒精的速干手消毒液或碘伏消毒刺伤点。

（3）并从近心端向远心端轻轻挤压刺伤点，尽量挤出刺伤部位的血液。

（4）再次对针刺点进行消毒。

（5）必要时贴上创可贴或用无菌纱布及胶布包扎。

2. 在污染区病房发生手部针刺等利器伤如何处理？

（1）立即用含酒精的速干手消毒液进行手卫生消毒外层手套。

（2）迅速离开污染区病房，应尽量前往第一脱衣间，脱掉被刺伤手的所有手套和另一只手的外层手套。

（3）脱手套后手部伤口处置方法同普通病房针刺伤处理程序。

（4）医护人员在第二脱衣间脱衣完毕后，再次消毒创口，必要时再次从近心端向远心端挤出血液；至清洁区沐浴、更衣，再次消毒创口，必要时贴上创可贴。

3. 其他部位刺伤如何处理?

（1）当手以外的其他部位发生针刺伤时，在普通病区刺伤部位局部喷洒消毒后，参照手部针刺伤处理程序。

（2）在污染区病房时应尽快回到第一脱衣间，在潜在污染区时应尽快回到第二脱衣间，刺伤部位局部喷洒消毒后，按规范脱去防护用品，后续参照手部针刺伤处理程序。

八、医疗性废物处理方法及要求

1. 被污染的锐器是指什么? 被污染的锐器包括哪些?

（1）指被污染的、能刺破皮肤的物品。

（2）包括注射针、穿刺针和缝合针等针具、各类医用或检测用锐器、载玻片、破损玻璃试管、安瓿、固定义齿并暴露在外的金属丝及实验室检测器材等。

2. 被污染锐器的废弃有哪些要求?

被污染的锐器应尽快废弃至密闭、防刺破和防泄漏的容器中。

3. 污染容器的存放有哪些要求? 移除有哪些要求?

（1）污染容器应尽可能放在靠近工作场所的醒目位置上，以方便安全使用；使用时应竖放，定期更换，不容许存放过满。

（2）容器移出使用区或更换时，应先盖好容器，防止在处理、储存和运输过程中发生内容物的溢出和外露；移出前若有发生穿透或泄漏的可能，应将其放入第二层容器中，第二层容器的要求同第一层；不能徒手打开、清空或清洗重复性使用的容器，避免操作时引起劳动者皮肤损伤。

4. 损伤性废物应如何处理?

所有损伤性废物应及时置于防穿刺、防渗漏、有警示标识的专门

☆★☆☆☆

容器，即"利器盒"中。

5. 职业安全卫生一般操作规程包括哪些？在运输、维修操作过程中的规程有哪些？

（1）可能发生血源性病原体职业接触的工作场所，应禁止进食、饮水、吸烟、化妆和摘戴隐形眼镜等；禁止食品和饮料混置于储存血液或其他潜在污染物质的冰箱、冰柜、抽屉、柜子和桌椅面等；禁止折弯被污染的针具，禁止双手回套针帽，禁止用手分离使用过的针具和针管，禁止重复使用一次性医疗用品；在处理血液或其他潜在污染物质的过程中，应尽量避免喷、溅、洒落、飞扬或产生飞沫；禁止用口吮吸血液或其他潜在传染性物质。

（2）在收集、处理、操作、储藏和运输过程中，可能造成血液或其他潜在传染性物质污染的标本应放在防泄漏的容器中。运输过程中按照三层包装的标准要求进行包装；在维修或者运输可能被血液或其他潜在传染性物质污染的设备前应当检查，并进行必要的消毒，用人单位能够说明无法对设备进行消毒时除外；在被污染的设备上张贴生物警示标识和中文警示说明；在处理、维修或运输被血源性病原体污染的设备前，用人单位应告知相关劳动者、维修人员和（或）制造商，以便采取适当的预防措施。

6. 医疗废物如何管理？

（1）应严格执行《医疗废物管理条例》《医疗卫生机构医疗废物管理办法》及相关制度规定，遵循源头分类、规范处置的原则，对使用后的注射物品进行规范的分类、处置。

（2）使用后的锐器应立即在产生地规范弃置至锐器盒内，严禁二次分拣。

（3）进行医疗废物分类收集、运送、暂时贮存和处置时，应穿戴防护用品，宜在上岗前接种乙肝疫苗，并定期进行健康检查。

（张　明　徐诗斯　孙丽娟）

第 10 章
静脉治疗相关的患者健康教育

一、静脉治疗患者健康教育

1. 健康教育的内容包括哪些?

告知患者及其家属有关输液治疗的护理计划,如治疗的目的和预期效果、预期治疗持续时间、风险和益处、输液治疗管理、血管通路装置的选择和护理、潜在并发症、与治疗或治疗相关的不良反应,以及如何获取所需医疗护理服务等。

2. 如何采取健康教育的方法?

根据对年龄、发育水平和认知水平、健康素养、有关教育资源和技术信息获取、文化影响、偏好的学习方式及语言偏好的评估结果,选择教育方法。

3. 健康教育的途径有哪些?

采用多种途径:如口头解释、示教和回复、书面说明、视频和网络平台,传播和提供静脉导管的健康教育内容,方便患者及其家属或照护者获取健康教育知识。

☆ ☆ ☆ ☆

二、静脉治疗患者的知情同意

1. 静脉导管置入前患者的知情同意内容包括哪些?

（1）根据法律、法规和条例及组织政策，所有与输液相关的操作流程和治疗均须获得知情同意。

（2）实施侵入性操作（如中心静脉导管置入）前，需要取得患者的知情同意。

（3）患者或委托人有权接受或拒绝治疗。

（4）根据法律、法规及医疗机构的政策，受试者参与研究需获得知情同意书。

2. 留置外周静脉导管（PIVC）的知情同意内容包括哪些?

根据病情和治疗的需要留置外周静脉导管，以保护血管、减少每日穿刺的痛苦。置管期间的注意事项，如避免穿刺部位污染，穿刺侧肢体避免过度用力，如穿刺部位疼痛、肿胀、感觉异常及静脉贴膜松脱时应及时联系医护人员。

3. 留置经外周静脉穿刺的中心静脉导管（PICC）的知情同意内容包括哪些?

（1）患者因病情治疗的需要拟行 PICC，置管前需患者及其家属了解行置入导管的适应证、优点及穿刺中、穿刺后可能出现的并发症等情况（表 10-1）。

（2）请患者或其家属了解上述情况，确认同意 PICC 置管，并接受不可预见的因素导致置管失败及可能带来的风险。

表 10-1　经外周静脉穿刺的中心静脉导管知情同意书

科室：　　　　床号：　　　　姓名：　　　　住院号：
年龄：　　　　性别：　　　　诊断：

患者因病情治疗的需要，拟行经外周静脉穿刺的中心静脉导管（PICC），置管前需患者及其家属了解行置入导管的适应证、优点及穿刺中、穿刺后可能出现的并发症等情况：

1. 适应证

（1）静脉治疗超过 7 天以上者

（2）使用对外周静脉刺激和损害较大的药物，如化疗药物、抗生素、甘露醇、TPN、酸碱度及渗透性高的药物等

（3）外周静脉血管条件差或缺乏外周静脉通路，难以维持静脉输液者

（4）长期需要间歇治疗者

（5）早产儿或危重患者抢救时

2. 优点

（1）保护外周静脉，预防静脉炎和药物外渗；避免静脉血管发生不可修复的损伤和失去给药途径

（2）减少反复静脉穿刺的痛苦，全程"一针治疗"，提高患者生活质量

（3）为外周静脉血管条件差者保留"生命线"——重要给药途径

（4）治疗间歇期可带管回家，不影响日常生活和活动

（5）创伤小，感染机会少，可长期保留在血管内

（6）置管并发症少，维护方便，无影响生命安全的并发症

3. 可能出现的并发症

（1）少数患者个体差异不同，血管畸形或变异，未能到达上腔静脉，导致异位或置管失败

（2）少数患者因术中精神紧张而发生心脏血管意外、异物刺激导致心律失常、静脉炎、血栓形成，部分患者可发生其他周边组织 / 神经损伤，如血胸、气胸等

（3）少数患者带管期间可发生导管移位、脱落、脱出、断裂、堵塞、血栓栓塞，个别患者不能耐受置入的导管而致治疗中途拔管等情况发生

（4）少数患者可发生局部不适，皮疹、出血、渗液、血肿、血管损伤、感染甚至溃疡

（5）拔管困难

☆☆☆☆

4. PICC 遇到以下情况需拔除导管
（1）已完成静脉治疗需求
（2）留置时间已达到该导管材质最长使用时间
（3）已经出现或者高度怀疑 PICC 导致的导管相关性血流感染
（4）相关并发症不能解决时
（5）其他，如上肢禁止静脉输液、上腔静脉综合征等
5. 导管费用
根据所在地医保相关政策执行
请患者或其家属了解上述情况，确认同意经外周静脉穿刺的中心静脉导管（PICC），并接受由此可能带来的风险，如以上或不可预见的因素导致置管失败，材料费用需患者自理，医患双方签字后生效。 患者或家属（委托人）签名：　　　　　　　与患者关系： 主治医生签字：　　　　专科护士签字：　　　　　　签字日期：

4. 静脉输液港植入术前知情同意内容包括哪些？

告知手术相关风险（包括患者病情、手术目的和方式）、术中术后注意事项、可能出现的并发症及治疗费用等，并签署知情同意书。

三、留置 PIVC 患者如何进行健康教育？

1. 保持局部清洁干燥，洗漱时可用防水套或保护膜包裹，避免留置针浸泡在水里，以免引起导管脱落或感染。

2. 对留置针局部固定以防脱落，确保穿刺点处于封闭状态减少感染机会，请勿自行取下或修剪贴膜。

3. 经常观察穿刺部位有无发红、肿胀、疼痛、渗血渗液等情况，如有及时通知医护人员处理。

4. 输液过程中患者和家属不可随意调节滴数，发现异常请联系医护人员。

5. 留置针输液通畅后穿刺侧肢体可适当活动，如握拳、松拳，但应避免用力过度或剧烈活动，如提重物、打球等。

6. 睡眠时，保持舒适体位，尽量避免压迫留置侧肢体。

7. 穿衣时，先穿留置针侧肢体，脱衣时先脱无留置针侧肢体。

8. 留置针发生意外脱落，可立即用无菌棉签压迫针眼处 3 ～ 5 分钟不出血为止，并及时联系医护人员。

四、留置 PICC 患者如何进行健康教育?

1. 保持局部清洁干燥，不要擅自撕下或修剪贴膜。

2. 置管后弹性绷带包扎 2 小时后松解。如果肿胀不适，请随时与护士联系。

3. 置管后，可穿着浅色衣物或携带保护套，避免穿着衣袖过紧衣物，以免穿脱衣服时把导管带出。

4. 穿衣服时，先穿置管侧手臂衣袖，再穿健侧手臂衣袖；脱衣服时，先脱健侧手臂衣袖，再脱置管侧手臂衣袖。

5. 置管后，不影响从事一般性日常工作、家务劳动、体育锻炼，但需避免使用置管侧手臂提过重的物品（＞ 5kg）或做引体向上等持重锻炼。

6. 置管侧肢体可轻微活动，预防置管后相关并发症发生，可做转腕、松握拳、指尖弹琴等活动，每日坚持做五指操，五指依次伸屈运动，每日 2 次，每次 3 ～ 5 分钟。

7. 睡眠时，保持舒适体位，尽量避免压迫置管侧肢体。

8. 可以淋浴，避免游泳、盆浴，淋浴时使用 PICC 专用防水护套或用塑料保鲜膜在贴膜处环绕 2 ～ 3 圈，淋浴后检查贴膜下有无浸水。

9. 导管需按时进行维护。

10. 如出现以下情况，需及时联系医护人员：穿刺部位异常（如红、肿、痛、渗血渗液等）、不明原因体温升高（超过 38℃）、置管侧手臂或腋窝等肿胀不适、敷料潮湿破损等、输液时疼痛或速度改变等。

11. 非耐高压型 PICC 不能用于 CT 或 MRI 等检查对比剂的高压注射。

12. 拔管后局部予以敷料封闭，48 小时后可淋浴。

☆ ☆ ☆ ☆

五、留置中心静脉导管（CVC）患者如何进行健康教育?

1. 保持敷料清洁干燥。

2. 避免敷料处清洗液污染，如需淋浴，将导管及皮肤出口处用 3M 敷料贴密封，淋浴后要立即换药。

3. 除股静脉置管外一般不限制活动，防止缝线牵拉，若缝线有断裂，应及时就医缝合。

4. 置管侧上肢避免负重和剧烈活动，并妥善固定。

5. 活动和睡眠时避免压迫导管。

6. 颈内静脉置管者穿着宽松及前扣式上衣，冬天时可将内衣剪一长 20cm 的开口并上拉链，以便使用。

7. 股静脉置管者要穿宽松的裤子，便于脱穿，防止牵拉导管。

8. 置管处避免用手抓挠。

9. 血液透析的深静脉导管一般不作其他使用。

10. 股静脉置管者下肢弯曲不超过 90°，勿过多活动，防止污染并加强换药。

11. 拔管当天不能淋浴；股静脉拔管后 4 小时不能活动。

六、留置静脉输液港患者如何进行健康教育?

1. 术后 24 小时内减少留置输液港侧肢体活动，术后 1 ~ 2 周，避免局部压迫或拉扯伤口。

2. 术后可能手术部位出现疼痛感，一般 1 ~ 3 天后逐渐缓解。

3. 港体和皮下隧道部分可能出现青紫，1 ~ 3 周后逐步消退。

4. 术后 7 ~ 10 天依据伤口情况予以拆线，愈合后可正常沐浴。

5. 静脉输液港植入术后伤口敷料需保持干燥，切勿自行打开。注意观察局部敷料有无渗血渗液，如有出血或潮湿，需要及时更换。

6. 可进行日常家务劳动、从事一般工作及轻松的体育运动，避免剧烈牵扯穿刺侧肢体，如打篮球、引体向上、托举哑铃等持重锻炼；不可在置港上臂测血压。

7. 输液过程中出现输液速度发生变化，穿刺部位有疼痛、烧灼感、

☆ ☆ ☆ ☆

肿胀不适、渗血渗液等情况时及时告知护士。

8. 治疗期间避免碰撞、摩擦、压迫港体，港体侧肢体不要进行剧烈的运动，防止针头移动、针头脱出或药物外渗等发生。

9. 治疗间歇期应每 4 周维护 1 次，必须在有资质进行静脉输液港护理的医院，由专业护士进行导管维护。

10. 当发生以下情况，需立即告知医护人员或就诊：港体部位出现发红、肿胀、烧灼感、疼痛；不明原因寒战、发热（体温 > 38℃）或低血压等；肩颈部及置管侧上肢出现肿胀或疼痛等不适。

11. 耐高压输液港必须配耐高压无损伤针才能用于高压注射泵推注对比剂。

12. 建议每年拍一次 X 线胸片评估港口的位置和完整性。

（谷立明　徐诗斯　孙丽娟）

第 11 章

手术患者的输液安全管理

一、手术室输液导管的选择

1. 手术室静脉输液有哪些特殊性?

(1) 静脉通路用途广泛。

(2) 通路选择的特殊考量。

(3) 静脉治疗的参与者众多。

(4) 手术类型复杂且多样。

2. 手术输液导管如何选择?

(1) 术中有容量治疗需求时,首选中心静脉穿刺置管。

(2) 若无中心静脉穿刺置管或中心静脉穿刺置管参数不足,需留置外周静脉通路,复杂手术和出血多的手术需建立 2～3 条静脉通路。

(3) 快速补液、快速补血、中心静脉监测、使用血管活性药物首选中心静脉穿刺。

(4) 根据不同手术类型选择不同型号的静脉留置针。

3. 术中为何使用粗管径静脉留置针?

(1) 静脉补液需要:患者因术前禁食、禁水,体液流失,需要粗而直的静脉通路,保证液体输注快速通畅。

（2）麻醉需要：在麻醉过程中，有些麻醉药物对患者血管刺激性大，选择粗管径留置针能减少疼痛刺激。

（3）应对突发情况：术中有可能面临如麻醉药物过敏、失血过多等突发状况需要马上实施抢救，粗管径静脉留置针在短时间内能够输入大量的液体或血液制品，保障患者生命安全。

（4）增加输液肢体的活动度。

（5）减轻患者术后反复穿刺的痛苦。

二、手术室输液部位的选择

1. 手术穿刺部位如何选择?

（1）宜选择上肢静脉作为穿刺部位，避开静脉瓣、关节部位及有瘢痕、炎症、硬结的静脉。

（2）成年人不宜选择下肢静脉穿刺。

（3）小儿不宜选择头静脉。

（4）乳癌患者应选健侧肢体进行穿刺，有血栓史和血管手术史的静脉不应置管穿刺。

（5）穿刺部位利于手术医师的站立及操作。

（6）穿刺部位便于术中给药和观察。

（7）手术类型和体位的不同，选择适宜穿刺部位。

2. 穿刺部位选择有何建议?

（1）根据手术方式选择正确的穿刺部位。

（2）评估输液通路是否能满足手术要求，必要时建立 2～3 条静脉通路。

（3）已经穿刺失败的血管再次穿刺需要认真评估，不能在穿刺点远心端再次穿刺。

☆ ☆ ☆ ☆

三、术中输液管理

1. 术中输液时如何进行安全管理?

（1）职业防护：急诊手术或处于窗口期的 HIV 和未检测的某些传染病应做好医护人员的职业防护。

（2）严格执行三查八对，术中带药和麻醉医师双人核对。应注意药物的种类、剂量浓度、速度、给药方式等。

（3）穿刺时评估血管选择，保证术中通路通畅。

（4）随时观察患者输液情况。

2. 术中输液时滴速如何管理?

（1）年龄：成人 40 ～ 60 滴 / 分，儿童 20 ～ 40 滴 / 分。

（2）病情：遵医嘱对年老体弱、婴幼儿、心肺疾病患者宜减慢滴速；休克、脱水、脑水肿患者宜快速输入液体。

（3）药物：遵医嘱使用高渗性药物、氯化钾、升压药、降压药、应减慢滴速；利尿剂、脱水剂可快速输入。

3. 手术室的静脉留置针留置时长是多少?

（1）因输注各类麻醉药易对血管产生刺激，此外，当输注速度大于血流速度时，血管壁侧压力增加，均可导致静脉炎的发生。因此，从患者的安全角度来讲，手术室静脉留置针不适合长期使用，建议当天补液结束后予以拔除。

（2）若术后留置了静脉镇痛泵，镇痛药物亦可通过该静脉通路持续缓慢释放到血液中，达到平稳镇痛的目的。这种情况下静脉留置针一般留置时间为 48 小时，需配合病房护士做好静脉通路维护。

4. 术中使用静脉留置针有哪些特殊情况需要提前告知?

（1）脑卒中致偏瘫的患者。

（2）置有动静脉瘘的患者。

（3）乳腺癌手术后的患者。

（4）置有 PICC 的患者。

（5）患有静脉炎的患者。

5. 手术使用静脉留置针的优点有哪些?

（1）静脉留置针适用于间歇性、短期静脉输液治疗或输入溶液处于等渗状态等情况。

（2）使用静脉留置针无感染迹象的情况下，一般能留置 3 ～ 4 天，能在保护血管的同时避免反复穿刺给患者带来的痛苦。

（3）静脉留置针对血管壁刺激性小，可以减少静脉炎和液体外渗的发生。

（4）静脉留置针在血管内保留时间较长，对于手术、危重、抢救等患者可随时做到静脉输液，保证治疗。

（费　薇）

第 12 章

☆☆☆☆

静脉用药调配中心
调配技术与操作规范

☆☆☆☆

一、静脉用药调配

1. 静脉用药集中调配定义是什么？

静脉用药集中调配是指医疗机构药学部门根据医师处方或用药医嘱，经药师进行适宜性审核，由药学专业技术人员按照无菌操作要求，在洁净环境下对静脉用药物进行加药混合调配，使其成为可供临床直接静脉输注使用的成品输液操作过程。静脉用药集中调配是药品调剂的一部分。

2. 给药途径如何选择？

给药途径有口服、肌内注射、静脉推注、静脉滴注。

3. 常见不合理医嘱类型有哪些？

（1）给药途径是否合理。

（2）用法、用量是否合理（剂量、频次）。

（3）载体或溶媒选择是否合理（品种、浓度）。

（4）配伍禁忌或不良相互作用。

（5）中药注射剂相关配伍问题。

（6）不按说明书用药。

（7）联合用药是否合理。

（8）重复用药。

4. 药品存储温、湿度条件有哪些？

（1）常温存储药品 10 ～ 30℃。

（2）阴凉存储药品不高于 20℃。

（3）冷藏药品 2 ～ 8℃。

5. 药品摆放要求有哪些？

与散热或者供暖设备的间距不小于 30cm，距离墙壁间距不少于 20cm，距离房顶及地面的间距不小于 10cm。

6. 输液标签要求有哪些？

应当有日期、调配日期、时间、有效期，患者与病区基本信息（包括患者姓名、病区、床号、病历号），医师用药医嘱信息、其他特殊注意事项，如避光冷藏等信息，以及静脉用药调配各岗位操作人员的信息等。

7. 静脉用药集中调配工作流程有哪些？

药师接收医师开具静脉用药医嘱信息→对用药医嘱进行适宜性审核→打印输液标签→摆药贴签核对→加药混合调配→成品输液核查与包装→发放运送→病区核对签收。

8. 为什么说采用输液集中调配与供应模式是静脉输液必然的发展趋势？

（1）集中调配模式操作流程科学、先进、顺畅，这一科学流程首先要经药师对用药医嘱进行适宜性审核评估，并在多个环节增加了核对措施用以防范用药错误、确保成品输液质量，有利于促进临床合理用药。

（2）集中调配与供应工作模式更易制订工艺流程和执行管理文件及标准的规范性技术操作规程。

☆☆☆☆

（3）该工作模式是由掌握药学专业技术知识和实践技能的专业人员负责操作实施，有专业技术理论基础作为保障，从而使得确保成品输液质量和保障患者用药安全得以实现。

9. 静脉用药集中调配与供应模式的作用有哪些？

（1）在改由静脉用药调配中心（PIVAS）集中调配之后，医师用药错误和不规范率下降，落实用药医嘱审核、防范用药错误后，成品输液合格率上升，静脉输液集中调配和供应模式与分散在各病房（区）调配模式相比，节省了人力资源。

（2）由药师负责的静脉输液集中调配模式大幅度提高了成品输液质量，促进了合理用药。

（3）解决了医院内危害药品输液的开放式加药对护士健康的影响。

（4）实行静脉输液集中调配与供应，可以将护士从加药调配输液的工作中解放出来，并可减轻护士对药品管理和对病房（区）环境保护的压力，还护士于患者，使其有更多精力关注于患者的护理，有利于医疗机构护理专业的建设与发展。

二、静脉用药调配中心环境要求

1. 静脉用药调配中心卫生与消毒的基本要求是什么？

洁净区应每天擦拭和清洁消毒，清洁工具不得与其他非清洁控制区混用。

2. 静脉用药调配中心非洁净控制区包括哪些？

普通更衣室、审方区、药品库房、摆药准备区、成品核对区、耗材存放区、普通清洗区、成品输液交接区、推车存放区。净化空调机房需设置单独区域。

3. 进入非洁净控制区更衣操作规程有哪些？

（1）不得化妆，取下佩戴的手表、耳环、戒指、手镯等装饰品及手机。

（2）在普通更衣区更换专用工作鞋、工作服，并戴发帽。

4. 进入洁净区更衣操作规程有哪些？

（1）一次更衣室脱下专用工作鞋，换上洁净区用鞋，按七步洗手法洗手清洁。

（2）二次更衣室戴一次性口罩与帽子、穿洁净隔离服，戴无粉灭菌乳胶手套。

（3）穿戴规范，无头发外露，皮肤应尽量少暴露。

（4）用手肘部推开门进入调配操作间，禁止用手开门。

5. 离开洁净区更衣操作规程有哪些？

（1）混合调配操作结束后，脱下一次性手套，弃于医疗废物包装袋内。

（2）在二次更衣室脱下洁净隔离服整齐放置，一次性口罩、帽子弃于医疗废物包装袋内。

（3）在一次更衣室脱去洁净区用鞋，并放在指定位置。

6. 外来人员进入静脉用药调配中心如何管理？

（1）非本静脉用药调配中心人员未经中心负责人同意，不得进入。

（2）参观人员不得进入洁净区。

（3）进入非洁净控制区人员的更衣，同本中心工作人员"更衣操作规程"。

7. 静脉用药调配中心洁净间定义是什么？

静脉用药调配中心洁净间是指将一定空间范围内空气中的微粒、有害空气、细菌等污染物排出，并将室内的温度、洁净度、室内压力、气流速度与气流分布、噪声振动及照明、静电等控制在一定范围内而特别设计的房间洁净度，以供静脉药物配制的房间。

☆ ☆ ☆ ☆

8. 静脉用药调配中心洁净区包括哪些？

（1）普通药物及肠外营养液调配间和其相对应的一次更衣室、二次更衣室及洁净洗衣洁具间。

（2）抗生素类和危害药物调配间与其相对应的一次更衣室、二次更衣室及洁净洗衣洁具间。

9. 静脉用药调配中心各洁净区的洁净标准要求是什么？

（1）一次更衣室、洗衣洁具间为十万级。

（2）二次更衣室、加药混合调配操作间为万级。

（3）层流操作台为百级。

10. 洁净区清洁及消毒工作有哪些？

（1）调配操作结束后，应立即清场，清除操作台上所有物品。用清洁剂擦拭照明灯开关、工作台顶部，然后再从上到下清洁台面的两壁，最后清洁工作台面，用水擦洗至无泡沫。

（2）用75%乙醇、500mg/L含氯消毒溶液擦拭消毒，停留10～15分钟后，用水擦去消毒液。

（3）每日用75%乙醇擦拭消毒水平层流洁净台、生物安全柜风机、照明灯开关的按键、工作台工作区顶部，然后从上到下清洁工作台的两壁，最后擦拭工作台面。

（4）每日用75%乙醇擦拭消毒传递窗顶部、台面、两壁和门把手及推车等。

（5）每日用500mg/L含氯消毒溶液擦拭废物桶内外、座椅及地面。

（6）每周消毒门、窗等。

（7）每月消毒天花板、墙面、公用设施。

（8）清洁消毒过程中，防止将消毒剂等液体喷溅到高效空气过滤器上。

（9）清洁抹布选用无纺布或其他不脱落纤维（或颗粒），消毒抹布选用无纺布或丝绸。

11. 静脉用药调配中心洁净区沉降菌菌落数的规定（静态）是多少（表 12–1）？

表 12-1　洁净区沉降菌菌落数的标准

洁净度级别	沉降菌落数 / 皿　放置 0.5 小时
A（100）级	≤ 1
C（10 000）级	≤ 3
D（100 000）级	≤ 10

12. 静脉用药调配中心洁净区悬浮粒子数要求是多少（表 12–2）？

表 12-2　洁净区悬浮粒子检测标准

洁净度级别	悬浮粒子最大允许数（个 /m³）	
	≥ 0.5μm	≥ 5μm
A（100）级	3500	0
C（10 000）级	350 000	2000
D（100 000）级	3 500 000	20 000

13. 静脉用药调配中心洁净区菌落数限定值（静态）要求是多少（表 12–3）？

表 12-3　洁净区菌落数限定值（静态）

洁净度级别 / 菌落数	设施表面（cfu/ 碟）	地面（cfu/ 碟）	手套表面（cfu/ 碟）	洁净服表面（cfu/ 碟）
A（100）级	≤ 3	≤ 3	≤ 3	≤ 5
C（10 000）级	≤ 5	≤ 10	≤ 10	≤ 20

14. 静脉用药调配中心洁净区温度及湿度要求是多少？

洁净区温度要求 18 ～ 26℃，湿度要求 35% ～ 75%。

☆ ☆ ☆ ☆

15. 静脉用药调配中心洁净区换气次数要求是多少?

一次更衣室:换气次数≥ 15 次 / 小时;二次更衣室、调配间:换气次数≥ 25 次 / 小时。

16. 静脉用药调配中心洁净区压差要求是多少?

(1)非洁净控制区<一次更衣室<二次更衣室<电解质类等普通输液和肠外营养液调配操作间。

(2)非洁净控制区<一次更衣室<二次更衣室>抗生素和危害药品调配操作间。

(3)洁净区相邻区域压差 5 ~ 10Pa,一次更衣室与非洁净控制区之间压差≥ 10Pa。

17. 静脉用药调配中心洁净照明灯具亮度要求是多少?

洁净区照明灯具亮度≥ 300 Lx。

18. 静脉用药调配中心洁净区设备噪声要求是多少?

生物安全柜≤ 67dB;水平层流洁净台≤ 65dB。

19. 静脉用药调配中心空调净化系统维护频次有哪些?

空调机前滤网每周清洁 1 次;初效过滤器每月清洁 1 次;中效过滤器每 6 个月更换 1 次。高效过滤器每 1 ~ 2 年更换 1 次。

20. 静脉用药调配中心所用的药物,如果不是整瓶或整支用量如何处理?

严格抽取所需剂量,剩余药液废弃处理,并在输液标签该药处明显标识并签字确认。

21. 若有两种以上粉针剂或注射液需加入同一组输液时如何处理?

应当严格按药品说明书要求和药品性质顺序加入。

22. 水平层流洁净台基本工作原理是什么?

水平层流洁净台吹出来的空气是经过高效过滤器过滤,可除去99.99% 直径 0.3mm 以上的微粒,并确保空气的流向及流速。其进风口应当处于工作台的顶部,确保最洁净的空气先进入工作台,工作台的下部支撑部分可确保空气流通。此类层流洁净台只能用于调配对工作人员无伤害的药物,如电解质类药物、肠外营养药等。

23. 水平层流洁净台的操作与注意事项有哪些?

(1)操作前,调配人员提前启动水平层流台循环风机和紫外线灯,30 分钟后关闭紫外线灯,再用 75% 乙醇擦拭层流洁净台各处顺序为从上到下,从里向外进行,然后打开照明灯后方可进行调配。

(2)调配过程中,每完成一台药品配制,清理操作台上所有物品,用清洁纱布或无纺布清洁台面,必要时再用 75% 乙醇消毒台面。

(3)物品与高效过滤器之间应当无任何物体阻碍,尽量避免在操作台上摆放过多的物品,较大物品之间的摆放距离宜约为 15cm;小件物品之间的摆放距离约为 5cm。

(4)避免任何液体物质溅入高效过滤器,高效过滤器一旦被弄湿,很容易产生破损及滋生霉菌。

(5)避免在洁净间内剧烈的动作,避免大声喧哗,应当严格遵守无菌操作规则。

(6)打开安瓿的方向应当远离高效过滤器。

(7)操作结束后,先用清水清洁,再用 75% 乙醇擦拭消毒。

(8)每年应对水平层流洁净台进行各项参数的检测。

24. 生物安全柜基本工作原理是什么?

属于垂直层流台,通过层流台顶部的高效过滤器,可以过滤99.99% 的 0.3μm 以上的微粒,使操作台空间形成局部 100 级的洁净环境并且通过工作台面四周的散流孔回风形成相对负压,保护工作人员及环境不被化学药物所污染,因此不应当有任何物体阻挡散流孔,包

☆ ☆ ☆ ☆

括手臂。用于调配危害药品的生物安全柜，应当加装活性炭过滤器用于过滤排出的有害气体。

三、配制危害药品

1. 危害药品定义是什么？

危害药品是指能产生职业暴露危险或者危害的药品，即具有遗传毒性、致癌性、致畸性，或者对生育有损害作用，以及在低剂量下可产生严重的器官或其他方面毒性的药品，包括肿瘤化疗药物和细胞毒药物。

2. 危害药品职业暴露的污染来源有哪些？

（1）与危害药品溶解、加药混合配制、给药方式等有关。

（2）调配药时打开安瓿，注入溶媒时操作不当就有可能粉末散出。加压过大，拔针时瓶内为正压药液喷出，污染手或操作台。

（3）给药时药液漏到手上或污染工作服甚至地面。

（4）患者化疗后排泄物污染：呕吐物、大小便等。

3. 危害药品防护的基本原则有哪些？

（1）工作人员尽量减少不必要的危害药物接触。

（2）尽量减少危害药物对环境污染。

（3）实行教育与干预为主的防护措施。

4. 危害药品调配应当注意什么？

（1）重视操作者的职业防护。

（2）配液时应当拉下生物安全柜防护玻璃，前窗玻璃不可高于安全警戒线，以确保负压。

（3）任何可能接触危害药品的环节均应佩戴手套进行操作。

（4）在调剂、配置、配送、输液各环节配备溢出包，应由专人管理。

（5）完善危害药品溢出应急预案，溢出处理全员熟练掌握。

（6）重视成品药品的质量，有无浑浊、沉淀、絮状物等。

5. 配制危害药品的流程有哪些?

（1）操作前 30 分钟，启动调配操作间净化系统及生物安全柜，并确认其处于正常工作状态，开启紫外线灯消毒 30 分钟后进行操作。

（2）洗手，更换专用鞋、连体洁净服、可在洁净服外再穿一次性防护衣、医用外科口罩（最好是 N 95 口罩）、一次性帽子、护目镜或面屏、无粉灭菌乳胶（丁基）手套，防止皮肤、头发等身体任何部位暴露在外。

（3）生物安全柜台面中央铺一块医用吸附垫。在指定位置放置注射器、75% 乙醇、碘伏、无纺布、利器盒、医疗废弃袋和生活垃圾袋、砂轮、笔等。

（4）用蘸有 75% 乙醇的无纺布，从上到下、从内到外擦拭各个部位。

（5）核对药品名称、规格、数量、有效期和药品外观完好性等，将药品放置于生物安全柜操作区域，用 75% 乙醇或碘伏进行消毒。

（6）选用适宜的一次性注射器，减少穿刺和抽吸次数。

（7）应严格执行负压和无菌技术操作。所有操作，必须在生物安全柜离外沿 20cm，内沿 8～10cm，并离台面至少 10cm 区域内进行。

（8）生物安全柜调配时前窗不可高过安全警戒线，以免造成药物气雾外散，对工作人员造成伤害或污染洁净间。散流孔不允许有任何物体阻挡。

（9）折断安瓿应先轻拍，使安瓿颈部和顶端内的药品落于瓶底，再包裹后折断，防止药物在空气中飞溅。

（10）溶解药物时，应将溶媒沿瓶壁缓缓注入瓶底，待药粉浸湿后再搅动。

（11）抽吸西林瓶时避免注入大量空气，以防西林瓶内产生过大的压力，产生药物气雾。

（12）如需调整抽取药液的量或排出多余空气，必须在针拴回抽后才能进行，并应排于空安瓿中，不能直接排气。

（13）使用的针筒和针头应避免挤压、敲打、滑落。

☆☆☆☆

（14）抽取药液量不宜超过注射器容量的 3/4，且药液中不得出现气泡，以免影响吸取药液量的准确性。

（15）根据药品说明书的操作要求进行调配，需要静置、振荡及揉搓等特殊药品，按要求进行操作。

（16）调配操作结束后。再次核对药品名称、规格、有效期，以及注意事项的提示性注解或标识等，并应核查抽取药液的用量，已调配好的成品输液是否有絮状物、微粒等，无误后在输液标签上签名或盖章。

（17）进行成品输液的核查及签字，操作人员和核查人员双签名。

（18）用专用密封袋单独包装密封，再次清洁外包装袋，注明危害药品警示标识后传出调配操作间。若有对光敏感的药物还需套上黑色避光袋。

（19）医疗废物分类放置单独包装，特殊标明危害药品废物标识，按规定交由医疗机构统一处理。

（20）调配结束后，进行全面清场工作，物品归回原位，清除废物，按清洁、消毒操作规程进行全面的清洁、消毒，并做好记录与交接班工作。

（21）按照更衣操作流程出调配操作间。

（吴林林）

四、配制静脉全营养液

1. 全静脉营养液混合调配程序是什么？

（1）将电解质溶液分别加入葡萄糖液及氨基酸液内。

（2）将水溶性维生素加入葡萄糖溶液内。

（3）将脂溶性维生素加入到脂肪乳剂中。

（4）钙剂和磷酸盐应分别加在不同的溶液中稀释，以免出现磷酸氢钙（$CaHPO_4$）的沉淀，将磷酸盐、胰岛素加入其他葡萄糖溶液中，并充分振荡均匀。

（5）将葡萄糖液和氨基酸液混合到静脉营养袋充分混匀。

☆ ☆ ☆ ☆

（6）最后将脂肪乳液混入静脉营养输液袋后，边注入边晃动营养袋，充分混匀。将袋子中多余的空气排出后关闭输液管夹，套上无菌帽。

2. 全静脉营养液配制注意事项有哪些？

（1）严格遵守无菌操作技术的要求，所有操作均应在水平层流台上进行，不宜在普通病房里调配。

（2）为保证混合液中物质的稳定性和相容性，混合调配顺序极为重要。

（3）钙剂和磷酸盐必须分别加在不同的溶液内稀释。

（4）在混合调配时，不宜将电解质、微量元素液与脂肪乳剂直接相混。

（5）防止注射器中产生沉淀。

（6）每种肠外营养制剂混合时都应严密观察有无迹象显示污染、变色、粒子形成及在混合和输注前有无油水相分离。

（7）严禁已知与肠外营养制剂不相容的药物与肠外营养液同时或混合使用。

（8）不加脂肪乳剂的静脉营养输液袋要注意避光。

（9）全营养混合液应现配现用，暂不输注时，可保存于4℃冰箱内，于输注前0.5～1小时取出于室温下放置待输，应于24小时内输注结束。

（10）使用前应观察药液是否出现沉淀物或其他变化。

（11）每袋营养液留取样本3天。

（吴林林）

第 13 章

静脉治疗的质量管理

1. 静脉治疗质量控制目的是什么?

静脉治疗质量控制的主要目的在于确保静脉治疗的安全性和有效性，通过一系列的评价指标和管理措施来提升护理质量，预防并发症，并改善患者的治疗体验。

2. 静脉治疗质量管理参考哪些标准？

结合 2021 年 5 月国家卫生健康委医院管理研究所《预防血管内导管相关性血流感染过程质控工具包（试运行）》，制定静脉治疗质量评价标准。通过纸质版评价标准进行临床质控，也可通过构建静脉治疗端横断面调研小程序进行质控。

3. 静脉治疗护理质量监测结果指标包括哪几项?

（1）经外周静脉穿刺的中心静脉导管（PICC）相关血流感染发生率 =PICC 相关血流感染例次数 / 周期内患者 PICC 留置总日数 × 1000‰

（2）中心静脉导管（CVC）相关血流感染发生率 =CVC 相关血流感染例次数 / 周期内患者 CVC 留置总日数 × 1000‰

详见表 13-1 ～表 13-5。

4. 静脉治疗护理质量监测过程指标包括哪几项?

静脉治疗护理质量监测指标包括 PIVC 置管规范率、PIVC 维护规范率、PIVC 健康教育知晓率、PICC 置管规范率、PICC 维护规范率、PICC 健康教育知晓率、CVC 维护规范率、CVC 健康教育知晓率、预防置管患者非计划拔管落实率（表 13-6）、血管通路门诊措施落实规范率（表 13-7）。

5. 手机端横断面调研小程序如何应用?

应用手机端横断面调研智能小程序可以对在院所有病区静脉输液的患者情况进行调研，实时以照片和视频的形式上传输液工具、穿刺部位、导管固定与维护、敷料使用与管理、输液连接、并发症等信息，同时小程序可自动提取和分析数据，通过分析了解静脉治疗现存问题，如输液工具使用正确率低，导管固定和维护规范率低，敷料使用正确率低，静脉治疗小组针对这些问题原因分析并制订相应的整改措施。

6. 如何建立体系性解决方案以减少导管相关并发症?

在医疗机构建立静脉输液安全管理委员会，制定完善的输液管理制度，在全院范围内建立静脉输液传报网络体系，可有效降低导管相关并发症的发生。

7. 静脉治疗质量指标如何监测?

见表 13-1。

表 13-1 静脉治疗质量指标

序号	指标名称 (过程指标)	指标说明	评价方法	频次	目标值
1	外周静脉导管 (PIVC) 置管规范率	监测内容: 周期内 PIVC 置管质量 计算方法: PIVC 置管规范率 = 护士 PIVC 置管执行规范的操作项目 /PIVC 置管操作项目总和 × 100% 注: 每月检查每名置管护士至少一次, 合格率为检查总数的平均值	现场查看	月 / 科室护士长及科室静脉治疗护士组成员 控小组的一级质 每季度分析汇总	≥ 95%
2	外周静脉导管 (PIVC) 维护规范率	监测内容: 周期内 PIVC 维护质量 计算方法: PIVC 维护规范率 = 护士 PIVC 维护执行规范的操作项目 /PIVC 维护操作项目总和 × 100% 注: 每月检查每名维护护士至少一次, 合格率为检查总数的平均值	现场查看	月 / 科室护士长及科室静脉治疗护士组成员 控小组的一级质 每季度分析汇总	≥ 95%
3	外周静脉导管 (PIVC) 健康教育知晓率	监测内容: 周期内 PIVC 健康教育知晓率 计算方法: PIVC 健康教育知晓率 = 患者实际知晓的 PVC 教育项目 /PIVC 健康教育项目总和 × 100% 注: 每月检查至少 2 次, 合格率为 2 次平均值	现场查看	月 / 科室护士长及科室静脉治疗护士组成员 控小组的一级质 每季度分析汇总	≥ 95%

续表

序号	指标名称（过程指标）	指标说明	评价方法	频次	目标值
4	经外周静脉穿刺的中心静脉导管（PICC）置管规范率	监测内容：周期内 PICC 置管质量 计算方法：PICC 置管规范率 = 护士 PICC 置管执行规范的操作项目 /PICC 置管操作项目总和 × 100% 注：每月检查每名置管护士至少 1 次，合格率为检查总数的平均值	现场查看	月 / 科室护士长及科室静脉治疗护士组成的一级质控小组成员每季度分析汇总	≥ 91%
5	经外周静脉穿刺的中心静脉导管（PICC）维护规范率	监测内容：周期内 PICC 维护质量 计算方法：PICC 维护规范率 = 护士 PICC 维护执行规范的操作项目 /PICC 维护操作项目总和 × 100% 注：每月检查每名维护护士至少 1 次，合格率为检查总数的平均值	现场查看	月 / 科室护士长及科室静脉治疗护士组成的一级质控小组成员每季度分析汇总	≥ 91%
6	经外周静脉置入中心静脉导管（PICC）健康教育知晓率	监测内容：周期内 PICC 健康教育知晓率 计算方法：PICC 健康教育知晓率 = 患者实际知晓的 PICC 健康教育项目 /PICC 健康教育项目总和 × 100% 注：每月检查至少 2 次，合格率为 2 次均值	现场查看	月 / 科室护士长及科室静脉治疗护士组成的一级质控小组成员每季度分析汇总	≥ 91%
7	中心静脉导管（CVC）维护规范率	监测内容：周期内 CVC 维护质量 计算方法：CVC 维护规范率 = 护士 CVC 维护执行规范的操作项目 /CVC 维护操作项目总和 × 100% 注：每月检查每名维护护士至少 1 次，合格率为检查总数的平均值	现场查看	月 / 科室护士长及科室静脉治疗护士组成的一级质控小组成员每季度分析汇总	≥ 91%

续表

序号	指标名称（过程指标）	指标说明	评价方法	频次	目标值
8	中心静脉导管（CVC）健康教育知晓率	监测内容：周期内 CVC 健康教育知晓率 计算方法：CVC 健康教育知晓率＝患者实际知晓的 CVC 健康教育项目 /CVC 健康教育项目总和 ×100% 注：每月检查至少 2 次，合格率为 2 次平均值	现场查看	月 / 科室护士长及科室静脉治疗护士组成员每季度分析汇总	≥ 91%
9	经外周静脉穿刺的中心静脉导管（PICC）相关血流感染发生率	监测内容：监测留置 PICC 导管期间及拔除 PICC 导管后 48 小时内发生的原发性且与 PICC 导管相关的局部感染和血流感染，包括 PICC 导管相关血流感染发生例数占同期 PICC 导管留置总天数的比例 计算方法：PICC 相关血流感染发生率 =PICC 相关血流感染例次数 / 周期内患者 PICC 留置总日数 ×1000‰	信息化收集	季度 / 静脉治疗专委会	≤ 0.5‰
10	经外周静脉置入中心静脉导管（CVC）相关血流感染发生率	监测内容：监测留置 CVC 导管期间及拔除 CVC 导管后 48 小时内发生的原发性且与 CVC 导管相关的局部感染和血流感染，包括 CVC 导管相关血流感染发生例数占同期 CVC 导管留置总天数的比例 计算方法：CVC 相关血流感染发生率 =CVC 相关血流感染例次数 / 周期内患者 CVC 留置总日数 ×1000‰	信息化收集	季度 / 静脉治疗专委会	≤ 0.5‰

8. 静脉治疗指标公式及标准的设立

(1) 设立 PIVC 相关血流感染结果指标及过程指标见表 13-2。

表 13-2　外周静脉导管 (PIVC) 相关血流感染结果指标及过程指标

结果指标名称	分支 / 过程指标名称	分支 / 过程指标相应标准
外周静脉导管 (PIVC) 相关血流感染发生率	1. 外周静脉导管 (PIVC) 置管规范率 2. 外周静脉导管 (PIVC) 维护规范率 3. 外周静脉导管 (PIVC) 健康教育知晓率	1. 需洗手时均执行手卫生 2. 选择最佳穿刺部位，宜选择前臂，避开关节，静脉瓣、瘢痕、炎症、硬结等，成人不宜选择下肢 3. 基于治疗方案和患者病情选择管径细的静脉导管，尽可能减少输液附加装置 4. 选择符合规范的皮肤消毒剂，以穿刺点为中心，擦拭消毒的区域及周围皮肤，直径≥8cm，皮肤消毒至少 2 遍，消毒液自然干燥后方可穿刺 5. 贴膜与导管交界处固定平整，无卷边，穿刺点位于贴膜中心，留置针尾端在贴膜内 6. 导管塑形良好，留置针导管 U 型、高举平台固定；输液接头高于导管尖端且与穿刺血管平行；Y 型接头向外

结果指标	分支 / 过程指标	指标公式及标准
指标名称 外周静脉导管 (PIVC) 相关血流感染发生率 指标公式：PIVC 相关血流感染发生率=PIVC 相关血流感染例次数/周期内患者 PIVC 留置总日数×1000‰	指标 1：PIVC 置管规范率 1. 指标定义：外周静脉导管 (PIVC) 置管规范率是衡量护士在进行 PIVC 导管置入过程中是否规范的执行操作标准 2. 分子、分母的具体释义 (1) 分子：护士 PIVC 置管执行规范的操作项目 (2) 分母：PIVC 置管操作项目总和	指标 1：PIVC 置管规范率=护士 PIVC 置管执行规范的操作项目/PIVC 置管操作项目总和×100%

续表

指标公式及标准		分支/过程指标相应标准
结果指标	分支/过程指标	
相关释义 1. 指标定义：PIVC 相关血流感染是指留置 PIVC 导管后 48 小时及拔除 PIVC 导管后 48 小时内发生的原发性且与其他部位感染无关的感染，包括 PIVC 导管相关局部感染和血流感染发生数占同期 PIVC 导管留置总天数的比例 2. 分子、分母的具体释义 (1) 分子：PIVC 相关血流感染例次数 (2) 分母：周期内患者 PIVC 留置总日数 3. 指标的纳入标准、排除标准 纳入标准：住院时携带及新置入的 PIVC 排除标准：入院时诊断为 PIVC 相关血流感染的病例	指标 2：PIVC 维护护理规范率 = 护士 PIVC 维护护理执行规范的操作项目 /PIVC 维护护理操作项目总和 × 100% 1. 指标定义：PIVC 维护规范率是衡量护士在进行 PIVC 导管维护过程中是否规范的执行操作标准 2. 分子、分母的具体释义 (1) 分子：护士 PIVC 维护执行规范的操作项目 (2) 分母：PIVC 维护操作项目总和	1. 需洗手时均执行手卫生 2. 关注患者主诉，评估穿刺点及周围皮肤有无感染征象、导管固定情况、导管功能和留置的必要性 3. 充分消毒输液接头，宜选酒精棉片，用力擦拭消毒输液接头横截面及外围 5～15 秒或 10 次以上，消毒液自然干燥后方可连接 4. 输液接头应随外周静脉导管一同更换、输液接头有血液或药物残留、疑似污染、破损或脱开等情况应立即更换 5. 输液 24 小时或停止输液后，应更换输液装置，全血、成分血的输血器每 4 小时更换，特殊药物应根据产品的说明书要求更换

续表

结果指标	指标公式及标准	
	分支/过程指标	分支/过程指标相应标准
	指标 3: PIVC 健康教育知晓率 = 患者实际知晓的 PIVC 健康教育项目/PIVC 健康教育项目总和 × 100% 1. 指标定义: PIVC 健康教育知晓率是衡量患者对护士健康教育内容的掌握情况的 2. 分子、分母的具体释义 (1) 分子: 患者实际知晓的 PIVC 健康教育项目 (2) 分母: PIVC 健康教育项目总和	1. 保持局部清洁干燥, 洗澡时可用防水套或保护膜包裹, 避免留置针浸泡在水里, 以免引起导管脱落或感染 2. 对留置针局部固定以减少感染机会, 确保穿刺点处于封闭状态, 请勿自行取下或修剪贴膜 3. 经常观察穿刺部位有无发红、肿胀、疼痛、渗血渗液等情况, 如有及时通知医护人员处理 4. 输液过程中患者和其家属不可随意调节滴数, 发现异常请联系医护人员 5. 留置针输液通畅后穿刺侧肢体可适当活动, 如握拳、松拳, 但应避免用力过度或剧烈活动, 如提重物、打球等

(2) 设立 PICC 相关血流感染结果指标及过程指标见表 13-3。

表 13-3　PICC 相关血流感染结果指标及过程指标

结果指标名称	分支/过程指标名称
经外周静脉穿刺的中心静脉导管 (PICC) 相关血流感染发生率	1. 经外周静脉穿刺的中心静脉导管 (PICC) 置管规范率 2. 经外周静脉穿刺的中心静脉导管 (PICC) 维护规范率 3. 经外周静脉穿刺的中心静脉导管 (PICC) 健康教育知晓率

续表

指标公式及标准		
结果指标	分支/过程指标	分支/过程指标相应标准
指标名称：经外周静脉穿刺的中心静脉导管（PICC）相关血流感染发生率 指标公式：PICC相关血流感染发生率＝PICC相关血流感染次数/周期内患者PICC留置总日数×1000‰ 相关释义： 1. 指标定义：PICC相关血流感染是指留置PICC期间及拔除PICC导管后48小时内发生的原发性且与其他部位感染无关的感染，包括PICC相关的感染，感染和血流感染发生例数占同期PICC留置总天数的比例	指标1：经外周静脉穿刺的中心静脉导管（PICC）置管规范率＝护士PICC置管执行规范的操作项目/PICC置管操作项目总和×100% 1. 指标定义：PICC置管规范率是衡量护士在进行PICC置入过程中是否规范的执行操作标准 2. 分子、分母的具体释义： (1) 分子：护士PICC置管执行规范的操作项目 (2) 分母：PICC置管操作项目总和	1. 需洗手时均执行手卫生 2. 选择最佳穿刺部位，首选贵要静脉、避开静脉瓣、瘢痕、炎症、硬结、破损皮肤、创伤部位及受损血管等 3. 基于治疗方案和患者病情选择管径、管腔少的静脉导管，尽可能减少输液附加装置，可视化穿刺，宜使用超声引导穿刺 4. 建立最大无菌屏障，术者戴一次性口罩、帽子/无菌手套及穿手术衣，患者全身覆盖无菌单 5. 选择符合规范的皮肤消毒剂，以穿刺点为中心，擦拭消毒穿刺点及周围皮肤，皮肤消毒直径≥20cm，消毒液自然干燥后方可穿刺 6. 导管固定宜选无菌透明敷料，敷料以穿刺点为中心覆盖穿刺部位，无张力固定 7. 皮肤病变或过敏等不宜使用黏胶类敷料，可使用纱布类或功能性敷料，敷料外标注穿刺日期、敷料日期、外露长度及责任者 8. 术后行导管尖端定位，有报告

续表

指标公式及标准		分支/过程指标相应标准
结果指标	分支/过程指标	
2. 分母、分子的具体释义 (1) 分子: PICC 相关血流感染例次数 (2) 分母: 周期内患者 PICC 留置总日数 3. 指标的纳入标准、排除标准 纳入标准: 住院时携带及新置入的 PICC 排除标准: 入院时诊断为 PICC 相关血流感染的病例	指标 2: PICC 维护规范率 = 护士 PICC 维护执行规范的操作项目 / PICC 维护操作项目总和 ×100% 1. 指标定义: PICC 维护规范率是衡量护士在进行 PICC 导管维护过程中是否规范的执行操作标准 2. 分子、分母的具体释义 (1) 分子: 护士 PICC 维护执行规范的操作项目 (2) 分母: PICC 维护操作项目总和	1. 需洗手时均执行手卫生 2. 询问患者导管携带情况，评估穿刺点及局部皮肤情况，评估导管固定、功能、附加装置及留置情况 3. 用力擦拭消毒输液接头横截面及外围 5～15 秒，消毒液自然干燥后方可连接 4. 输液接头至少每 7 天更换 1 次，治疗间歇期输液接头自然包裹 5. 输液 24 小时或者停止输液后输液器更换装置，输血/成分血的输血器应根据产品的说明书要求更换，输注特殊药物应根据产品的说明书要求更换 6. 给药前抽回血，确认导管在静脉内，输注刺激性、腐蚀性药物前应擦拭消毒确认血管及皮肤，穿刺点为中心擦拭消毒确认血管及皮肤导管通畅

结果指标	指标公式及标准	
	分支/过程指标	分支/过程指标相应标准
	指标3: PICC 健康教育知晓率 = 患者实际知晓的 PICC 健康教育项目/PICC 健康教育项目总和 ×100% 1. 指标定义: PICC 健康教育知晓率是衡量患者对护士健康教育内容的掌握情况 2. 分子、分母的具体释义 (1) 分子: 患者实际知晓的 PICC 健康教育项目 (2) 分母: PICC 健康教育项目总和	1. 保持局部清洁干燥, 不要擅自撕下或修剪贴膜 2. 置管后弹性绷带包扎 2 小时后松解。如果肿胀不适, 请随时与护士联系 3. 可穿着浅色衣物或携带保护套, 避免穿着衣袖过紧衣物, 以免穿脱衣服时把导管带出; 穿衣服时, 先穿置管侧手臂衣袖, 随后穿健侧手臂衣袖, 脱衣服时, 先脱健侧手臂衣袖, 再脱置管侧手臂衣袖 4. 不影响从事一般性日常工作、家务劳动、体育锻炼, 但需避免使用置管侧手臂提过重的物品(大于 5kg)或做牵引体向上等持重锻炼 5. 置管侧肢体轻微活动, 预防置管后相关并发症发生, 可做转腕、松握拳, 指尖弹琴等活动, 每日坚持做五指操, 五指依次伸屈活动, 每日 2 次, 每次 3~5 分钟 6. 睡眠时, 保持舒适体位, 尽量避免压迫置管侧肢体

（3）设立中心静脉导管（CVC）相关血流感染结果指标及过程指标见表 13-4。

表 13-4　中心静脉导管（CVC）相关血流感染结果指标及过程指标

结果指标名称	分支/过程指标名称
中心静脉导管（CVC）相关血流感染发生率	1. 中心静脉导管（CVC）维护规范率 2. 中心静脉导管（CVC）健康教育知晓率

指标公式及标准		
结果指标	分支/过程指标	分支/过程指标相应标准
指标名称：中心静脉导管（CVC）相关血流感染发生率 相关公式：CVC 相关血流感染发生率＝CVC 相关血流感染例次数/周期内患者 CVC 留置总日数×1000‰ 相关释义： 1. 指标定义：CVC 相关血流感染是指留置 CVC 期间及拔除 CVC 导管后 48 小时内发生的原发性且与其他部位感染无关的感染，包括 CVC 相关局部感染和血流感染发生例次数占同期 CVC 留置总天数的比例。	指标 1：CVC 维护执行规范率＝护士 CVC 维护执行规范的操作项目/CVC 维护操作项目总和×100% 1. 指标定义：CVC 维护规范率是衡量护士在进行 CVC 导管维护过程中是否规范的执行操作标准 2. 分子、分母的具体释义 (1) 分子：护士 CVC 维护执行规范的操作项目 (2) 分母：CVC 维护操作项目总和	1. 需洗手时均执行手卫生 2. 关注患者主诉，评估穿刺点及周围皮肤有无感染征象，导管固定情况，导管功能的必要性 3. 消毒输液接头，用力擦拭消毒输液接头及外围 5～15 秒，消毒自然干燥后方可连接，输液接头至少每 7 天更换 1 次，输液接头每 7 天更换 1 次，破坏或脱开等情有血液、药物残留，疑似污染，治疗间歇期输液接头包裹 4. 根据输液性质、产品的说明书要求更换输液装置 5. 给药前抽回血，确认导管是否在静脉内 6. 以穿刺点为中心擦拭消毒皮肤及导管，皮肤消毒范围大于敷料面积，消毒液自然干燥后方可操作

结果指标	指标公式及标准	
	分支/过程指标	分支/过程指标相应标准
2. 分子、分母的具体释义 (1) 分子: CVC相关血流感染例次数 (2) 分母: 周期内患者CVC留置总日数 3. 指标的纳入标准、排除标准 纳入标准: 所有留置CVC的住院者 排除标准: 入院时诊断为中心静脉导管相关血流感染的病例	指标2: CVC健康教育知晓率＝患者实际知晓的CVC健康教育项目/CVC健康教育项目总和×100% 1. 指标定义: CVC健康教育知晓率是衡量患者对护士健康教育内容的掌握情况 2. 分子、分母的具体释义 (1) 分子: 患者实际知晓的CVC健康教育项目 (2) 分母: CVC健康教育项目总和	1. 保持敷料清洁干燥 2. 避免敷料处清洗液污染，如需淋浴，将导管及皮肤出口处用3M敷料贴密封，淋浴后要立即换药 3. 除股静脉置管外一般不限制活动，防止缝线牵拉；若缝线有断裂，应及时就医缝合 4. 置管侧上肢避免负重和剧烈活动，并妥善固定 5. 颈内静脉置管者穿宽松及前扣式上衣，冬天活动和睡眠时避免压迫导管；时可将内衣剪一长20cm的开口并上拉链，以便使用 6. 股静脉置管者要穿宽松的裤子，便于脱套防止牵拉导管，置管处避免用手抓挠 7. 血液透析的深静脉导管一般不作其他使用

☆ ☆ ★ ☆

表 13-5 预防血管内导管相关性血流感染过程质控

科室　　　　　检查时间　　　　　检查者　　　　达标率

一级	二级		序号	质量标准
预防血管内导管相关性血流感染措施落实规范率	预防PIVC相关性血流感染	留置针置管过程质控	1	需洗手时均执行手卫生
			2	选择最佳穿刺部位, 宜选择前臂
			3	选择最佳穿刺部位, 避开关节、静脉瓣、瘢痕、炎症、硬结等, 成人不宜选择下肢
			4	基于治疗方案和患者病情选择管径细的静脉导管, 尽可能减少输液附加装置
			5	选择符合规范的皮肤消毒剂
			6	以穿刺点为中心, 擦拭消毒穿刺点及周围皮肤, 直径≥8cm
			7	皮肤消毒至少2遍, 消毒液自然干燥后方可穿刺
			8	宜选无菌透明敷料, 以穿刺点为中心覆盖穿刺部位
			9	无菌透明敷料无张力固定
			10	敷料外标注穿刺日期、责任者
		留置针维护过程质控	11	需洗手时均执行手卫生
			12	关注患者主诉, 评估穿刺点及周围皮肤有无感染征象、导管固定情况、导管功能和留置的必要性
			13	消毒输液接头, 宜选酒精棉片, 用力擦拭消毒输液接头横截面及外围5~15秒, 消毒液自然干燥后方可连接
			14	输液接头应随外周静脉导管一同更换, 输液接头内有血液或药物残留、疑似污染、破损或脱开等情况应立即更换
			15	输液24小时或停止输液后, 应更换输液装置; 全血、成分血的输血器每4小时更换; 特殊药物应根据产品的说明书要求更换
			16	给药前抽回血或推注生理盐水确认; 输注刺激性、腐蚀性药物前应确认回血通畅

☆☆☆☆☆

一级	二级	序号	质量标准
预防PICC相关性血流感染	PICC置管过程质控	17	冲管液宜采用一次性单剂量生理盐水，输注药物与生理盐水不相容时，先使用 5% 葡萄糖注射液冲洗，再使用生理盐水。冲管液量至少是导管及附加装置容积的 2 倍
		18	输血或输注特殊药物后，应充分冲管
		19	使用脉冲式技术，即"推—停—推"方法
		20	如遇阻力不应强行冲管
		21	应用生理盐水冲封管，保证"一人一针一管一剂一用"，正压封管
		22	穿刺部位发生渗血、渗液、敷料出现卷边、松动、潮湿、污染、完整性受损时更换
		23	需洗手时均执行手卫生
		24	选择最佳穿刺部位，首选贵要静脉
		25	避开静脉瓣、瘢痕、炎症、硬结、破损皮肤、创伤部位及受损血管等
		26	基于治疗方案和患者病情选择管径细、管腔少的静脉导管
		27	尽可能减少输液附加装置
		28	可视化穿刺，宜使用超声引导穿刺
		29	建立最大无菌屏障，术者戴一次性口罩/帽子/无菌手套及穿手术衣
		30	建立最大无菌屏障，患者全身覆盖无菌单
		31	选择符合规范的皮肤消毒剂
		32	以穿刺点为中心，擦拭消毒穿刺点及周围皮肤
		33	皮肤消毒直径≥ 20cm
		34	皮肤消毒至少 2 遍或参照产品说明书
		35	消毒液自然干燥后方可穿刺
		36	导管固定宜选无菌透明敷料

一级	二级	序号	质量标准
		37	敷料以穿刺点为中心覆盖穿刺部位
		38	敷料无张力固定
		39	皮肤病变、过敏等不宜使用黏胶类敷料，可使用纱布类或功能性敷料
		40	敷料外标注穿刺日期、敷料日期、外露长度及责任者
		41	术后行导管尖端定位，有报告
	PICC维护过程质控	42	需洗手时均执行手卫生
		43	询问患者导管携带情况
		44	评估穿刺点及局部皮肤情况
		45	评估导管固定、功能、附加装置及留置情况
		46	用力擦拭消毒输液接头横截面及外围 5 ～ 15 秒
		47	消毒液自然干燥后方可连接
		48	输液接头至少每 7 天更换 1 次
		49	输液接头内有血液、药物残留、疑似污染、破损或脱开等情况
		50	输液 24 小时或停止输液后更换输液装置
		51	输注全血、成分血的输血器应每隔 4 小时更换
		52	输注特殊药物应根据产品的说明书要求更换
		53	给药前抽回血，确认导管在静脉内
		54	输注刺激性、腐蚀性药物前应确认回血通畅
		55	穿刺点为中心擦拭消毒皮肤及导管
		56	皮肤消毒范围大于敷料面积
		57	消毒液自然干燥后方可操作
		58	不宜在穿刺部位使用抗菌软膏或乳剂
		59	无菌纱布敷料至少每 2 天更换、无菌透明敷料至少每 7 天更换

续表

一级	二级	序号	质量标准
		60	穿刺部位发生渗血、渗液、敷料卷边、松动、潮湿、污染或完整性受损及时更换
		61	以穿刺点为中心覆盖穿刺部位，无张力固定
		62	皮肤病变、过敏等不宜使用黏胶类敷料，可使用纱布类或功能性敷料
		63	敷料外标注穿刺日期、敷料日期、外露长度及责任者
		64	冲管液宜采用一次性单剂量生理盐水
		65	输注药物与生理盐水不相容时，先使用 5% 葡萄糖盐水冲洗，再使用 0.9% 生理盐水
		66	冲管液量至少是导管及附加装置容积的 2 倍
		67	使用 10ml 及以上的注射器或预充式导管冲洗器冲管
		68	输血或输注特殊药物（如丙泊酚、脂肪乳等）后充分冲管
		69	使用脉冲式技术冲管，即"推—停—推"方法冲洗导管；如遇阻力不应强行冲管
		70	间歇期至少每 7 天冲封管 1 次，如遇阻力不应强行冲管
		71	应用生理盐水或 0 ~ 10U/ml 的肝素溶液正压封管
		72	封管液保证"一人一针一管一剂一用"
预防 CVC 相关性血流感染	CVC 维护过程质控	73	需洗手时均执行手卫生
		74	关注患者主诉，评估穿刺点及周围皮肤有无感染征象、导管固定情况、导管功能和留置的必要性
		75	消毒输液接头，用力擦拭消毒输液接头横截面及外围 5 ~ 15 秒，消毒液自然干燥后方可连接
		76	输液接头至少每 7 天更换一次，输液接头内有血液、药物残留、疑似污染、破损或脱开等情况应更换
		77	根据输液性质、产品的说明书要求更换输液装置
		78	给药前抽回血，确认导管是否在静脉内

续表

一级	二级	序号	质量标准
		79	以穿刺点为中心擦拭消毒皮肤及导管，皮肤消毒范围大于敷料面积，消毒液自然干燥后方可操作
		80	无菌纱布按 2 天、无菌透明敷料按 7 天更换
		81	穿刺部位发生渗血、渗液、敷料卷边、松动、潮湿、污染、完整性受损时更换
		82	选用无菌透明敷料，以穿刺点为中心覆盖穿刺部位，无菌透明敷料无张力固定
		83	合理选用冲管液，冲管液量至少是导管及附加装置容积的 2 倍，使用脉冲式技术冲管
		84	使用 10ml 及以上的注射器或预充式导管冲洗器冲管，输血或输注特殊药物（如丙泊酚、脂肪乳等）后充分冲管
		85	间歇期至少每 7 天冲封管 1 次，如遇阻力不应强行冲管
		86	应用生理盐水或 0 ～ 10U/ml 的肝素溶液封管，正压封管，封管液保证"一人一针一管一剂一用"

注：1. 监测内容：周期内住院患者预防血管内导管相关性血流感染管理质量

2. 计算方法：预防血管内导管相关性血流感染措施落实规范率 = 同期检查的住院患者预防血管内导管相关性血流感染过程质控规范项总和 / 同期检查的住院患者预防血管内导管相关性血流感染过程质控项目总和 ×100%

3. 统计周期内静脉导管置管及维护过程质控

☆☆☆☆

表 13-6　预防置管患者非计划拔管过程质控

科室			检查时间　　　　　检查者　　　　　达标率

一级	二级	序号	质量标准
预防静脉导管非计划拔管措施落实规范率	预防CVC非计划拔管过程质控	1	固定材料适宜：无菌透明敷料，以穿刺点为中心覆盖穿刺部位，无张力固定
		2	根据导管长度"U"形或"C"形放置
		3	用高举平台法固定敷料外导管
		4	输液管路妥善固定，导管无牵拉
		5	导管置入长度或外露刻度每班评估，至少每日记录
		6	敷料清洁、干燥、完整，无菌透明敷料至少每7天更换，无菌纱布敷料至少每2天更换
		7	更换敷料时，从导管远端向近端去除，导管无牵拉或移位
		8	导管内无血液或药液残留，输液管路无扭曲、打折、受压
		9	给药前，回抽血液确定导管在静脉内，并用生理盐水脉冲式冲管。如抽吸无回血或冲管遇阻力，禁止强行冲管
		10	给药结束时，先进行脉冲式冲管，再正压封管
		11	冲管时使用10ml及以上注射器或预充式导管冲洗器进行脉冲式冲管。冲管液选择适宜，量至少是导管及附加装置容积的2倍
		12	封管时使用10ml及以上注射器或预充式导管冲洗器进行正压封管。封管液选择适宜，量为导管及附加装置容积的1.2倍
		13	多腔导管应各腔均需冲管和封管
		14	输血或输注肠外营养液、甘露醇等黏稠制剂前后，应充分冲管
		15	关注输注药物间的配伍禁忌，无药物结晶或沉淀
		16	导管维护和使用时，"一人一针一管一剂一用"，遵循无菌操作原则，严格执行手卫生
		17	更换敷料时，皮肤和导管消毒以穿刺点为中心，消毒范围大于敷料覆盖范围，待自然干燥后进行操作

续表

一级	二级	序号	质量标准
		18	输液接头至少每 7 天更换 1 次,无血液或药物残留、污染、破损或松脱等情况
		19	经输液接头用药前使用消毒剂多方位擦拭接头或接口的横截面及外围,时间为 5 ～ 15 秒或参照说明书
		20	输液器每 24 小时更换。输注全血、成分血的输血器每 4 小时更换
		21	尽可能减少输液附加装置的使用
		22	评估导管留置必要性,拔除无须留置的导管
		23	评估患者有无局部皮肤、穿刺点及全身感染表现,有异常遵医嘱处理
		24	评估患者意识状态、疼痛和配合度,必要时遵医嘱约束或进行镇痛、镇静治疗,做好记录
		25	患者及其家属知晓健康教育指导内容且能复述
		26	根据患者及其家属掌握情况,调整指导重点
		27	患者及其家属主动参与管道管理
	预防 PICC 非计划拔管过程质控	28	置管适应证掌握正确,按需置管
		29	导管型号和置管部位选择适宜
		30	置管全程遵循无菌操作,严格执行手卫生,建立最大无菌屏障
		31	置管时使用超声引导穿刺
		32	置管后使用 X 线检查,确认导管尖端位置
		33	固定材料适宜:无菌透明敷料,以穿刺点为中心覆盖穿刺部位,无菌透明敷料无张力固定
		34	根据导管长度“U”形或“C”形放置;用高举平台法固定敷料外导管
		35	输液管路妥善固定,导管无牵拉
		36	住院患者导管置入长度或外露刻度每班评估,至少每日记录;门诊患者每次维护时评估并记录

☆☆☆☆

一级	二级	序号	质量标准
		37	敷料清洁、干燥、完整，无菌透明敷料至少每 7 天更换，无菌纱布敷料至少每 2 天更换
		38	更换敷料时，从导管远端向近端去除，导管无牵拉或移位
		39	导管内无血液或药液残留，输液管路无扭曲、打折、受压
		40	给药前，回抽血液确定导管在静脉内，并用生理盐水脉冲式冲管。如抽吸无回血或冲管遇阻力，禁止强行冲管
		41	给药结束时，先进行脉冲式冲管，再正压封管
		42	冲管时使用 10ml 及以上注射器或预充式导管冲洗器进行脉冲式冲管。冲管液选择适宜，量至少是导管及附加装置容积的 2 倍
		43	封管时使用 10ml 及以上注射器或预充式导管冲洗器进行脉正压封管。封管液选择适宜，量为导管及附加装置容积的 1.2 倍
		44	多腔导管各腔均需冲管和封管
		45	输血或输注肠外营养液、甘露醇等黏稠制剂前后，应充分冲管
		46	关注输注药物间的配伍禁忌，无药物结晶或沉淀
		47	避免从非耐高压 PICC 进行加压注射
		48	导管使用间歇期至少每 7 天冲、封管 1 次
		49	导管维护和使用时，"一人一针一管一剂一用"，遵循无菌操作原则，严格执行手卫生
		50	更换敷料时，皮肤和导管消毒以穿刺点为中心，消毒范围大于敷料覆盖范围，待自然干燥后进行操作
		51	输液接头至少每 7 天更换 1 次，无血液或药物残留、污染、破损或松脱等情况
		52	经输液接头用药前使用消毒剂多方位擦拭接头或接口的横截面及外围，时间为 5～15 秒或参照说明书
		53	输液器每 24 小时更换，输注全血、成分血的输血器每 4 小时更换

续表

一级	二级	序号	质量标准
		54	尽可能减少输液附加装置的使用
		55	评估导管留置必要性，拔除无须留置的导管
		56	评估患者有无局部皮肤、穿刺点及全身感染表现，有异常遵医嘱处理
		57	评估患者意识状态、疼痛和配合度，必要时遵医嘱约束或进行镇痛、镇静治疗，做好记录
		58	患者及其家属知晓健康教育指导内容且能复述
		59	护士根据掌握情况，调整健康指导重点
		60	患者及其家属知晓导管维护间隔时间（至少每 7 天 1 次）
		61	患者及其家属主动参与管道管理

注：1. 监测内容：周期内住院患者预防导管非计划拔管管理质量

2. 计算方法：预防导管非计划拔管措施落实规范率＝同期检查的住院患者预防导管非计划拔管措施落实规范项总和 / 同期检查的住院患者预防导管非计划拔管措施落实项目总和 ×100%

3. 统计周期内置管患者预防非计划拔管过程质控质量

表 13-7　血管通路门诊静脉治疗质量

科室　　　　　检查时间　　　　　检查者　　　　　达标率

一级	二级	序号	质量标准
血管通路门诊措施落实规范率	血管通路门诊工作管理	1	血管通路门诊设专人管理，有组织架构
		2	建立血管通路装置的质量控制体系，定期检查，追踪评价
		3	建立就诊患者信息化平台，规范书写病历、置管或维护信息有记录
		4	设立完整规范制度，岗位职责、就诊流程、工作流程、应急预案等
		5	工作量完成情况有记录，有统计
		6	护理安全上报：有不良事件上报体系
		7	出诊时间：周一至周五 8：00 ～ 11：30 ，13：30 ～ 15：00

☆☆☆☆

一级	二级	序号	质量标准
		8	每日专人负责置管、导管维护、拔管或相应并发症处理
		9	就诊环境清洁，设施摆放整齐，区域划分明确有标识
		10	护士进入导管室需穿工作服、操作时佩戴口罩
		11	维护或置管期间家属不得陪同
		12	诊疗室外有服务时间、服务流程、就诊流程及相关健康教育内容
		13	诊疗室外有候诊区域，患者有序排队
		14	护理人员相关资质信息完成有档案，护士证、职称证、专科资质等
		15	具有资深静脉治疗专家至少1人，能够处理疑难血管问题
		16	护理人员有静脉治疗相关培训及考核
		17	环境区域分配合理，物品定位放置，无菌物品按效期摆放
		18	物品器材管理有记录，工作区域无生活用品，专人定期检查
		19	固定独立诊疗室，布局合理，有流动洗手设施
		20	有专门的维护室及置管室，"一人一包一环消（一次性卫材，一人一物一废弃）"，不得重复使用
		21	配有超声引导穿刺设备（院级）
		22	冲、封管液应单人单剂量或使用一次性预充设备
		23	不同类型中心静脉导管封管液使用合理
	PICC穿刺	24	核对确认医嘱，签署知情同意书，置管相关收费
		25	置管前对患者进行全身评估及穿刺部位评估
		26	需洗手时均执行手卫生
		27	选择最佳穿刺部位，首选贵要静脉、避开静脉瓣、瘢痕、炎症、硬结、破损皮肤、创伤部位及受损血管等
		28	选择符合规范的皮肤消毒剂、按规范行皮肤消毒

续表

一级	二级	序号	质量标准
		29	严格遵守无菌原则，使用专用穿刺包，穿刺时建立最大无菌屏障
		30	穿刺成功后，使用导管固定装置规范固定导管，敷料外标记穿刺日期、敷料日期、外露长度及责任者
		31	确定导管尖端位置，通过 X 线确认导管尖端位置后方可使用
		32	术后记录：置管者、置管方式、穿刺静脉、臂围、外露长度，穿刺局部及敷料情况，X 线定位结果等
		33	建档保存 - 同意书（粘贴高值名称条码）、高值单、置管记录、收费单据（二维码打印）
	PICC 维护	34	治疗车物品摆放整齐有序，均在有效期内，备有洗手液
		35	评估穿刺点局部、敷料、导管及附加装置情况
		36	查看维护手册，核对患者信息
		37	测量臂围，移除敷料及胶布，严格遵守无菌操作原则
		38	消毒延长管更换输液接头，酒精纱布消毒路厄式接头横断面及侧面，用力摩擦不少于 15 秒
		39	冲洗导管，回抽回血，用预冲注射器（或 10ml 以上生理盐水的注射器）脉冲方式冲洗导管，正压封管
		40	皮肤消毒，以穿刺点为中心直径大于 15cm，酒精禁触碰导管，待干
		41	固定导管，敷料塑形，导管 U/L 形摆放，敷料以穿刺点为中心无张力粘贴（覆盖延长管羽翼部分）
		42	标识记录，敷料外标记穿刺日期、敷料日期、外露长度及责任者，记录维护信息
		43	整理用物，向患者宣教
	PORT 护理	44	治疗车物品摆放整齐有序，均在有效期内，备有洗手液
		45	评估内容包括基本信息、注射座位置及周围皮肤状况等
		46	查看维护手册，核对患者信息，严格遵守无菌操作原则

☆☆☆☆

续表

一级	二级	序号	质量标准
		47	皮肤消毒，以输液港注射座为中心，消毒范围直径大于15cm×15cm，待干
		48	将输液港拱起，确定三指中心，从注射座中心垂直刺入，有落空感后继续进针，直到针头触及储液槽底部（有阻力时停止进针），突破感-落空感-阻力感
		49	穿刺成功调节港针位置（针尖斜面朝向港座导管流出道的反方向）
		50	抽回血，脉冲式冲洗导管、附加装置及输液港储液槽
		51	正压封管：用100U/ml肝素盐水5ml，当注射液剩余0.5～1ml时，边推注边夹闭导管夹，正压封管
		52	检查输液港及局部皮肤情况；严格遵守无菌操作原则
		53	以两指固定输液港座，另一只手垂直向上拔出输液港针，检查港针是否完整
		54	局部加压止血，消毒穿刺点及周边皮肤，消毒范围大于5cm×5cm，待干
		55	无菌敷料覆盖穿刺点（24小时后去除敷料）
		56	整理用物，向患者宣教
	健康教育	57	有静脉治疗相关健康教育，内容实用
		58	护士掌握健康教育内容，能落实患者教育
		59	患者掌握置管后注意事项（肢体活动、洗澡方法、局部观察、穿脱衣服等）及遇意外情况的初步处理

注：1. 监测内容：周期内血管通路门诊护理工作质量。

2. 计算方法：血管通路门诊护理工作质量规范率＝血管通路门诊护理工作质量规范项总和／血管通路门诊护理工作质量项目总和×100%。

3. 统计周期内每次、每名护士检查2名患者穿刺或维护，每月每名护士检查至少1次。

（马　健　徐　璐）

第 14 章

静脉输液治疗管理

一、静脉治疗护士职责

1. 静脉治疗护士职责有哪些?

（1）协助静脉治疗专业委员会成员开展静脉治疗相关工作。

（2）负责督促全科护士严格执行静脉治疗相关的操作规范、质量标准及相关制度、流程、预案等。

（3）负责科室全体护士静脉治疗知识与技术、管理制度及流程、应急预案、质量标准等相关内容的培训，做到人人掌握，并进行效果评价和记录。

（4）负责科室静脉治疗质量控制，针对存在问题及时提出持续改进方案，督促落实，并进行效果评价。

（5）负责本科室静脉治疗疑难病例的技术指导，对不能解决的技术难题，及时向护士长报告或静脉治疗专业委员会报告，并申请护理会诊。

（6）负责科室静脉治疗并发症及不良反应等的统计和上报。

（7）参加院内静脉治疗疑难病例的讨论、学术讲座及静脉治疗相关知识与技术的培训。

（8）参与全院静脉治疗相关的教学与培训工作，并开展相关科研工作。

☆☆☆☆

2. PICC 专科护士职责有哪些?

（1）在静脉治疗专委会及护士长的领导下开展工作。

（2）严格执行 PICC 置管和维护的操作流程与规范，确保患者置管安全。

（3）严格执行手卫生规范，做好消毒隔离工作，预防院内感染。

（4）对患者进行全面、正确评估，选择适宜患者的血管通路器材，进行 PICC 置管。

（5）做好 PICC 及 CVC 导管的观察、评估和维护及并发症的防治工作。

（6）参与院内、院外 PICC、CVC 等疑难问题的会诊及处理。

（7）参与院内静脉治疗质量检查及院内外 PICC 的培训、教学工作。

（8）定期对 PICC 置管、维护过程中出现的问题及并发症进行分析，并在静脉治疗专委会组织的病例讨论中进行分享。

（9）做好 PICC 置管患者的健康宣教，提高患者遵医行为，减少并发症发生。

（10）定期参加各级静脉治疗相关培训。

二、紧急状况下的处理对策

1. 患者发生输血反应时如何紧急处理?

（1）患者发生输血反应时，应立即减慢或停止输血，更换输血器，以 0.9% 氯化钠注射液维持输液通畅，通知医师对症处理。

（2）通知医师、主任、护士长，怀疑溶血等严重反应时，应逐级上报医务部、护理部。

（3）应保留血袋、输血器、遵医嘱抽取患者血样，一起送输血科。

（4）准备好抢救药品及物品，配合医师进行紧急救治，并给予氧气吸入。

（5）一般过敏反应,应密切观察患者病情变化并做好记录,安慰患者,减少患者的焦虑。

（6）加强巡视及病情观察，做好抢救记录及交接班。

（7）如患者家属有疑问时，按相关程序对输血器具等进行封存。

2. 患者发生输液反应时如何紧急处理？

（1）患者发生输液反应时，应立即停止所输液体，更换 9% 氯化钠注射液和输液器，维持静脉通路。

（2）同时通知医师，遵医嘱给药。

（3）情况严重者就地配合医师抢救，必要时进行心肺复苏。

（4）加强巡视及病情观察，记录患者的生命体征和抢救过程，做好交接班。

（5）发生严重输液反应时，及时报告科主任、护士长，按规定上报护理部。

（6）保留输液器、药液、药瓶和加药用的注射器。

（7）患者家属有异议时，按相关程序对输液器具等进行封存，待检。

3. 患者发生静脉空气栓塞时如何处紧急处理？

（1）发现输液器内出现气体或患者出现空气栓塞症状时，立即夹住静脉给药管路，停止空气继续输入体内，更换输液器或排空输液器内残余空气。

（2）立即将患者置头低足高左侧卧位。

（3）通知主管医师及病房护士长。

（4）密切观察患者病情变化，给予加压给氧或高流量吸氧（有条件的可以进行高压氧治疗）吸入，遵医嘱应用药物治疗。

（5）病情危重时，配合医师积极抢救。

（6）认真记录病情变化及抢救经过，做好心理护理及重点交接班。

4. 输液过程中出现肺水肿时如何紧急处理？

（1）停止输液或将输液速度降至最低。

（2）立即通知医师、主任及护士长。

☆ ☆ ☆ ☆

（3）将患者安置为半卧位或端坐位，必要时双下肢下垂，以减少回心血量，减轻心脏负担。

（4）加压高流量给氧（或高流量给氧），减少肺泡内毛细血管渗出，同时湿化瓶内加入 20% ～ 30% 的乙醇，改善肺部气体交换，缓解缺氧症状。

（5）遵医嘱给予镇静、利尿、扩血管和强心药物。

（6）必要时进行四肢轮流结扎，每隔 5 ～ 10 分钟轮流放松一侧肢体止血带，可有效地减少回心血量。

（7）认真记录患者病情变化及抢救经过。

（8）患者病情平稳后，加强巡视，重点交接班。

5. 患者发生化疗药物外渗时如何紧急处理？

（1）立即停止化疗药物的注入，保留血管通路装置，接注射器回抽漏于皮下或静脉通路内的残余药液，然后拔除 PIVC 或 PORT 无损伤针。

（2）及时通知医师、护士长，按程序报告护理静脉治疗专业委员会。

（3）深部组织发生中心静脉化疗药物外渗时，应遵医嘱行 X 线检查确定导管尖端位置。

（4）评估肿胀范围及外渗液体量，确认外渗的边界并标记；观察外渗区域的皮肤颜色、温度、感觉、关节活动和外渗远端组织的血供情况。

（5）发疱性药物外渗时，应遵医嘱进行局部封闭，封闭时应避免损伤 CVAD。

（6）根据外渗药物的种类，遵医嘱使用相应的解毒剂和治疗药物。

（7）化疗药物外渗发生 24 ～ 48 小时，宜给予干冷敷或冰敷，每次 15 ～ 20 分钟，每天 ≥ 4 次；奥沙利铂、植物碱类化疗药物外渗可给予干热敷，成人温度不宜超过 50 ～ 60℃，患儿温度不宜超过 42℃。

（8）抬高患肢，避免局部受压。局部肿胀明显，可给予 50% 硫酸镁、如意金黄散等湿敷。

（9）记录症状和体征，外渗发生时间、部位、范围、局部皮肤情况、输液工具、外渗药物名称、浓度和剂量、处理措施。

（10）外渗部位未经治愈前，禁止使用外渗区域周围血管穿刺。

（11）做好患者的心理安慰，减轻患者紧张不安情绪，取得配合。

（12）加强交接班、认真记录，密切观察局部变化。

6. 出现 CVC 滑脱时如何紧急处理？

（1）当 CVC 意外脱出后，不能重新推入，须将导管拔出并通知医师。

（2）安抚患者，做好心理护理。

（3）沿穿刺走向按压穿刺点至不出血为止，穿刺点用消毒无菌敷料覆盖 24 小时。

（4）根据病情评估是否需要重新建立静脉留置通路。

（5）做好记录，认真查找脱落原因，报告护士长。

（6）填写《不良事件上报表》，24 小时内上报护理部。

7. PICC 导管自发性回血时如何紧急处理？

（1）发现 PICC 导管回血，安慰患者及其家属，报告护士长。

（2）去除正压接头，立即抽回血。

（3）见无凝血块，用 20ml 或 30ml 注射器抽 10ml 以上的生理盐水脉冲式冲管。

（4）更换正压接头，使用 10U/ml 的肝素盐水封管，封管液量应为导管及附加装置管腔容积的 1.2 倍。

（5）向患者及其家属做保护 PICC 导管的相关知识宣教。

（6）做好记录和交接班。

8. 当 PICC 脱出时如何紧急处理？

（1）发生 PICC 导管滑脱应首先停止静脉治疗，评估发生滑脱的原因及导管脱出的长度。

（2）解除继续发生脱管的因素，保持穿刺部位无菌状态，初步固

☆☆☆☆

定导管，防止导管继续脱出。

（3）安慰患者及其家属，报告护士长。

（4）判断导管尖端位置：①评估导管：如在深静脉内则按无菌原则进行换药，充分固定；如导管脱出 3cm 以上需重新做影像检查定位导管尖端位置。②导管尖端不在深静脉内应根据患者病情及静脉输液治疗计划，选择拔管或重新置管。

（5）如拔管，局部按压 5 ～ 10 分钟，按无菌原则进行换药。

（6）如留置 PICC 导管或重置导管，应向患者及其家属进行保护 PICC 导管的相关知识宣教。

（7）做好记录和交接班。

9. PICC 突然堵管时如何紧急处理?

（1）当发生导管堵塞时，首先应停止静脉治疗，评估导管堵塞的原因，导管堵塞包括：机械性堵塞、药物沉淀性堵塞或血栓性堵塞，根据导管堵塞的原因紧急处理。

（2）安慰患者及其家属，报告护士长。

（3）向患者及其家属进行保护 PICC 导管的相关知识宣教。

（4）做好溶栓后病情观察，同时做好护理记录和交接班。

10. 如何根据 PICC 导管堵塞原因进行紧急处理?

（1）机械性堵塞处理方法：立即检查从输液袋到穿刺部位的所有输液管路，是否存在导管扭曲、夹闭、过滤器或接头堵塞等。必要时使用影像学检查评估可能存在的内部机械因素，如夹断综合征、纤维蛋白鞘、导管前端移位贴壁等。

（2）血栓性堵塞处理主要为溶栓药选择与使用，尿激酶溶液 1 ～ 2ml（5000U/ml）或阿替普酶 1 ～ 2ml（1mg/ml），溶栓药在管腔内停留 30 ～ 120 分钟，停留适当时间后抽出并丢弃溶解物，用 0.9% 氯化钠注射液 10 ～ 20ml 冲洗导管。包括 2 种方法。

①回抽法：使用 20ml 注射器抽吸 2 ～ 3ml 溶栓药（同上溶栓药），取下静脉导管接头，将盛有溶栓剂的注射器与导管相连接，往外抽吸

6～8ml，保证溶栓剂在注射器头端，松开后溶栓药被吸入导管内，避免注入空气，可重复使用，直至复通。

②三通负压法：取下静脉导管接头，将三通管的头端连接静脉导管，一个抽 2～3ml 溶栓药（同上溶栓药）的注射器和一个空的 20ml 注射器分别连在三通的两个接口上，先打开空注射器侧的开关，回抽空注射器至 3～6ml，保持负压，关闭旋塞，再打开连接溶栓药的注射器侧开关，溶栓药被吸入导管。用轻柔手法反复回抽导入，若一次未通，可重复使用，直至复通。

（3）药物性堵塞处理方法：应根据药物的酸碱性来选择合适的溶栓药。处理沉淀物的原则是通过改变管腔内的 pH 来增加沉淀物的溶解度。具体用药及溶栓药申报静脉治疗小组，采用 MDT 联合会诊（医疗组、药剂师及静脉治疗小组）确定溶栓方案。

11. 医护人员发生针刺伤时如何紧急处理？

（1）医护人员在进行医疗操作时，被锐器划伤刺破后，锐器未接触过患者，应立即挤压伤口血液，用肥皂洗后，清水冲洗。填写记录，报告感染管理科备案。

（2）医护人员在进行医疗操作时，被锐器划伤刺破后，锐器接触过患者，如患者无乙肝、丙肝等疾病，应立即反复挤压伤口血液，用肥皂洗后，清水冲洗，安尔碘消毒。必要时外科急诊处理伤口。抽血检查，填写记录，报告感染管理科备案，并进行血源性传播疾病的检查和随访。被乙肝、丙肝阳性患者血液、体液污染的锐器刺伤后，除上述处置后，应在 24 小时内抽血查乙肝、丙肝抗体，必要时同时抽患者血对比。同时注射乙肝免疫高价球蛋白，按 1 个月、3 个月、6 个月接种乙肝疫苗。

（3）被 HIV 阳性患者血液、体液污染的锐器刺伤后，应在 24 小时内抽血查 HIV 抗体，必要时同时抽患者血对比，按 1 个月、3 个月、6 个月复查，同时口服贺普丁（拉米夫定）每日 1 片，并通知医务处、院内感染科进行登记、上报、追访等。

☆☆☆☆

三、静脉输液治疗专科护士培养

1. 静脉输液治疗专科护士定义是什么？

静脉输液治疗专科护士简称静疗专科护士，指临床护士通过静脉输液专科护士培训（系统的理论、操作培训及临床实践）考核合格后，取得合格证书，在静脉输液治疗护理领域具有较高水平和专长的专家型临床护士，能够利用自己的静脉输液理论知识及操作技能为患者和社区人群提供专家级别的护理服务，为同行提供专业建议与咨询。

2. 国外静疗专科护士如何组织产生？

美国静疗专科护士由专业学会、企业、医院及专门的培训机构等组织培训产生。

3. 国外静疗专科护士如何发展？

（1）在教育与培训方面，除入职培训外，强调了继续教育的重要性。

（2）在输液质量管理方面，更加注重患者及护士的安全，关注患者的感受。

（3）在技能与理论发展方面，静疗专科技术与时俱进，持续创新；在更新继续教育课程、血管置入技能、静脉输液治疗质量管理等内容的同时，静脉输液护理学会（INS）也提倡构建专业的静脉输液团队；注重循证和证据结果的临床转化；研究新生儿、儿童、孕妇、老年人等特殊患者的输液治疗计划。

4. 我国静疗专科护士的发展背景是什么？

2007年为贯彻落实《中国护理事业发展规划纲要（2005—2010年）》，加强医院临床专业化护理骨干培养，卫生部组织中华护理学会及有关专家，针对临床护理技术性较强的重症监护室、手术室、急诊室、器官移植、肿瘤护理 5 个专科护理领域，研究制定了《专科护理领域护士培训大纲》，指导各地规范开展专科护理领域的培训工作，各省市结合本地实际，有计划、分步骤地在专科或专病领域开展专科护士培训工作，培养一批具有较高业务水平和专长，能较好地解决专科护理实际问题，指导其他护士开展相关工作。

5. 我国静疗专科护士如何发展？

近年来静疗专科护士的发展迅猛，其培训内容和方式多种多样，培训机构、培训时间和培训课程不尽相同。以中华护理学会和各省市卫生行政机构委托护理学会举办的静疗专科护士资格培训班及经外周静脉穿刺的中心静脉导管（PICC）专业技术培训项目为主，部分省市已建立了静疗专科护士培训基地。

6. 我国何时开展第一期静脉输液治疗专科护士培训？

2020 年 4 月中华护理学会进行了第一期静脉输液治疗专科护士培训，开启了国家级层面的静脉输液治疗专科护士培训工作。

7. 美国静疗专科护士资质认证要求是什么？

美国于 1983 年成立了静疗专科护士资格认证组织（Infusion Nurses Certification Corporation，INCC），是 INS 分支组织。专业静疗注册护士（RN）报考条件：取得州注册护士执业证书，并在过去连续 2 年中实施静脉输液治疗和护理 1600 小时（护理范畴不单指直接的临床护理经验，也包括静脉输液治疗相关的护理教育、管理、研究或临床实践等非临床护理经验）。

8. 我国静疗专科护士资质认证要求是什么？

中国各省、市护理学会于 2010 年陆续开始举办"静疗专科护士培训"，报考条件：必须具有护士执业证书、护理专业大专及以上学历，5 年以上临床护理实践经验，3 年以上静脉输液治疗领域的工作经验。中华护理学会静脉输液治疗专科护士的培训对象还要求在三级医院从

☆ ☆ ☆ ☆

事临床工作满 5 年，从事静脉输液治疗相关临床工作，参与 PICC 置管操作。

9. 静疗专科护士培训方式及时长如何?

静疗专科护士培训采取集中理论学习与临床护理实践相结合的方式，培训总时间原则上为 2 ~ 3 个月。理论学习由静脉输液治疗培训基地所在医疗机构或者学会组织，也可以联合医学（护理）院校共同完成，理论授课 1 个月，其间可以安排一部分时间临床见习。临床实践由培训基地组织实施，时间 1 ~ 2 个月。由临床实践基地医院具有丰富经验的医疗、护理专业人员进行带教和指导。

10. 静疗专科护士培训内容包括哪些?

主要参考美国《INS 输液治疗实践标准》、中华人民共和国行业标准《静脉输液治疗护理技术操作规范》及《静脉输液专科护士培训教材》。培训课程主要包括三大方面。

（1）静脉输液治疗基础。

（2）静脉输液治疗技术。

（3）静脉输液治疗质量管理。

11. 静疗专科护士培训考核要求?

学员完成规定的理论课程和临床实践后，由负责组织静脉输液治疗专科护士培训的护理学会组织理论机考、静脉输液技术操作技能考试，部分省、市还组织论文答辩、护理科研及教学能力的考核等。考核合格，完成结业报告。经培训管理委员会审核后，获得中华、省、市级《静脉治疗专科护士》培训合格证书。

12. 静疗专科护士应具备哪些核心能力?

（1）丰富的静脉输液治疗相关理论知识。

（2）精湛的静脉输液治疗操作技能。

（3）语言沟通能力。

（4）健康教育能力。

（5）继续教育能力。

（6）创新能力。

（7）临床判断和推理能力。

（8）具备识别产品的能力。

（9）遵循职业道德标准的能力。

（10）教学能力。

（11）协作和终身学习的能力。

（12）科研能力和运营能力。

13. 静疗专科护士有哪些角色？

（1）临床高级别的操作者。

（2）教育者。

（3）专科顾问、咨询及宣教者。

（4）科技工作者。

（5）管理和自我管理者。

（6）医疗团队间的协调者。

（7）临床及专业上的领导及革新者。

（8）道德上的决策者。

14. 静疗专科护士再认证相关要求是什么？

要求静脉输液治疗专科护士在维持基本专业技能的前提下，需要不断进行终身学习、自我完善、提升专业知识水平。从事静脉输液治疗的护士应定期进行静脉治疗所必需的专业知识及技能培训。建议：

（1）取得《静脉治疗专科护士》资格证书后，每五年再次认证。

（2）每年需完成总数为 20 次以上的中心静脉血管通路装置的维护，包含经外周静脉穿刺的中心静脉导管（peripherally inserted central catheter，PICC）、中心静脉导管（central venous catheter，CVC）、完全植入式静脉输液港（totally implantable venous access port，TIVAP），简称输液港（PORT）。

☆ ☆ ☆ ☆

（3）每年需完成 5 例以上 PICC 置入或手臂输液港植入。

（4）继续教育学分至少达到 40 个学分。

（5）每年从事本专业领域实践时间应达到个人临床护理工作总时间的 2/3 以上。

（徐　璐）

附录 A
静脉导管置入操作流程及注意事项

A1：PIVC 操作流程及注意事项

【操作流程】

1. 备齐用物：推车至床旁。

2. 核对信息：自我介绍，2 种以上方式核对患者信息（姓名、床尾卡、腕带等）。

3. 告知：①向患者解释操作目的、输入药物及液体的名称、剂量和作用等。②向患者解释使用静脉留置针的目的、方法及配合要点，取得患者配合。

视频 1　留置针
静脉输液操作

4. 评估：①评估患者病情、年龄、意识状态、心肺功能、自理能力及合作程度、过敏史、用药史等。②评估患者穿刺部位皮肤、血管的状况及肢体活动度等。

5. 摆体位：协助患者大小便，取舒适体位；调节输液架。

6. 洗手（六步洗手法）、戴口罩、戴手套。

7. 操作前核对：2 种以上方式核对患者信息，核对输液巡回卡与药液，床号、姓名、药名、剂量、药物浓度、给药时间、用法。

8. 检查药液质量：对光检查药液有无变色、浑浊、沉淀及絮状物等。

9. 排气：输液袋挂于输液架上；输液管末端与留置针输液接头连接，排气至输液接头处，留置针留在包装盒内。

10. 确认穿刺部位：垫治疗巾，扎压脉带，确认穿刺点，松开压

☆ ☆ ☆ ☆

脉带。

11. 消毒皮肤：以穿刺点为中心，消毒皮肤 2 次，消毒范围直径 ≥ 8cm，待自然干燥。

12. 准备敷料：备胶布，打开无菌透明敷料外包装。

13. 操作中核对：两种以上方式核对患者信息，核对输液巡回卡及药液。

14. 扎压脉带：在穿刺点上方 8 ～ 10cm 处扎压脉带，嘱患者握拳。

15. 静脉穿刺：①取下护针帽，左右旋转松动针芯，排出套管针内空气；绷紧皮肤，留置针与皮肤成 15° ～ 30° 角进针。②见回血后，压低角度至 5° ～ 10° 继续进针 2mm，保证外套管在静脉内；后撤针芯 2 ～ 3mm，并固定；将外套管与针芯一起送入血管内，撤出针芯。

16. 打开调节器：松开压脉带，嘱患者松拳，开调节器。

17. 无张力粘贴敷料：单手持膜，敷料中央对准穿刺点轻轻落下。

18. 固定导管（三部曲）：①捏起：拇指和示指沿导管方向，由上向下捏起导管末端部分，使其凸起，排出敷料下空气。②抚平：用双手向左右两侧抚平整块敷料，使敷料与皮肤充分贴合。③按压：边撕边框边按压。

19. 粘贴标识贴：在标识贴上记录穿刺日期、时间、操作者姓名，将标识贴贴于敷料下边缘、封闭针座处。

20. 高举平台法 U 形固定：①用已裁剪好的胶布固定，输液接头要高于导管尖端，且与血管平行。② Y 形接口朝下。

21. 调节滴速：根据患者年龄、病情及药液性质调节滴速。

22. 操作后核对：两种以上方式核对患者信息，核对输液巡回卡及药液。

23. 整理：协助患者取舒适体位，整理床单位；呼叫器放于患者易取处；整理物品。

24. 脱手套、洗手、摘口罩：填写输液巡回卡。

25. 宣教：致谢并告知患者。

（1）静脉输液相关知识，告知其不可随意调节滴速，保证治疗安全。

☆　☆　☆　☆

（2）避免穿刺部位的肢体用力过度或剧烈活动和长时间下垂。

（3）妥善固定导管，保持穿刺部位清洁干燥，如出现下列异常情况应及时告知医护人员：敷料出现潮湿、松动、卷边或污染等；穿刺部位出现发红、疼痛、肿胀、渗血、渗液、脓性分泌物等；导管体外部分及附加装置出现移位、脱出、打折、折断等。

【注意事项】

1. 根据病情需要合理安排输液顺序，并根据治疗原则，按急、缓及药物半衰期等合理分配药物。

2. 输注的两种不同药物间有配伍禁忌时，在前一种药物输注结束后，应冲洗或更换输液器，并冲洗导管后，再接下一种药物继续输注。

3. 严格掌握输液速度，成人一般为 40 ～ 60 滴 / 分，儿童一般为 20 ～ 40 滴 / 分，对严重脱水、休克患者可加快输液速度；对有心、肺、肾疾病的患者，老年及婴幼儿输液速度应适当减慢。

4. 妥善固定导管：输液过程中要加强巡视，观察患者有无输液反应。保持输液附加装置的密闭性。

5. 保持穿刺部位清洁干燥，注意观察穿刺部位有无发红、疼痛、肿胀、渗血、渗液、脓性分泌物等异常情况。

6. 输液器应根据药液性质或输注药品说明书的要求选择，每 24 小时更换 1 次，如怀疑被污染或完整性受到破坏，应立即更换。

A2：静脉注射操作流程及注意事项

【操作流程】

1. 备齐用物：推车至患者床旁。

2. 核对信息：自我介绍，两种以上方式核对患者信息（姓名、床尾卡、腕带等）。

3. 告知：向患者解释操作目的、方法，注射药物的名称、剂量、作用等，取得患者配合。

4. 评估：①评估患者病情、年龄、意识状态、心肺功能、自理能力及合作程度、过敏史、用药史等。②评估敷料有无潮湿、松动、卷

☆☆☆☆

边或污染；穿刺部位有无发红、疼痛、肿胀、渗血、渗液、脓性分泌物等。③评估导管通畅性、导管长度（内置／外露）及日期（穿刺／更换敷料），导管体外部分及附加装置有无移位、脱出、打折、折断等；导管内有无血液残留等。

5. 摆体位：协助患者大小便，取舒适体位；暴露注射部位。

6. 洗手（六步洗手法）、戴口罩。

7. 操作前核对：两种以上方式核对患者信息，核对输液巡回卡与药液，床号、姓名、药名、剂量、药物浓度、给药时间、用法。

8. 检查药液质量：对光检查药液有无变色、浑浊、沉淀及絮状物等。

9. 垫治疗巾、移除胶布：移除输液接头的外固定胶布。

10. 洗手（六步洗手法）、戴手套。

11. 消毒：①撕开酒精棉片的外包装，呈"口"状备用。②一手持导管接头上方，另一手持酒精棉片外包装，用酒精棉片用力多方位擦拭输液接头的横切面及外围 5 ～ 15 秒，待自然干燥（输液接头消毒和待干时间依据产品说明书）。

12. 冲管：脉冲式冲管，用 10 ～ 20ml 0.9％氯化钠溶液冲管，一手固定，另一手回抽血液，见到回血后用手掌大鱼际脉冲式冲管（推一下，停一下，每次注射 1ml），确定导管是否通畅。

13. 操作中核对：两种以上方式核对患者信息、输液巡回卡及药液。

14. 注射药液：①注射药液排气后，连接输液接头。②根据患者年龄、病情及药物性质，掌握注药速度。③观察局部情况及病情变化。

15. 冲管及封管：冲管详见第 12 条"冲管"；以脉冲式手法正压封管，若应用有防反流设计的一次性专用冲洗装置，可将冲洗液完全推至导管内；若应用无防反流设计的冲洗装置，推至冲洗液剩 0.5 ～ 1ml。

（1）平衡压接头：边推注边在靠近针座处（宜在靠近针座方向 1/3 处）夹闭封管夹，以保持正压，然后断开冲洗装置与接头的连接。

（2）正压接头：先断开冲洗装置与接头的连接，然后尽量靠近针座处（宜在靠近针座方向 1/3 处）夹闭封管夹。

16. 脱手套、洗手（六步洗手法）。

17.检查附属装置并固定：依据各导管维护的要求，高举平台法固定外露的延长管及接头。

18.操作后核对：两种以上方式核对患者信息、输液巡回卡及药液。

19.整理：协助患者取舒适体位，整理床单位；呼叫器放于患者易取处；整理物品。

20.洗手、摘口罩：填写输液巡回卡。

21.宣教：致谢并告知患者用药后注意事项，如有异常及时告知医护人员。

【注意事项】

1.长期静脉注射者要保护血管，应有计划地由远心端向近心端选择静脉。

2.注射过程中应注意观察患者的用药反应，包括患者的病情变化及主诉等；根据患者年龄、病情及药物性质以适当的速度注入药物，注射去乙酰毛花苷等特殊药液时，应严格控制注射速度并监测患者的心率。

3.在推注药物过程中应询问患者有无疼痛等异常感觉，观察局部有无肿胀，并抽回血确认导管在静脉管腔内，保证药液安全注入血管。

4.股静脉注射时如误入股动脉，应立即拔出针头，用无菌纱布紧压穿刺部位 5～10 分钟，至不出血为止。

5.注射 2 种不同药物间有配伍禁忌时，在前一种药物注射结束后，应冲洗导管，再接下一种药物继续注射。

（李苗苗）

A3：静脉采血操作流程及注意事项

【操作流程】

1.备齐用物：推车至患者床旁。

2.核对信息：①自我介绍，两种以上方式核对患者信息(姓名、床尾卡、腕带等)。②核对条形码(床号、姓名、住院号、采集项目、采集时间、采血管的种类）并粘贴。

视频 2　静脉
采血技术

☆ ☆ ☆ ☆

3. 告知：告知患者操作目的、需做的检查项目、采血量、临床意义及配合要点，取得患者配合。

4. 评估：①评估患者病情、年龄、意识状态、心肺功能、自理能力及合作程度等。②评估患者禁食时间是否符合要求，以及有无吸烟、运动、情绪波动等影响因素；若为女性患者，还需评估是否处于月经期或妊娠期。③评估穿刺部位皮肤、血管状况及肢体活动度。

5. 摆体位：协助患者大小便，取舒适体位，暴露穿刺部位。

6. 洗手（六步洗手法）、戴口罩、戴手套。

7. 操作前核对：两种以上方式核对患者信息，核对条形码及采血管盖颜色。

8. 确认穿刺部位：①在穿刺部位下方垫治疗巾。②扎压脉带，确认穿刺点，松压脉带。

9. 消毒：以穿刺点为中心，消毒皮肤 2 次，消毒范围直径≥ 5cm，待自然干燥。

10. 备无菌敷贴：准备无菌敷贴。

11. 操作中核对：两种以上方式核对患者信息，核对条形码及采血管头盖颜色。

12. 扎压脉带：穿刺部位上方 5.0 ～ 7.5cm 处扎压脉带，嘱患者轻握拳。

13. 静脉穿刺：①一手于穿刺点下方 2.5 ～ 5.0cm 处绷紧皮肤，另一手持采血针，针尖斜面向上与皮肤成 30°左右角沿血管走向穿刺。②见回血后，可再顺静脉进针少许，固定针翼，保护穿刺点。

14. 采血：将采血针另一端插入真空采血管，首支采血管有血液流入时，松开压脉带，嘱患者松拳，待血液升至所需血量时取下采血管（不可提前连接真空采血管和采血针头）。

15. 颠倒混匀：①按要求颠倒混匀（次数依据产品说明书），置于试管架上。②如需多管采血，再依顺序插入其他采血管。

16. 拔针、按压：①快速拔针，建议使用拇指顺血管方向局部垂直按压 5 分钟（有凝血功能障碍或使用抗凝药物的患者适当延长按压时间），力度适中（不可弯曲手肘部，搓揉穿刺点）。②观察穿刺部位有

☆ ☆ ☆ ☆

无渗血、肿胀等。

17. 操作后核对：两种以上方式核对患者信息、条形码及采血管头盖颜色。

18. 整理：协助患者取舒适体位，整理床单位；呼叫器放于患者易取处；整理物品。

19. 脱手套、洗手（六步洗手法）、摘口罩。

20. 宣教：致谢并告知患者。①按压穿刺的部位、方法和时间。②如出现穿刺局部出血及血肿等异常情况应及时告知医护人员。

21. 标本送检：应用密闭箱及时安全运送。

【注意事项】

1. 遵循外周静脉血标本的质量管理要求，严格执行查对制度和无菌技术操作原则。

2. 粘贴条形码时注意：①竖向粘贴在采血管上，尽量居中；②与采血管头盖距离不宜过近（建议距离 5～8mm）；③粘贴时尽量覆盖在采血管原有标签纸上，以保证观察窗清晰可见。

3. 若患者采取坐位采血，需将采血侧上肢完全伸直，采取直肘姿势，即保证上臂与前臂在一条直线上。

4. 扎压脉带不可过紧，尽可能缩短绑扎时间，建议以不超过1分钟为宜，避免引起局部瘀血、静脉扩张及影响检测结果；若压脉带在同一位置绑扎超过1分钟，建议松开并等待2分钟后重新绑扎；扎压脉带时患者不要多次进行松紧拳头的动作，以免出现假性高钾血症；在测定乳酸时，不可使用压脉带，否则检测结果会偏高。

5. 穿刺及采血时应尽量使患者采血部位保持向下，以防采血管中的血回流到患者静脉。

6. 向厌氧瓶内注入血液时需注意勿将空气注入瓶内。如使用真空采血针采集时，应先注入需氧瓶；如使用注射器采集时，应先注入厌氧瓶。

7. 一旦穿刺失败，立即松解压脉带，拔出采血针，禁止反复回针；采血不顺利时只能向外抽，而不能向静脉内推，以免注入空气、形成血栓而造成严重后果。

☆ ☆ ☆ ☆

8. 宜在完成每一位患者血标本采集后更换新的手套,如条件不允许,至少在完成每一位患者血标本采集后使用速干手消毒剂进行消毒。针对特殊患者如隔离患者或疑有传染倾向患者等,需严格执行一人一手套一更换;为血液传播性疾病患者采血时必须戴双层手套。

9. 禁止在如下部位进行外周静脉采血

(1) 输液、输血同侧手臂。

(2) 局部红肿炎性反应区域。

(3) 乳房切除术后的同侧手臂。

(4) 大范围瘢痕、烧伤及残疾的部位。

(5) 水肿部位。

(6) 血肿部位。

(7) 动静脉瘘管同侧手臂。

10. 同时采集多种血标本时,可参考世界卫生组织(World Health Organization,WHO)推荐顺序采血:血培养瓶→无添加剂管→凝血管(蓝)→促凝管(红)→血清分离管(黄)→肝素管(绿)→乙二胺四乙酸(ethylenediamine tetraacetic acid, EDTA)管(紫)→葡萄糖酵解抑制剂管(灰);由于血沉管(黑)抗凝剂为枸橼酸钠,与凝血管一致,因此一般于凝血管后采集。

11. 静脉血标本采集后宜及时送检,应在 2 小时内完成送检及离心分离血清 / 血浆(全血检测标本除外),特殊标本按要求时间送达;送检过程中避免阳光照射、过度振荡等,防止标本溶血。

A4:密闭式静脉输血操作流程及注意事项

【操作流程】

1. 采集血标本:持输血申请单、贴好条形码的采血管至患者床旁,双人核对患者信息无误后采集血样,并在输血申请单上签字;无血型者,需遵医嘱先采集血型检测标本,见血型结果后方可采集。

2. 备血核对:将"医嘱执行单、原始血型单、血标本与输血申请单"进行双人核对后,一起送血

视频 3　静脉
输血技术

库做血型鉴定和交叉配血试验。

3. 送血标本：将血标本放入专用运送装置送交输血科，与输血科工作人员确认血标本及"病历、血型单、输血申请单"信息无误后，双人共同在受血者标本登记本上签名并注明科室及送血标本时间。

4. 取血

（1）接到输血科通知，护士携带专用血液运输箱到输血科取血。

（2）双人核对：①由输血科人员与取血者对病历、原始血型单、复查血型单、血袋及配发血报告单信息进"三查十对"，三查为血液的有效期、血液的质量、血液的包装是否完好；十对为受血者(床号、姓名、性别、年龄、住院号)、受血者和献血者的血型（包括 Rh 因子）、献血者编码及产品码、交叉配血结果、血液种类、血量。②核对无误后，双方在 2 张配发血报告单上签署姓名及取血时间。

5. 取血后核对：取血回科后双人共同按"三查十对"进行信息确认。

6. 输血前床旁核对：输血者与另一名医护人员再次进行"三查十对"，信息确认无误双人签字后方可输血。

7. 备齐用物：推车至患者床旁。

8. 核对信息：自我介绍，两种以上方式核对患者信息(姓名、床尾卡、腕带等)。

9. 告知：向患者解释输血的目的、方法、血液的类型、血量及配合要点，取得患者配合。

10. 评估：①评估患者病情、年龄、意识状态、心肺功能、自理能力及合作程度等。②了解患者血型、输血史、过敏史及在输血时是否曾发生过敏、发热、溶血等不良反应。③评估敷料有无潮湿、松动、卷边或污染；穿刺部位有无发红、疼痛、肿胀、渗血、渗液、脓性分泌物等。④评估导管通畅性、导管长度（内置/外露）及日期（穿刺/更换敷料），导管体外部分及附加装置有无移位、脱出、打折、折断等；导管内有无血液残留等。

11. 摆体位：协助患者大小便，取舒适体位；调节输液架。

12. 洗手（六步洗手法）、戴口罩。

13. 操作前核对：①两种以上方式核对患者信息，核对医嘱执行单

☆☆☆☆

与药液（0.9%氯化钠溶液）、患者的床号、姓名、药名、剂量、药物浓度、用法等，检查药液质量。②与患者核对血型、血液种类、血量。

14. 垫治疗巾、移除胶布：移除输液接头的外固定胶布。

15. 洗手（六步洗手法）、戴手套。

16. 冲管：脉冲式冲管：用 10 ～ 20ml 0.9%氯化钠溶液冲管，一手固定，另一手回抽血液，见到回血后用手掌大鱼际脉冲式冲管（推一下，停一下，每次注射 1.0ml），确定导管是否通畅。

17. 冲洗输血器管道：①排气备用。②消毒。③将输血器与静脉通路连接，输入少量 0.9%氯化钠溶液。

18. 操作中核对：逐项进行"三查十对"（内容同上），再次与患者核对血型。

19. 摇匀血液制品：以手腕旋转动作轻轻摇匀血袋内的血液制品。

20. 连接血液制品：①打开储血袋封口，消毒开口处塑料管。②连接输血器。③关闭 0.9%氯化钠溶液开关，打开血袋端开关。

21. 操作后核对：两种以上方式核对患者信息，核对医嘱执行单及血液制品。

22. 调节滴速：开始输入时速度小于 20 滴 / 分，观察 15 分钟后，患者如无不良反应，再根据医嘱、病情、年龄及所输血液制品成分调节滴速，一般在 40 ～ 60 滴 / 分。

23. 整理：协助患者取舒适体位，整理床单位，呼叫器放于患者易取处；整理物品。

24. 脱手套、洗手（六步洗手法）、摘口罩、填写巡回卡。

25. 宣教：致谢并告知患者。

（1）静脉输血相关知识，告知其不可随意调节滴速，保证输血安全。

（2）妥善固定导管，保持穿刺部位清洁干燥，如出现下列异常情况应及时告知医护人员：①敷料出现潮湿、松动、卷边或污染等。②穿刺部位出现发红、疼痛、肿胀、渗血、渗液、脓性分泌物等。③导管体外部分及附加装置出现移位、脱出、打折、折断等。④出现畏寒、寒战、皮肤瘙痒、红斑等。

26. 记录：准确记录输注时间、血液种类、血量、血型及有无输血反应等。

27. 冲洗输血器管道：①输入 0.9%氯化钠溶液，直到将输血器内的血液制品全部输入体内。②根据导管的类型，进行冲管及封管。

28. 记录：准确记录输血结束时间、血液种类、血量、血型及有无输血反应等。

29. 血袋处理：及时将空血袋送回输血科，空血袋低温保存至少24 小时，以备患者出现输血反应时核查和送检。

【注意事项】

1. 采血时注意事项：①根据医嘱正确采集血样，严禁同时采集 2 个患者的血样，以免发生混淆等不良事件；②血标本及输血用交叉配血标本不能共用一管血，也不能同时一针分管采集。

2. 取血时需使用具有保温性能的专用血液运输箱，注意防摔、防剧烈震动、防晒、防倾倒、防潮湿。

3. 如血液制品有下列异常情况则应与输血科沟通。

（1）标签破损、字迹不清。

（2）血袋有破损、漏血。

（3）血液中有明显凝块。

（4）血浆呈乳糜状或暗灰色，有明显气泡、絮状物或粗大颗粒。

（5）未摇动时血浆层与红细胞的界面不清或交界面上出现溶血。

（6）红细胞层呈紫红色。

（7）过期或其他需查证的情况。

4. 取血后尽快返回科室，根据情况可在室温放置 15 ～ 20 分钟，最多不能超过 30 分钟，应尽快输注，不得自行储血。

5. 输血前后应用 0.9%氯化钠溶液冲洗输血管道，再接下一袋血或连续输入不同供血者的血液时，应在前一袋血输尽后，用 0.9% 氯化钠溶液冲洗输血器，再接下一袋血继续输注，以防发生不良反应。

6. 血液制品不可加热，若需要大量快速输血或给冷凝集患者输血，需使用专用加温设备。

☆ ☆ ☆ ☆

7. 血液制品不可随意加入如钙剂、酸性及碱性药物、高渗或低渗溶液等，以防血液凝集或溶解。

8. 如在输成分血的同时还需输全血，则应先输成分血，后输全血，以保证成分血能发挥最好的效果。

9. 输血前、输血 5 ～ 15 分钟及输血后根据患者情况按照需要测量患者的生命体征；对年老体弱、严重贫血、心力衰竭患者应谨慎，滴速宜慢。

10. 输血过程中严密观察病情变化，出现输血反应时立刻停止输血，并更换输血器，用 0.9% 氯化钠溶液维持静脉通路，及时通知医师，做好抢救准备，保留余血及输血器，上报输血科并记录。输血结束后至少 24 小时内，要持续观察并询问患者有无不良反应。

11. 对急症输血或大量输血患者可行加压输血，输血时可直接挤压血袋、卷压血袋输血或应用加压输血器等；加压输血时，护士必须在床旁守护，输血完毕及时拔针，避免发生空气栓塞反应。

12. 输液器与输血器过滤网的孔径不同，故输血器不能用于输液。用于输注全血、成分血或生物制剂的输血器需 4 小时更换 1 次。

（吴修文）

A5：经外周静脉置入中等长度导管操作流程及注意事项

【操作流程】

1. 备齐用物：推车至床旁。

2. 核对信息：自我介绍，两种以上方式核对患者信息（姓名、床尾卡、腕带等）。

3. 告知：向患者解释操作目的、方法及配合要点，取得患者配合。

4. 评估：①评估患者年龄、病情、意识状态、治疗需求、心理状态及合作程度。②用药史、过敏史、凝血功能等化验结果。③评估血管条件，既往静脉穿刺史、有无相应静脉的损伤及穿刺侧肢体功能状况。④确认已签特殊治疗同意书，核对确认置管医嘱。⑤应用彩色多普勒超声系统查看双侧上臂，选择最适于置管的静脉，首选贵要静脉，并在穿刺点处做好标记。

☆ ☆ ☆ ☆

5. 摆体位：①协助患者大小便，取平卧位，暴露穿刺区域，穿刺侧上肢外展与躯干成 45°～ 90°。②彩色多普勒超声系统摆放在操作者对面。

6. 洗手（六步洗手法）、戴口罩。

7. 操作前核对：两种以上方式核对患者信息，核对医嘱执行单。

8. 测量导管预置长度及臂围：①打开一次性中心静脉置管穿刺护理包，将吸水垫置于穿刺侧肢体下，取出纸尺，自穿刺点到腋窝水平的距离即为预置长度，再增加 2 ～ 5cm 作为导管修剪的长度。②在肘窝上 10cm 处测量臂围并记录。

9. 消毒皮肤：①分别将 75% 乙醇溶液及 2% 葡萄糖酸氯己定乙醇溶液倒入托盘内。②以穿刺点为中心用 75% 乙醇溶液消毒 3 次，消毒范围直径≥ 20cm、两侧至臂缘（建议每次消毒方向与上次相反），待自然干燥。③以穿刺点为中心用 2% 葡萄糖酸氯己定乙醇溶液消毒 3 次，消毒范围直径≥ 20cm、两侧至臂缘（建议每次消毒方向与上次相反），待自然干燥。

10. 洗手（六步洗手法）。

11. 建立无菌区：①操作者由助手协助穿无菌隔离衣、戴无菌手套。②在穿刺侧肢体下垫治疗巾并放置压脉带。③铺孔巾，建立最大无菌屏障。④由助手以无菌投递方式将中等长度导管穿刺套件及所需无菌用物置于无菌区域中。

12. 预冲导管及套件： ①用 20ml 注射器分别抽取 0.9% 氯化钠溶液及肝素盐水。② 1ml 注射器抽取 2% 利多卡因备用。③冲洗导管，检查导管的完整性及通畅性，预冲延长管、连接器、减压套筒和输液接头，再将导管置于 0.9% 氯化钠溶液中浸润，预留注射器抽取 0.9% 氯化钠溶液及肝素盐水备用。

13. 修剪导管长度：依据测量结果，回撤导管内支撑导丝至修剪刻度后方约 1cm 处，用剪刀垂直剪断导管，注意勿剪出斜面与毛碴。

14. 安放无菌探头罩：①助手取少许耦合剂涂抹在探头上。②操作者打开无菌探头罩由助手协助将探头放入探头罩内，无菌罩和探头之间不可有气泡。③操作者用橡胶圈固定牢固。

☆ ☆ ☆ ☆

15. 操作中核对：两种以上方式核对患者信息。

16. 局部麻醉穿刺点：穿刺点处予 2% 利多卡因局部麻醉。

17. 穿刺：①操作者于穿刺前在超声引导下再次定位血管，助手在操作者对面扎压脉带。②操作者一手固定好探头，保持探头垂直立于皮肤上；另一手取穿刺针，针尖斜面向上（即向探头一侧），双眼注视超声显示屏进针行静脉穿刺；超声显示屏上可见血管内有一白色亮点，回血从针尾处缓缓流出，即为穿刺针已进入血管。

18. 送导丝：①穿刺成功后固定穿刺针，小心移开探头。②一手固定好穿刺针，另一手取导丝送入穿刺针，导丝入血管后，随即降低进针角度，继续推送导丝，助手协助松开压脉带。③体外导丝保留 10 ~ 15cm，遇到阻力不可用力推送导丝。④如推送导丝不成功，导丝与穿刺针必须一起拔出，避免穿刺针针尖将导丝割断导致导丝断裂于体内。

19. 撤针：撤除穿刺针，保留导丝在原位。

20. 扩皮：导丝下方垫无菌纱布，手术刀沿导丝上方，与导丝成平行的角度做皮肤切开，以扩大穿刺部位，注意勿切导丝。

21. 送插管鞘：①沿导丝送入插管鞘，注意固定好导丝，避免导丝滑入静脉。②持续推进插管鞘，直至插管鞘完全进入血管。③拧开插管鞘上的锁扣，分离扩张器、插管鞘，同时将扩张器和导丝一起拔出，随即用拇指堵住鞘口，并检查导丝的完整性。

22. 送导管：①固定好插管鞘，插管鞘下方垫无菌纱布。②将导管自插管鞘内缓慢、匀速置入，直至预定长度（如遇阻力，不能强行置入，可将导管退出少许再行置入）。

23. 撤出插管鞘：①插管至预定长度后，取无菌纱布在鞘的末端处压迫止血并固定导管。②将鞘完全撤出后再撕裂，以防损伤血管。

24. 抽回血：①用含有 0.9% 氯化钠溶液的注射器连接 T 形延长管接口。②抽回血后脉冲式冲洗导管，夹闭楔形夹。

25. 撤出导管内导丝：一手固定住固定翼，一手拆除 T 形延长管，缓慢平直撤出导丝。

26. 连接输液接头：将输液接头连接到导管末端。

27. 冲管及封管：0～10U/ml 肝素盐水脉冲式手法冲管、正压封管。

28. 固定导管：摆放外露导管呈 U 形 /L 形，单手持膜，敷料中央对准穿刺点轻轻落下。

（1）捏起：捏起导管凸出部位及固定翼，使其与敷料完全贴合，排出敷料下空气。

（2）抚平：抚压整块敷料。

（3）按压：边撕边框边按压

（4）固定：用已裁剪好的胶布，第一条粘贴于贴膜与固定翼交界的皮肤上（以胶布 Y 形开口朝向尾管方向为宜），捏起凸起，塑形并以高举平台法固定；第 2 条胶布与第 1 条胶布同法以反向锁扣的方式叠加于固定翼上，粘贴于导管下方的皮肤上，与第 1 条胶布形成锁合。

29. 粘贴标识贴：在标识贴上记录置管日期、置管深度（外露）、敷料日期、操作者姓名，将标识贴贴于锁合露口处，形成闭合。

30. 固定导管末端：高举平台法固定导管末端。

31. 操作后核对：两种以上方式核对患者信息，核对医嘱执行单。

32. 整理：协助患者取舒适体位，整理床单位；呼叫器放于患者易取处，整理物品。

33. 脱手套、洗手（六步洗手法）、X 线确认导管位置、摘口罩。

34. 记录：穿刺日期、时间、操作者、导管规格和型号、所穿刺静脉及部位、置入长度、臂围、固定状况、操作过程。

35. 宣教：致谢并告知患者。

（1）妥善固定导管，保持穿刺部位清洁干燥，如出现以下异常情况应及时告知医护人员：①敷料出现潮湿、松动、卷边或污染等。②穿刺部位出现发红、疼痛、肿胀、渗血、渗液、脓性分泌物等。③导管体外部分及附加装置出现移位、脱出、打折、折断等。

（2）置管侧手臂可适当进行活动，如松拳、屈伸、煮饭、洗碗、扫地等；但应避免过度用力、过度高举及外展，如做托举哑铃、引体向上、俯卧撑、提重物、搓洗衣物、抱小孩、拄拐杖，用力支撑起床等动作。

（3）置管侧手臂衣袖松紧度适宜，尽量避免物品及躯体压迫，不可测血压及在置管上方行静脉穿刺。

（4）不可盆浴及游泳。可擦身、淋浴，但须注意水不可以进入贴膜下方，淋浴时可使用专用保护装置，也可用干毛巾包裹，再用保鲜膜缠 2 ~ 3 圈，上下用胶布贴紧。

【注意事项】

1. 导管的置入应由经过专业知识与技能培训考核后的具有临床工作经验的操作者完成。

2. 严格遵循手卫生规范和使用最大限度的无菌屏障原则。

3. 置管后应密切观察穿刺部位有无发红、疼痛、肿胀、渗血、渗液、脓性分泌物等，如出现异常，应及时测量臂围并与置管前臂围相比较，必要时行 B 超检查。

4. 置管后 24 小时更换敷料，并根据使用敷料种类及贴膜使用情况决定更换频次；如果敷料整体受潮、松动或有明显污染，或敷料下出现潮湿、渗血或渗液时，应立即更换。

5. 置管后应每日用 0 ~ 10U/ml 肝素盐水脉冲式正压封管，封管液量应为导管通路及附加装置内部容积的 2 倍。

6. 输注血液及血液制品、脂肪乳等高黏性药物后应立即用 0.9% 氯化钠溶液 20ml 脉冲式冲管，不可用重力式冲管（把冲管液放在高于身体的地方，利用液体自身的重力作用，通过与身体的压差把液体输入患者体内）；禁止使用小于 10ml 的注射器冲管，以免压强过大导致导管破损。

7. 禁止将导管体外部分人为移入体内。

A6：PICC 置管操作流程及注意事项

【操作流程】

1. 备齐用物：推车至床旁。

2. 核对信息：自我介绍，两种以上方式核对患者信息（姓名、床尾卡、腕带等）。

3. 告知：向患者解释操作目的、方法及配合要点，取得患者配合。

4. 评估：①评估患者年龄、病情、意识状态、治疗需求、心理状

☆☆☆☆

态及合作程度。②评估用药史、过敏史、凝血功能等化验结果。③评估血管条件，既往静脉穿刺史、有无相应静脉的损伤及穿刺侧肢体功能状况。④确认已签特殊治疗同意书，核对确认置管医嘱。⑤应用彩色多普勒超声系统查看双侧上臂，选择最适于置管的静脉，首选贵要静脉，并在穿刺点处做好标记。

5. 摆体位：①协助患者大小便，采取平仰卧位，暴露穿刺区域，穿刺侧上肢外展与躯干成 45°～ 90°。②彩色多普勒超声系统摆放在操作者对面。

6. 洗手（六步洗手法）、戴口罩。

7. 操作前核对：两种以上方式核对患者信息，核对医嘱执行单。

8. 测量导管预置长度及臂围：①打开一次性中心静脉置管穿刺护理包，将吸水垫置于穿刺肢体下，取出纸尺，自穿刺点沿静脉走向测量至右胸锁关节、再向下至第 3 肋间，即为预置长度，测量应准确，避免导管进入右心房引起心律失常。②在肘窝上 10cm 处测量臂围并记录。

9. 洗手、戴手套、消毒皮肤：①分别将 75% 乙醇溶液及 2% 葡萄糖酸氯己定乙醇溶液倒入托盘内。②以穿刺点为中心用 75% 乙醇溶液消毒 3 次，消毒范围直径≥ 20cm、两侧至臂缘（建议每次消毒方向与上次相反），待自然干燥。③以穿刺点为中心用 2% 葡萄糖酸氯己定乙醇溶液消毒 3 次，消毒范围直径≥ 20cm、两侧至臂缘（建议每次消毒方向与上次相反），待自然干燥。

10. 脱手套、洗手（六步洗手法）。

11. 建立无菌区：①操作者由助手协助穿无菌隔离衣、戴无菌手套。②在穿刺侧肢体下垫治疗巾并在其上放置压脉带。③铺孔巾，建立最大无菌屏障。④由助手以无菌投递方式将 PICC 穿刺套件及所需无菌用物品置于无菌区域中。

12. 预冲导管及套件：① 20ml 注射器抽取 0.9% 氯化钠溶液用于冲洗导管、输液接头及判断导管的通畅性。② 1ml 注射器抽取 2% 利多卡因备用。③将导管置于 0.9% 氯化钠溶液中浸润。④ 20ml 注射器 2 支抽取 0.9% 氯化钠溶液备用。

☆ ☆ ☆ ☆

13. 修剪导管长度：依据测量结果，回撤导管内支撑导丝至修剪刻度后方约 1cm 处，用剪刀垂直剪断导管，注意勿剪出斜面与毛碴。

14. 安放无菌探头罩：①助手取少许耦合剂涂抹在探头上。②操作者打开无菌探头罩，由助手协助将探头放入探头罩内，无菌探头罩和探头之间不可有气泡。③操作者用橡胶圈固定牢固。

15. 操作中核对：两种以上方式核对患者信息。

16. 局部麻醉穿刺点：穿刺点处予 2% 利多卡因局部麻醉。

17. 穿刺：①操作者于穿刺前在超声引导下再次定位血管，助手在操作者对面扎压脉带。②操作者一手固定好探头，保持探头垂直立于皮肤上；另一手取穿刺针，针尖斜面向上（即向探头一侧），双眼注视超声显示屏进针行静脉穿刺；超声显示屏上可见血管内有一白色亮点，回血从针尾处缓缓流出，即为穿刺针已进入血管。

18. 送导丝：①穿刺成功后固定穿刺针，小心移开探头。②一手固定好穿刺针，另一手取导丝送入穿刺针，导丝入血管后，随即降低进针角度，继续推送导丝，助手协助松开压脉带。③体外导丝保留 10 ~ 15cm，遇到阻力不可用力推送导丝。④如送导丝不成功，导丝与穿刺针必须一起拔出，避免穿刺针针尖将导丝割断导致导丝断裂于体内。

19. 撤针：撤除穿刺针，保留导丝在原位。

20. 扩皮：导丝下方垫无菌纱布，手术刀沿导丝上方，与导丝成平行的角度做皮肤切开以扩大穿刺部位，注意勿切导丝。

21. 送插管鞘：①沿导丝送入插管鞘，注意固定好导丝，避免导丝滑入静脉。②持续推进插管鞘，直至插管鞘完全进入血管。③拧开插管鞘上的锁扣，分离扩张器、插管鞘，同时将扩张器和导丝一起拔出，随即用一手拇指堵住鞘口，并检查导丝的完整性。

22. 送导管：①固定好插管鞘，插管鞘下方垫无菌纱布。②将导管自插管鞘内缓慢、匀速置入。③当导管置入约 15cm 即导管尖端到达患者肩部时，嘱患者将头转向穿刺侧贴近肩部，以防止导管误入颈静脉，直至置入预定长度（如遇阻力，不能强行置管，可将导管退出少许再行置入）。

☆ ☆ ☆ ☆

23. 撤出插管鞘：①插管至预定长度后，取无菌纱布在鞘的末端压迫止血并固定导管。②将鞘完全撤出后再撕裂，以防损伤血管。

24. 判断导管位置：在助手协助下进行超声检查，超声检查同侧及对侧的锁骨下静脉和颈内静脉，判断导管有无进入颈内静脉，正常在同侧锁骨下静脉处可见导管回声，如发现导管异位到颈内静脉可立即调整。

25. 抽回血：①用含有 0.9% 氯化钠溶液的注射器连接 T 形延长管接口。②抽回血后脉冲式冲洗导管，夹闭楔形夹。

26. 撤出导管内导丝：一手固定住固定翼，一手拆除 T 形延长管，缓慢平直撤出导丝。

27. 连接输液接头：将输液接头连接到导管末端。

28. 冲管及封管：0.9% 氯化钠溶液脉冲式冲管，正压封管。

29. 固定导管：摆放外露导管呈 U 形 /L 形，单手持膜，敷料中央对准穿刺点轻轻落下。①捏起：捏起导管凸起部位及固定翼，使其与敷料完全贴合，排出敷料下空气。②抚平：抚压整块敷料。③按压：边撕边框边按压。④固定：用已裁剪好的胶布，第 1 条粘贴于贴膜与皮肤交界处（以胶布 Y 形开口朝向尾管方向为宜），捏起凸起，塑形并以高举平台法固定；第 2 条胶布与第 1 条胶布同法，以反向锁扣的方式叠加于导管上，粘贴于导管下方的皮肤上，与第 1 条胶布形成锁合。

30. 粘贴标识贴：助手在标识贴上记录置管日期、置管深度（外露）、敷料日期、操作者姓名，将标识粘贴于锁合露口处，形成闭合。

31. 固定导管末端：用高举平台法固定导管末端。

32. 操作后核对：两种以上方式核对患者信息，核对医嘱执行单。

33. 整理：协助患者取舒适体位，整理床单位；呼叫器放于患者易取处，整理物品。

34. 脱手套、洗手（六步洗手法）、摘口罩。

35. 确认导管位置：X 线摄片确认导管尖端位置。

36. 记录：填写 PICC 护理手册。

37. 宣教：致谢并告知患者。

（1）妥善固定导管，保持穿刺部位清洁干燥，如出现下列异常

☆ ☆ ☆ ☆

情况应及时告知医护人员：①敷料出现潮湿、松动、卷边或污染等。②穿刺部位出现发红、疼痛、肿胀、渗血、渗液、脓性分泌物等。③导管体外部分及附加装置出现移位、脱出、打折、折断等。

（2）置管侧手臂可进行适当活动，如松拳、屈伸、煮饭、洗碗、扫地等；但应避免过度用力、过度高举及外展，如做托举哑铃、引体向上、俯卧撑、提重物、搓洗衣物、抱小孩、拄拐杖、用力支撑起床等动作。

（3）置管侧手臂衣袖松紧度适宜，尽量避免物品及躯体压迫，不可测血压及在置管上方行静脉穿刺。

（4）不可盆浴及游泳。可擦身、淋浴，但须注意水不可以进入贴膜下方，淋浴时可使用专用保护装置，也可用干毛巾包裹，再用保鲜膜缠 2～3 圈，上下用胶布贴紧。

【注意事项】

1. PICC 置管操作的置入应由经过 PICC 专业知识与技能培训、考核合格且有 5 年以上临床工作经验的操作者完成。

2. 应遵循无菌技术操作原则，适用最大无菌屏障原则。

3. 置管后应密切观察穿刺部位有无发红、疼痛、肿胀、渗血、渗液、脓性分泌物等症状，如出现异常，应及时测量臂围并与置管前臂围相比较，必要时行 B 超检查。

4. 输注血液及血液制品、脂肪乳等高黏性药物及抽血后应立即用 0.9%氯化钠溶液 20ml 脉冲式冲管，不可用重力式冲管；禁止使用小于 10ml 的注射器冲管，以免压强过大导致导管破损。

5. 置管后 24 小时更换敷料，并根据使用敷料种类及贴膜使用情况决定更换频次；如果敷料整体受潮、松动或有明显污染，或敷料下出现潮湿、渗液或血液时，应立即更换。

6. 宜使用专用护理包进行穿刺及维护。乙醇和丙酮等物质会对导管材质造成损伤，因此当使用含该类物质的溶液清洁护理穿刺部位时，应等待其完全干燥后再加盖敷料。

7. 非耐高压型导管不能用于 CT 或磁共振等高压注射对比剂的检查及血流动力学的监测。

☆ ☆ ★ ☆

8. 疑似导管移位时，应再行 X 线检查，以确定导管尖端所处位置。

9. 禁止将导管体外部分移入体内。

（袁　琳）

A7：PIVC 维护流程及注意事项

【操作流程】

1. 备齐用物：推车至患者床旁。

2. 核对信息：自我介绍，两种以上方式核对患者信息（姓名、床尾卡、腕带等）。

3. 告知：向患者解释操作目的、方法及配合要点，取得患者配合。

4. 评估：导管功能评估是给药输液前重要的部分。

（1）评估患者病情、年龄、意识状态、自理能力及合作程度等。

（2）评估敷料有无潮湿、松动、卷边或污染；穿刺部位有无发红、疼痛、肿胀、渗血、渗液、脓性分泌物等。

（3）评估导管通畅性、导管长度（内置 / 外露）及日期（穿刺 / 更换敷料），导管体外部分及附加装置有无移位、脱出、打折、折断等；导管内有无血液残留等。

5. 摆体位：协助患者大小便，取舒适体位。

6. 洗手（六步洗手法）、戴口罩。

7. 操作前核对：两种以上方式核对患者信息，核对医嘱执行单。

8. 垫治疗巾、移除胶布：移除输液接头的外固定胶布。

9. 洗手（六步洗手法）、戴手套。

10. 消毒：①撕开酒精棉片的外包装，呈"口"状备用。②一手持导管接头上方，另一手持酒精棉片外包装，用酒精棉片用力多方位擦拭输液接头的横切面及外围 5 ～ 15 秒，待自然干燥（输液接头消毒和待干时间依据产品说明书）。

11. 冲管及封管：脉冲式冲管：用 5ml 0.9%氯化钠溶液冲管，一手固定，另一手回抽血液，见到回血后用手掌大鱼际脉冲式冲管（推一下，停一下，每次注射 1.0ml），确定导管是否通畅；以脉冲式手法正压封管，若应用有防反流设计的一次性专用冲洗装置，可将冲洗

☆ ☆ ☆ ☆

液完全推至导管内；若应用无防反流设计的冲洗装置，推至冲洗液剩0.5～1.0ml。

（1）平衡压接头：边推注边在靠近针座处（宜在靠近针座方向1/3处）夹闭封管夹，以保持正压，然后断开冲洗装置与接头的连接。

（2）正压接头：先断开冲洗装置与接头的连接，然后尽量靠近针座处（宜在靠近针座方向1/3处）夹闭封管夹。

12. 移除外固定敷料：一手固定导管，另一手先将敷料以0°平拉，然后完全反折180°，顺着导管穿刺方向从导管末端开始，慢慢揭除。

13. 脱手套、洗手（六步洗手法）。

14. 消毒：①以穿刺点为中心，2%葡萄糖酸氯己定乙醇溶液棉签由内向外螺旋式消毒2遍，消毒范围直径≥8cm（包括外露导管）。②待自然干燥。

15. 准备敷料：打开无菌透明敷料外包装。

16. 操作中核对：两种以上方式核对患者信息。

17. 无张力粘贴敷料：单手持膜，敷料中央对准穿刺点轻轻落下，导管出口处及部分体外导管均需覆盖在透明敷料下。

18. 固定导管：①捏起：用拇指和示指沿导管方向，由上向下捏起导管末端部分，使其凸起，排出敷料下空气。②抚平：用双手向左右两侧抚平整块敷料，使敷料与皮肤充分贴合。③按压：边撕边框边按压。

19. 粘贴标识贴：在标识贴上记录穿刺日期、时间、操作者姓名，将标识贴粘贴于敷料下边缘，封闭针座处。

20. 高举平台法U形固定：①输液接头要高于导管尖端，且与血管平行。②Y形接口朝患者体侧外。

21. 操作后核对：两种以上方式核对患者信息，核对医嘱执行单。

22. 整理：协助患者取舒适体位，整理床单位，呼叫器放于患者易取处；整理物品。

23. 洗手（六步洗手法）、摘口罩。

24. 宣教：致谢并告知患者：妥善固定导管，保持穿刺部位清洁干燥，如出现下列异常情况应及时告知医护人员：

（1）敷料出现潮湿、松动、卷边或污染等。

（2）穿刺部位出现发红、疼痛、肿胀、渗血、渗液、脓性分泌物等。

（3）导管体外部分及附加装置出现移位、脱出、打折、折断等。

【注意事项】

1. 严格遵循无菌技术操作原则和手卫生规范。

2. 每日对穿刺部位进行动态评估，观察有无发红、疼痛、肿胀、渗血、渗液、脓性分泌物等异常情况。

3. 应使用无菌纱布或无菌透明敷料覆盖穿刺点，注明敷料的使用日期或更换日期。

4. 患者出汗较多、穿刺点出血或渗血时可用纱布覆盖，待出汗、出血和（或）渗液问题解决后再使用其他类型敷料。

5. 对黏胶过敏、皮肤病变及皮肤完整性受损的患者，可选用纱布敷料，必要时选择水胶体等治疗性敷料。

6. 注意：①无菌透明敷料应至少每 7 天更换 1 次；②无菌纱布敷料应至少每 2 天更换 1 次；③透明敷料下放置纱布敷料，应被视为纱布敷料，每 2 天更换 1 次；④若穿刺部位发生渗血、渗液或穿刺部位的敷料发生松动、卷边、污染等完整性受损时应立即更换。

A8：CVC 维护流程及注意事项

【操作流程】

1. 备齐用物：推车至患者床旁。

2. 核对信息：自我介绍，两种以上方式核对患者信息（姓名、床尾卡、腕带等）。

3. 告知：向患者解释操作目的、方法及配合要点，取得患者配合。

4. 评估：①评估患者病情、年龄、意识状态、自理能力及合作程度等。②评估敷料有无潮湿、松动、卷边或污染；穿刺部位有无发红、疼痛、肿胀、渗血、渗液、脓性分泌物等。③评估导管通畅性、导管长度（内置／外露）及日期（穿刺／更换敷料）；导管体外部分及附加装置有无移位、脱出、打折、折断等；导管内有无血液残留等。

5. 摆体位：协助患者大小便，根据病情及置管部位取舒适体位，

☆ ☆ ☆ ☆

充分暴露置管部位：①颈内静脉置管：取去枕平卧位，头偏向对侧。②锁骨下静脉置管：取去枕平卧位。

6. 洗手（六步洗手法）、戴口罩。

7. 操作前核对：两种以上方式核对患者信息，核对医嘱执行单。

8. 垫治疗巾、移除胶布：在颈背部下方垫治疗巾，移除输液接头的外固定胶布。

9. 洗手（六步洗手法）、戴无菌手套。

10. 更换输液接头：①打开新输液接头，将冲洗装置与新输液接头连接，排气后备用。②撕开酒精棉片的外包装，呈"口"状备用。③一手持导管接头上方，另一手用无菌纱布衬垫取下原有输液接头，手持酒精棉片外包装，用酒精棉片用力多方位擦拭输液接口的横切面及外围 5 ～ 15 秒，待自然干燥，不松手。④将已连接好冲洗装置的新输液接头与输液接口连接。

11. 操作中核对：两种以上方式核对患者信息。

12. 冲管及封管：脉冲式冲管：用 10 ～ 20ml 0.9%氯化钠溶液冲管，一手固定，另一手回抽血液，见到回血后用手掌大鱼际脉冲式冲管（推一下，停一下，每次注射 1.0ml），确定导管是否通畅；以脉冲式手法正压封管，若应用有防反流设计的一次性专用冲洗装置，可将冲洗液完全推至导管内；若应用无防反流设计的冲洗装置，推至冲洗液剩 0.5 ～ 1.0ml。

（1）平衡压接头：边推注边在靠近针座处（宜在靠近针座方向 1/3 处）夹闭封管夹，以保持正压，然后断开冲洗装置与接头的连接。

（2）正压接头：先断开冲洗装置与接头的连接，然后尽量靠近针座处（宜在靠近针座方向 1/3 处）夹闭封管夹。

13. 移除原有敷料：透明敷料（全透明）移除方法：① 180°反折去除敷料外固定的标识贴和胶布。②一手固定导管，另一手先将敷料以 0°平拉，然后完全反折 180°，顺着导管穿刺方向从导管末端开始，缓慢揭除。

14. 脱手套、洗手（六步洗手法）。

15. 准备物品：准备无菌弯盘，戴无菌手套。

16. 消毒皮肤及导管：①一手提起导管，一手持 75% 乙醇溶液长棉签，避开穿刺点由内向外消毒周围皮肤 3 次，消毒范围直径 ≥ 20m（建议每次消毒方向与上次相反），待自然干燥。②一手提起导管，一手持 2% 葡萄糖酸氯己定乙醇溶液长棉签，以穿刺点为中心，由内向外消毒皮肤 3 次，消毒范围直径 ≥ 20cm（建议每次消毒方向与上次相反），待自然干燥。③一手持导管，一手持 2% 葡萄糖酸氯己定乙醇溶液长棉签消毒导管的各面及附加装置 2 次，用力擦拭，直至导管清洁、无黏胶残留，待自然干燥。

17. 脱手套、洗手（六步洗手法）。

18. 准备敷料：打开无菌透明塑料外包装。

19. 无张力粘贴敷料：摆放外路导管呈 U 形 /L 形，单手持膜，敷料中央对准穿刺点轻轻落下。

20. 固定导管：透明敷料（全透明）固定方法如下 。①捏起：捏起导管凸起部位使其与敷料完全贴合，排出敷料下空气。②抚平：抚压整块敷料。③按压：边撕边框边按压。④固定：用已裁剪好的胶布，第 1 条固定于贴膜与皮肤交界处的固定翼上（以胶布 Y 形开口朝向尾管方向为宜），捏起凸起，塑形并以高举平台法固定；第 2 条胶布与第 1 条胶布同法以反向锁扣的方式叠加于导管上，粘贴于导管下方，形成锁合。

21. 粘贴标识贴：在标识贴上记录置管日期、置管深度（外露）、敷料日期、操作者姓名，将标识贴贴于锁合露口处，形成闭合。

22. 固定导管末端：高举平台法固定导管末端。

23. 操作后核对：两种以上方式核对患者信息，核对医嘱执行单。

24. 整理：协助患者取舒适体位，整理床单位；呼叫器放于患者易取处；整理物品。

25. 洗手（六步洗手法）、摘口罩。

26. 宣教：致谢并告知患者，妥善固定导管，保持穿刺部位清洁干燥，如出现下列异常情况应及时告知医护人员。

（1）敷料出现潮湿、松动、卷边或污染等。

（2）穿刺部位出现发红、疼痛、肿胀、渗血、渗液、脓性分泌物等。

（3）导管体外部分及附加装置出现移位、脱出、打折、折断等。

☆ ☆ ☆ ☆

【注意事项】

1. 严格遵循无菌技术操作原则和手卫生规范。

2. 动态评估：①每次输液前要先确认导管是否在静脉内（通畅）；②每日可通过透明敷料或完整的敷料触诊来观察穿刺点及周围皮肤的完整性，如果穿刺部位出现发红、疼痛、肿胀、渗血、渗液、脓性分泌物等，无明显来源的发热或其他局部感染、血流感染等征象，需将敷料移除后彻底检查导管穿刺处；③注意观察导管体外长度的变化，防止导管脱出。

3. 输液过程中加强巡视：①如发现导管内有回血，应及时冲管，以免形成血块阻塞导管；②如输注不畅，可能与下列情况有关：导管堵塞、导管弯曲受压或滑出血管外，头部体位不当，固定导管缝线结扎过紧等。③不可用力推注液体，以防将管内的凝血块冲入血管形成栓子。

4. 宜使用专用护理包进行维护

（1）无菌透明敷料应至少每 7 天更换 1 次，若应用无菌纱布敷料，应至少 2 天更换 1 次，如果透明敷料下放置纱布敷料，应视为纱布敷料，每 2 天更换 1 次；若穿刺部位发生渗液、渗血、出汗等导致的卷曲、松脱或破损等敷料完整性受损，应立即更换。

（2）附加的肝素帽或无针接头应至少每 7 天更换 1 次；肝素帽或无针接头内有血液残留、完整性受损或取下，应立即更换。

5. 根据病情、留置时间、并发症等因素进行评估，由医师尽早拔除导管，拔除后应检查导管的完整性，保持穿刺点 24 小时密闭。

A9：PICC 维护流程及注意事项

【操作流程】

1. 备齐用物：推车至床旁。

2. 核对信息：自我介绍，两种以上方式核对患者信息（姓名、床尾卡、腕带等）。

3. 告知：向患者解释操作目的、方法及配合要点，取得患者配合。

4. 评估：①评估患者病情、年龄、意识状态、

视频 4　PICC
维护操作

自理能力及合作程度等。②评估敷料有无潮湿、松动、卷边或污染；穿刺部位有无发红、疼痛、肿胀、渗血、渗液、脓性分泌物等。③评估导管通畅性、导管长度（内置 / 外露）及日期（穿刺 / 更换敷料），导管体外部分及附加装置有无移位、脱出、打折、折断等；导管内有无血液残留等。④查看 PICC 护理手册，测量置管侧手臂臂围。

5. 摆体位：协助患者大小便，取舒适体位，充分暴露置管部位。

6. 洗手（六步洗手法）、戴口罩。

7. 操作前核对：两种以上方式核对患者信息，核对医嘱执行单。

8. 垫治疗巾、移除胶布：在置管部位下方垫治疗巾，移除输液接头的外固定胶布。

9. 洗手（六步洗手法）、戴无菌手套。

10. 更换输液接头：①打开新输液接头，将冲洗装置与新输液接头连接，排气后备用。②撕开酒精棉片的外包装，呈"口"状备用。③一手持导管接头上方，另一手用无菌纱布衬垫取下原有输液接头，手持酒精棉片外包装，用酒精棉片用力多方位擦拭输液接口的横切面及外围 5 ～ 15 秒，待自然干燥，不松手。④将已连接好冲洗装置的新输液接头与输液接口连接。

11. 冲管及封管：脉冲式冲管：用 10 ～ 20ml 0.9％氯化钠溶液冲管，一手固定，另一手回抽血液，见到回血后用手掌大鱼际脉冲式冲管（推一下，停一下，每次注射 1.0ml），确定导管是否通畅；以脉冲式手法正压封管，若应用有防反流设计的一次性专用冲洗装置，可将冲洗液完全推至导管内；若应用无防反流设计的冲洗装置，推至冲洗液剩 0.5 ～ 1.0ml。

（1）平衡压接头：边推注边在靠近针座处（宜在靠近针座方向 1/3 处）夹闭封管夹，以保持正压，然后断开冲洗装置与接头的连接。

（2）正压接头：先断开冲洗装置与接头的连接，然后尽量靠近针座处（宜在靠近针座方向 1/3 处）夹闭封管夹。

12. 移除原有敷料：① 180°反折去除敷料外固定的标识贴和胶布。②一手固定导管，另一手先将敷料以 0°平拉，然后完全反折 180°，顺着导管穿刺方向从导管末端开始，慢慢揭除。③观察导管内置 / 外露刻度。

☆ ☆ ☆ ☆

13. 脱手套、洗手（六步洗手法）。

14. 准备物品：准备无菌弯盘，戴无菌手套。

15. 消毒皮肤及导管：①一手提起导管，一手持75%乙醇溶液长棉签，避开穿刺点由内向外消毒周围皮肤3次，消毒范围直径≥20cm、两侧至臂缘（建议每次消毒方向与上次相反），待自然干燥。②一手提起导管，一手持2%葡萄糖酸氯己定乙醇溶液长棉签，以穿刺点为中心由内向外消毒周围皮肤3次，消毒范围直径≥20cm、两侧至臂缘（建议每次消毒方向与上次相反），待自然干燥。③一手持导管，一手持2%葡萄糖酸氯己定乙醇溶液长棉签，消毒导管的各面及附加装置，用力擦拭，直至导管清洁、无黏胶残留，待自然干燥。

16. 脱手套、洗手（六步洗手法）。

17. 准备敷料：打开无菌透明敷料外包装。

18. 无张力粘贴敷料：摆放外露导管呈U形/L形，单手持膜，敷料中央对准穿刺点轻轻落下。

19. 固定导管：①捏起：捏导管凸起及固定翼，使其与敷料完全贴合，排出敷料下空气。②抚平：抚压整块敷料。③按压：边撕边框边按压。④固定：用已裁剪好的胶布，第1条粘贴于贴膜与皮肤交界处（以胶布Y形开口朝向尾管方向为宜），捏住凸起，塑形并以高举平台法固定；第2条胶布与第1条胶布同法，以反向锁扣的方式叠加于导管上，粘贴于导管下方的皮肤上，与第1条胶布形成锁合。

20. 粘贴标识贴：在标识贴上记录置管日期、置管深度（外露）、敷料日期、操作者姓名，将标识粘贴于锁合露口处，形成闭合。

21. 固定导管末端：以高举平台法固定导管末端。

22. 操作后核对：两种以上方式核对患者信息，核对医嘱执行单。

23. 整理：协助患者取舒适体位，整理床单位；呼叫器放于患者易取处，整理物品。

24. 洗手（六步洗手法）、摘口罩。

25. 记录：填写PICC护理手册。

26. 宣教：致谢并告知患者。

（1）妥善固定导管，保持穿刺部位清洁干燥，如出现下列异常情况应及时告知医护人员：①敷料出现潮湿、松动、卷边或污染等。②穿刺部位出现发红、疼痛、肿胀、渗血、渗液、脓性分泌物等。③导管体外部分及附加装置出现移位、脱出、打折、折断等。

（2）置管侧手臂可适当进行活动，如松拳、屈伸、煮饭、洗碗、扫地等；但应避免过度用力、过度高举及外展，如做托举哑铃、引体向上、俯卧撑、提重物、搓洗衣物、抱小孩、拄拐杖、用力支撑着起床等动作。

（3）置管侧手臂衣袖松紧度适宜，尽量避免物品及躯体压迫，不可测血压及在置管上方行静脉穿刺。

（4）不可盆浴及游泳。可擦身、淋浴，但须注意水不可以进入贴膜下方，淋浴时可使用专用保护装置，也可用干毛巾包裹，再用保鲜膜缠2～3圈，上下用胶布贴紧。

【注意事项】

1. 导管的维护应由经培训考核合格的护士执行。

2. 严格遵循无菌技术操作原则和手卫生规范。

3. 每日观察穿刺点及周围皮肤的完整性，注意导管外露长度的变化，防止导管脱出。

4. 输注血液或血液制品、脂肪乳等高黏性药物后应立即用0.9%氯化钠溶液20ml脉冲式冲管，不可用重力式冲管；禁止使用小于10ml的注射器冲管，以免压强过大导致导管破损。

5. 维护时宜使用专用护理包，在治疗间歇期应至少每周维护一次

（1）应在置管后24小时更换敷料。无菌透明敷料应至少每7天更换1次，无菌纱布敷料应至少每2天更换1次。若穿刺部位发生渗液、渗血，应及时更换敷料；穿刺部位的敷料发生松动、污染等完整性受损时应立即更换。

（2）附加的无针接头应至少每7天更换1次，如有血液残留、完整性受损或取下，应立即更换。

6. 疑似导管移位时，应再行X线检查，以确定导管尖端所处位置。

7. 禁止将导管体外部分人为移入体内。

（张　岩）

视频 5　输液港
维护

A10：静脉输液港维护流程及注意事项

【操作流程】

1. 备齐用物：推车至床旁。

2. 核对信息：自我介绍，两种以上方式核对患者信息（姓名、床尾卡、腕带等）。

3. 告知：向患者解释操作目的，方法及配合要点，取得患者配合。

4. 评估：①评估患者病情、年龄、意识状态、自理能力及合作程度等。②询问患者上次使用时间，查看护理手册，了解维护情况。③观察穿刺部位皮肤情况，轻触输液港，判断穿刺座有无移位、翻转。④根据治疗需要选择最小规格的无损伤针。

5. 摆体位：协助患者大小便，根据病情及置管部位取舒适体位，充分暴露输液港穿刺部位。

6. 洗手（六步洗手法）、戴口罩。

7. 操作前核对：两种以上方式核对患者信息，核对医嘱执行单。

8. 准备物品：打开静脉导管维护包，将医用长棉签、注射器、无损伤针、输液接头、无菌透明敷料等物品以无菌方式投放无菌区。

9. 洗手（六步洗手法）、戴无菌手套。

10. 垫治疗巾：输液港穿刺部位下方垫治疗巾。

11. 连接无损伤针、排气：①抽吸 0.9% 氯化钠溶液。②抽吸肝素盐水。③连接无损伤针、输液接头、排气。

12. 备无菌小纱布：剪若干块大小适宜的开衩小纱布。

13. 消毒：①用 75% 乙醇溶液长棉签，以输液港注射座为中心消毒皮肤 3 遍，消毒范围直径 ≥ 20cm（建议每次消毒方向与上次相反），待自然干燥。②用 2% 葡萄糖酸氯己定乙醇溶液长棉签，以输液港注射座为中心消毒皮肤 3 遍，消毒范围直径 ≥ 20cm（建议每次消毒方向与上次相反），待自然干燥。③脱手套。

14. 操作中核对：两种以上方式核对患者信息。

15. 洗手（六步洗手法）、戴无菌手套、铺无菌孔巾。

16. 穿刺：①触诊定位穿刺隔，一手找到输液港注射座的位置，拇指与示指、中指呈三角形，将输液港拱起。②另一手持无损伤针自三指中心处垂直刺入穿刺隔（不要过度绷紧皮肤），直达储液槽基座底部。③有阻力时不可强行进针。

17. 抽回血：穿刺成功后，抽回血。

18. 冲管及封管：脉冲式冲管：用 10 ～ 20ml 0.9％氯化钠溶液冲管，一手固定，另一手回抽血液，见到回血后用手掌大鱼际脉冲式冲管（推一下，停一下，每次注射 1.0ml），确定导管是否通畅；以脉冲式手法正压封管，若应用有防反流设计的一次性专用冲洗装置，可将冲洗液完全推至导管内；若应用无防反流设计的冲洗装置，推至冲洗液剩 0.5 ～ 1.0ml。封管液为导管容积加延长管容积 2 倍的 100U/ml 肝素盐水。

（1）平衡压接头：边推注边在靠近针座处（宜在靠近针座方向 1/3 处）夹闭封管夹，以保持正压，然后断开冲洗装置与接头的连接。

（2）正压接头：先断开冲洗装置与接头的连接，然后尽量靠近针座处（宜在靠近针座方向 1/3 处）夹闭封管夹。

19. 垫无菌纱布、撤孔巾：①用开口无菌纱布垫在无损伤针尾下方，可根据实际情况确定纱布垫的厚度。②撤孔巾。

20. 脱手套、洗手（六步洗手法）。

21. 准备敷料：打开无菌透明敷料。

22. 无张力粘贴敷料：摆放外露导管呈 U 形 /L 形，单手持膜，敷料中央对准穿刺点轻轻落下。

23. 固定导管：①捏起：捏起无损伤针凸起部位，使其与敷料完全贴合，排出敷料下空气。②抚平：抚压整块敷料。③按压：边撕边框边按压。④固定：用已裁剪好的胶布，第 1 条粘贴于贴膜与皮肤交界处（以胶布 Y 形开口朝向尾管方向为宜），捏起凸起，塑形并以高举平台法固定；第 2 条胶布与第 1 条胶布同法反向叠加固定，粘贴于延长管下方，形成锁合。

24. 粘贴标识贴：在标识贴上记录穿刺日期、操作者姓名，将标识贴贴于锁合露口处，形成闭合。

☆ ☆ ☆ ☆

25. 固定延长管末端：以高举平台法固定延长管末端。

26. 操作后核对：两种以上方式核对患者信息，核对医嘱执行单。

27. 整理：协助患者取舒适体位，整理床单位；呼叫器放于患者易取处；整理物品。

28. 洗手（六步洗手法）、摘口罩。

29. 记录：书写输液港护理手册。

30. 宣教：致谢并告知患者。

（1）妥善固定无损伤针，保持穿刺部位清洁干燥，如出现下列异常情况应及时告知医护人员：

① 敷料出现潮湿、松动、卷边或污染等。

② 穿刺部位出现发红、疼痛、肿胀、渗血、渗液、脓性分泌物等。

③ 导管体外无损伤针及附加装置出现移位、脱出、打折、折断等。

（2）可进行正常的日常生活；植输液港侧手臂可适当进行活动，如做握拳—松拳的反复活动、屈伸、煮饭、洗碗、扫地等；但应避免过度用力、过度高举和外展，如做托举哑铃、引体向上、俯卧撑、打球、提重物、搓洗衣物、抱小孩、挂拐杖、用力支撑起床等动作。

（3）植输液港侧手臂衣袖松紧度适宜，尽量避免压迫、撞击注射座，不可测血压及在植港上方行静脉穿刺。

（4）输液港带无损伤针输液期间不可沐浴及游泳。

【注意事项】

1. 输液港的维护应由经过专业知识和技能培训的医护人员进行。

2. 抽吸无回血时，应立即停止输液治疗，寻找原因，必要时行胸部 X 线检查，确认输液港的位置。

3. 不应在连接有植入式输液港的一侧肢体上进行血流动力学监测和静脉穿刺。

4. 输注血液及血液制品、脂肪乳等高黏性药物后应立即用 0.9% 氯化钠溶液 20ml 脉冲式冲管，不可用重力式冲管；禁止使用小于 10ml 的注射器冲管，以免压强过大而损伤导管、瓣膜或导管与注射座连接处。

☆ ☆ ☆ ☆

5. 维护时宜使用专用护理包。

（1）持续输液时无损伤针及无菌透明敷料应至少每 7 天更换 1 次。

（2）治疗间歇期应至少每 4 周维护 1 次。

6. 非耐高压型输液港和非耐高压的无损伤针，不能用于 CT 或磁共振等高压注射对比剂的检查。

（马　健　吴修文　李苗苗）

附录 B

操作考评标准

☆☆☆☆

表 B-1　静脉血标本采集操作考评标准

项目	标准分	要　　求	扣分	实得分
素质	5	举止端庄（1），动作轻稳（1），准确（1），语言清晰、和蔼（1），着装符合要求（1）		
物品准备	5	治疗车上层：治疗盘内（治疗巾、止血带、无菌棉签、2%安尔碘、化验条码、真空采血管、注射器5ml或10ml、真空采血针）、PDA*、洗手液 治疗车下层：医用垃圾桶，生活垃圾桶，用后止血带盒，锐器盒 （每少一项扣一分，直到扣完为止）		
评估和环境	15	反向查对（3），说明目的（1），注意事项（1），配合要点（1） 评估病情（1），意识（1），配合程度（1） 采血前准备，需空腹取血者了解是否空腹（1），穿刺部位皮肤（1），血管情况（1），心理状态（1），肢体活动度（1） 病室安静、室温适宜、光线充足（1）		

☆ ☆ ☆ ☆

续表

项目	标准分	要求	扣分	实得分
操作程序	7	执行医嘱打印条码（1），查对医嘱、贴化验条码（1），备齐用物至患者床旁（1），核对患者（反向查对患者）(4)		
	4	协助患者取舒适卧位（2），洗手，戴口罩（2）		
	4	核对患者（2），用 PDA 扫描患者腕带确定患者身份，然后扫描采血条码（若有误 PDA 界面便会出现警示提醒）(2)		
	6	铺治疗巾（1），选择穿刺部位（1），在穿刺点上方 5～6cm 扎止血带（1），嘱患者握拳（1），以 2% 安尔碘消毒皮肤，面积 5cm×5cm（2）		
	4	再次核对患者（2），穿刺，见回血后固定针头（2）		
	8	真空采血法： 将真空试管置入持针器中（2），待试管内真空排净，血流停止（2），如采多管血再插入另一试管(2)，轻轻左右摇晃真空管 3～5 次（1），让血液与抗凝剂充分混匀（1）		
	6	注射器直接采集法： 抽动注射器活塞抽取血液至所需量（2），采集后，取下注射器（1），根据不同标本所需血量，分别将血标本沿管壁缓慢注入相应的容器内（1），轻轻混匀（1），勿用力振荡（1）		
	6	经血管通路采血法： 外周血管通路仅在置入时可采血（2），短期使用或预期使用时间不超过 48 小时的外周导管可专门用于采血，但不能给药（2）。采血后，血管通路要用足够量的生理盐水冲净导管中的残余血液（2）		
	4	采血毕，松止血带（1），嘱患者松拳（1），拔针（1），以无菌棉签按压局部（1）		
	3	协助患者取舒适体位（1），整理床单位（1），用过物品置于车下层（1 分）		

☆☆☆☆

续表

项目	标准分	要　　求	扣分	实得分
	3	洗手，摘口罩（2）及时送检（1分）		
	10	指导宣教： 血标本已经采集完毕，请按压穿刺部位 3～5 分钟直至不出血，请保持穿刺部位干燥、避免沾水防止感染（5） 告知患者"如有不适，请及时按床旁呼叫器，我也会经常过来巡视，请您好好休息吧。"（5）		
注意事项	10	在安静状态下采集血标本（2） 若患者正在进行输液治疗，应从非输液侧肢体采集（2） 同时采集多种血标本时，根据采血管说明书要求依次采集血标本（2） 采血时尽可能缩短止血带的结扎时间（2） 标本采集后尽快送检，送检过程中避免过度振荡（2）		

注：* 护理移动手持终端（personal digital assistant，PDA）

表 B-2　静脉注射操作考评标准

项目	标准分	要　　求	扣分	实得分
素质	5	举止端庄（1分），动作轻稳（1分）、准确（1分），语言清晰、和蔼（1分），着装符合要求（1分）		
物品准备	5	治疗车上层：消毒盘一套、一次性注射器、头皮针、按医嘱准备的药液、注射盘、垫巾、止血带、胶布、注射卡、洗手液、PDA 治疗车下层：医用垃圾桶、生活垃圾桶、用后止血带盒、锐器盒 （每少一项扣1分，直到扣完为止）		

项目	标准分	要　求	扣分	实得分
评估和观察要点	18	反向查对（3分），说明目的（1分），方法（1分）、注意事项（1分），配合要点（1分），评估患者病情(1分),意识状态(1分)、自理能力(1分)、合作程度(1分)、药物性质(1分)、用药史(1分)、过敏史(1分)评估穿刺部位的皮肤状况(1分)、静脉充盈度（1分）管壁弹性（1分）病室安静、室温适宜、光线充足（1分）		
操作程序	10	执行医嘱打印条码（1分），查对条形码标签和药物（3分），检查药液质量无过期，瓶口无松动，瓶身无裂痕，药液澄清，无浑浊沉淀及絮状物（3分），配药（2分），无误后将标签贴于注射器外壁，在条形码下面的空白处标明配药时间和配药者姓名（1分）		
	5	利用本人工号进入PDA系统，备齐用物，推车至床旁（1分），核对患者（反向查对姓名）及药物（4分）		
	2	协助患者排尿，取舒适卧位（2分）		
	2	洗手，戴口罩（2分）		
	4	核对患者（2分），用PDA扫描患者腕带确定患者身份，然后扫描药品上的条形码标签确认药品(若有误PDA界面便会出现警示提醒)（2分）		
	5	暴露注射部位（1分），铺垫巾（1分），选择静脉（1分），在穿刺点上方6～8cm处扎止血带（2分）		
	4	消毒范围大于5cm×5cm（2分），待干（1分），备胶布（1分）		
	6	再次核对（2分），嘱患者握拳（1分），一手绷紧皮肤，一手持注射器或头皮针（1分），排气后穿刺（1分），见回血可再顺静脉进少许（1分）		

☆☆☆☆

续表

项目	标准分	要　　求	扣分	实得分
	8	松开止血带（1分），嘱患者松拳（1分），固定针头（如为头皮针，用胶布固定）缓慢注入药物（2分），掌握推注速度（1分），并随时听取患者主诉（1分），观察局部情况及病情变化（2分）		
	2	注射完毕，将干棉签放于穿刺点上方快速拔出针头，按压进针部位3～5分钟（2分）		
	2	协助患者整理衣裤及床单位（1分），用过物品归类置于治疗车下层（1分）		
	2	洗手，摘口罩（2分）		
	3	再次核对扫描药品条形码，点击结束（3分）		
	10	指导宣教： 1. 静脉注射已经结束，请保持注射部位干燥、避免沾水，防止感染（5分） 2. 如有不适，请及时按床旁呼叫器，我也会经常过来巡视，请您好好休息吧（5分）		
注意事项	7	选择粗直、弹性好、易于固定的静脉，避开关节和静脉瓣（2分） 推注刺激性药物时，需先用生理盐水引导穿刺（1分） 注射过程中，间断回抽血液，确保药液安全注入血管内（1分） 根据患者年龄、病情及药物性质以适当速度注入药物，推药过程中要观察患者反应（2分） 凝血功能不良者应延长按压时间（1分）		

☆ ☆ ☆ ☆

表 B-3　密闭式周围静脉输液（钢针）操作考评标准

项目	标准分	要　　求	扣分	实得分
素质	5	举止端庄（1分），动作轻稳（1分），准确（1分），语言清晰和蔼（1分），着装符合要求（1分）		
物品准备	5	治疗车上层：输液盘、弯盘、药液及液体（遵医嘱）、垫巾、止血带、胶布（或输液敷贴）、输液器、PDA、洗手液、必要时备夹板及绷带 治疗车下层：医用垃圾桶、生活垃圾桶、锐器盒、用后止血带盒 （每少一样扣一分，直到扣完为止）		
评估及观察要点	9	患者评估：评估病情（0.5分）、年龄（0.5分）、意识（0.5分）、心肺功能（0.5分）、自理能力（0.5分）、合作程度（0.5分）、药物性质（0.5分）、过敏史等（0.5分）；评估穿刺点皮肤（0.5分）、血管的状况（0.5分）患者晕针及晕血史（0.5分） 环境评估：病室安静、室温适宜、光线充足（1分）告知患者操作的目的（0.5分）、方法（0.5分）配合要点（0.5分），协助患者排尿（0.5分）准备输液架（0.5分）		
操作程序	5	执行医嘱（4分），打印输液条形码标签（0.5分），取药（0.5分）		
	10	洗手（1分），戴口罩（0.5分），查对条形码标签和药物（1分），无误后将标签贴于液体瓶外壁（0.5分），检查药液质量（0.5分），配药（5分），在条形码下面的空白处标明配药时间和配药者姓名（0.5分），再次查对（1分）		
	3	检查输液器质量（1分），无问题后取出输液器插入瓶塞直至针头根部（1分），关闭调节器（1分）		
	2	利用本人工号进入PDA系统（1分），备齐用物，携至患者床前（1分）		
	1	协助患者取舒适安全卧位（1分）		

☆☆☆☆

项目	标准分	要　　求	扣分	实得分
	1	七步洗手法（0.5 分），戴口罩，核对患者（0.5 分）		
	3	核对患者：用 PDA 扫描患者腕带确定患者身份（2 分），扫描药品上的条形码标签确认药品（1 分）（若有误 PDA 界面会出现警示提醒）		
	3	核对患者并检查液体质量有无异常（2 分），将输液瓶倒挂于输液架上，莫菲氏滴管的液面达到滴管的 1/2 ～ 2/3 满（1 分）		
	2	将头皮针留于输液器包装内（1 分），排气后再关闭调节器（1 分）		
	2	铺垫巾（0.5 分），选择静脉（0.5 分），在穿刺点上方 6 ～ 8cm 处扎止血带（0.5 分），选择血管后松开止血带（0.5 分）		
	3	消毒范围大于 5cm×5cm（1 分），待干（1 分），备胶布（1 分）		
	9	二次核对患者（0.5 分），再次扎止血带，嘱患者握拳（0.5 分）再次排气后确认无气泡（2 分）穿刺（针头与皮肤成15°～30°）（5 分），见回血将针头与皮肤平行再进少许（1 分）		
	2	松开止血带（0.5 分），嘱患者松拳（0.5 分），打开调节器（0.5 分），液体滴入通畅、胶布固定（0.5 分）（小儿或躁动患者可用夹板固定）		
	6	根据年龄、病情、药物性质调节输液滴速（4 分），核对患者（1 分）再次扫描药品条形码，进入巡视（1 分）（肌内、皮下及皮内注射不用进入巡视，静脉推注可以不设置输液滴速，完毕后直接点击结束）		
	3	协助患者舒适体位（1 分），将呼叫器放于患者易取处（1 分），整理用物、床单位（1 分）		

续表

项目	标准分	要　求	扣分	实得分
	8	输液结束，扫描药品条形码，确认输液已结束，系统中便形成一条完整的静脉输液或注射记录（1分）（更换静脉输液前，将前一组液体结束，然后扫描患者腕带，扫描药品上的条形码标签，无误后给予更换，调节输液滴数后，再次扫描药品条形码标签，进入巡视；交接班时，接班护士须进行接班巡视） 关闭调节器（1分），快速拔针（1分），局部按压 1～2 分钟（1分），取舒适卧位（1分），整理用物（1分），整理床单位（1分），洗手（1分）		
指导要点	6	告知患者或其家属不可随意调节滴数（2分）		
		告知患者穿刺部位的肢体避免用力过度或剧烈活动（2分）		
		出现异常及时告知医务人员（2分）		
注意事项	2	选择粗直、弹性好、易于固定的静脉，避开关节和静脉瓣，下肢静脉不应作为成年人穿刺血管的常规部位（2分）		
	2	输注 2 种以上药液时，注意药物间的配伍禁忌（2分）		
	2	不应在输液侧肢体上端使用血压袖带和止血带（2分）		
	2	掌握 PDA 性能，操作熟练（2分）		
	2	PDA 定位放置，遵循消毒隔离原则（2分）		
	2	轻拿轻放，避免挤压或碰撞，远离水、火及化学试剂等（2分）		

☆ ☆ ☆ ☆

表 B-4　密闭式周围静脉输液（静脉留置针）操作考评标准

项目	标准分	要　求	扣分	实得分
素质	5	举止端庄（1分），动作轻稳（1分），准确（1分），语言清晰和蔼（1分），着装符合要求（1分）		
物品准备	5	治疗车上层：输液盘、药液及液体（按医嘱）、PDA、洗手液、必要时备夹板及绷带 治疗车下层：医用垃圾桶，生活垃圾桶 （每少一样扣一分，直到扣完为止）		
评估及观察要点	9	患者评估：评估病情（1分），年龄（0.5分），意识（0.5分），心肺功能（0.5分），自理能力（0.5分），合作程度（0.5分），药物性质（0.5分），过敏史（0.5分），评估穿刺点皮肤（0.5分），血管的状况（0.5分） 环境评估：病室安静、室温适宜、光线充足（1分） 告知患者操作的目的（0.5分）、方法（0.5分）、配合要点（0.5分），协助患者排尿（0.5分），准备输液器（0.5分）		
操作程序	5	执行医嘱（4分）打印输液条形码标签（0.5分）取药（0.5分）		
	10	洗手（1分），戴口罩（0.5分），查对条形码标签和药物（1分），无误后将标签贴于液体瓶外壁（0.5分），检查药液质量（0.5分），配药（5分），在条形码下面的空白处标明配药时间和配药者姓名（0.5分），再次查对（1分）		
	3	检查输液器质量（1分），无问题后取出输液器插入瓶塞直至针头根部（1分），关闭调节器（1分）		
	2	利用本人工号进入PDA系统（1分），备齐用物，携至患者床前（1分）		
	1	协助患者取舒适卧位（1分）		
	1	按七步洗手法（0.5分），戴口罩、核对患者（0.5分）		

项目	标准分	要　　求	扣分	实得分
	3	核对患者：用 PDA 扫描患者腕带确定患者身份，然后扫描药品上的条形码标签确认药品（若有误 PDA 界面便会出现警示提醒）(3 分)		
	3	核对患者并检查液体质量有无异常（2 分），将输液瓶倒挂于输液架上（1 分）		
	2	排气（0.5 分），连接留置针、肝素帽、输液器（1 分），关闭调节器（0.5 分）		
	2	铺垫巾（0.5 分），选择静脉（1 分），在穿刺点上方 8～10cm 处扎止血带（0.5 分）		
	3	消毒范围大于 5cm×5cm（1 分），待干（1 分），备无菌透明贴膜（1 分）		
	9	核对患者（0.5 分），嘱患者握拳（0.5 分），再次排气后确认无气泡（1 分），穿刺（针头与皮肤成 15°～30°）见回血（4 分），压低角度，顺静脉走行再继续进针 0.2cm（1 分），送外套管（1 分），撤针芯（1 分）		
	2	松开止血带（0.5 分），嘱患者松拳（0.5 分），打开调节器（0.5 分），液体滴入通畅、无菌透明贴膜固定、注明日期时间责任者（0.5 分）（小儿或躁动患者可用夹板固定）		
	6	根据年龄、病情、药物性质调节输液滴速（4 分）核对患者（1 分），再次扫描药品条形码，进入巡视（1 分）（肌内、皮下及皮内注射不用进入巡视，静脉推注可以不设置输液滴速，完毕后直接点击结束）		
	3	整理用物（1 分），整理床尾位（1 分），协助患者舒适体位（1 分）		

☆☆☆☆

项目	标准分	要　　求	扣分	实得分
	8	输液结束,扫描药品条形码,确认输液已结束,系统中便形成一条完整的静脉输液或注射记录(1分)(更换静脉输液前,将前一组液体结束,然后扫描患者腕带,扫描药品上的条形码标签,无误后给予更换,调节输液滴数后,再次扫描药品条形码标签,进入巡视;交接班时,接班护士须进行接班巡视) 关闭调节器(1分),快速拔针(1分),局部按压1～2分钟(1分),取舒适卧位(1分),整理用物(1分),整理床单位(1分),洗手(1分)		
指导要点	6	告知患者或其家属不可随意调节滴数(2分)		
		告知患者穿刺部位的肢体避免用力过度或剧烈活动(2分)		
		出现异常及时告知医护人员(2分)		
注意事项	2	选择粗直、弹性好、易于固定的静脉,避开关节和静脉瓣,下肢静脉不应作为成年人穿刺血管的常规部位(2分)		
	2	输注2种以上药液时,注意药物间的配伍禁忌(2分)		
	2	不应在输液侧肢体上端使用血压袖带和止血带(2分)		
	2	掌握PDA性能,操作熟练(2分)		
	2	PDA定位放置,遵循消毒隔离原则(2分)		
	2	轻拿轻放,避免挤压或碰撞,远离水、火及化学试剂等(2分)		

☆ ☆ ☆ ☆

表 B-5 外周静脉留置针维护操作考评标准

项目	标准分	要 求	扣分	实得分
环境 准备	2	安静、清洁，温湿度适宜，光线充足（2分）		
人员 准备	3	仪表大方、举止端庄；服装、鞋帽整洁，修剪指甲（3分）		
物品 准备	5	治疗车上层：消毒物品（2% 葡萄糖酸氯己定乙醇溶液、0.5% 碘伏溶液、无菌棉签）、酒精棉片、无菌透明敷料、一次性专用冲洗装置、注射器（内置 0.9% 氯化钠溶液）、治疗巾、清洁手套、胶布、医嘱执行单、洗手液 治疗车下层：生活垃圾桶、医用垃圾桶、锐器盒 （准备不全，一项扣 1 分，放置不合理一处扣 0.5 分）		
评估	10	患者病情、年龄、意识状态、自理能力及合作程度等（2分）		
		敷料有无潮湿、松动、卷边或污染（2分）		
		穿刺部位有无发红、疼痛、肿胀、渗血、渗液、脓性分泌物等（2分）		
		导管通畅性、导管长度（内置 / 外露）及日期（穿刺 / 更换敷料），导管体外部分及附加装置有无移位、脱出、打折、折断等（2分）		
		导管内有无血液残留等（2分）		
操 作 流 程	70	备齐物品，推车至患者床旁（1分）		
		自我介绍，两种以上方式核对患者信息（姓名、床尾卡、腕带等）（2分） 向患者解释操作目的、方法及配合要点，取得患者配合（2分）		
		协助患者大小便，取舒适体位（1分）六步洗手法卫生手消毒，戴口罩（1分）		

项目	标准分	要　　求	扣分	实得分
		两种以上方法核对患者信息（1分）核对医嘱执行单（1分）		
		垫治疗巾（穿刺部位下方）（1分） 反折180°缓慢移除输液接头的外固定胶布（2分） 六步洗手法卫生手消毒，戴手套（1分）		
		消毒		
		撕开酒精棉片的外包装，呈"口"状备用（1分）		
		一手持导管接头上方（1分）另一手持酒精棉片外包装（1分）		
		用酒精棉片多方位擦拭输液接头的横切面及外围5～15秒（输液接头消毒和待干时间依据产品说明书）（3分）待自然干燥，待干时间≥60秒（2分）		
		脉冲式冲管、正压封管		
		一次性专用冲洗装置/注射器（内置0.9%氯化钠溶液），一手固定，另一手回抽血液，回血不过输液接头（3分）见到回血后用手掌大鱼际脉冲式冲管（推一下，停一下，每次推注1.0ml），确定导管是否通畅（3分）		
		以脉冲式手法正压封管，若应用有防反流设计的一次性专用冲洗装置，可将冲洗液完全推至导管内；若应用无防反流设计的冲洗装置，推至冲洗液剩0.5～1.0ml（3分）		
		分隔膜无针密闭式输液接头：边推注边在靠近针座处（宜在靠近针座方向1/3处）夹闭封管夹，以保持正压，然后断开冲洗装置与接头的连接（3分）		

☆ ☆ ☆ ☆

项目	标准分	要 求	扣分	实得分
		更换敷料、固定导管		
		一手固定导管（1 分）另一手先将敷料以 0°平拉，然后完全反折 180°（2 分）顺着导管穿刺方向从导管末端开始，慢慢揭除（2 分）		
		脱手套，六步洗手法卫生手消毒（1 分）		
		以穿刺点为中心，2% 葡萄糖酸氯己定乙醇溶液 / 0.5% 碘伏溶液棉签，由内向外螺旋式消毒 2 遍，消毒范围直径 ≥ 8cm（包括外露导管）（3 分）待自然干燥，待干时间 ≥ 60 秒（2 分）		
		打开无菌透明敷料外包装（1 分）两种以上方式核对患者信息（1 分）		
		单手持膜，敷料中央对准穿刺点轻轻落下（2 分）导管出口处及部分体外导管均需覆盖在透明敷料下（2 分）		
		捏起：用拇指和示指沿导管方向，由上向下捏起导管末端部分，使其凸起，排出敷料下空气（2 分）		
		抚平：用双手向左右两侧抚平整块敷料，使敷料与皮肤充分贴合（2 分）		
		按压：边撕边框边按压（2 分）		
		在标识贴上记录穿刺日期、时间、操作者姓名（1 分）将标识粘贴于敷料下边缘，封闭针座处（1 分）		
		高举平台法 U 形固定		
		输液接头要高于导管尖端，且与血管平行（3 分）Y 形接口朝向患者体侧外（2 分）		
		两种以上方式核对患者信息（1 分）核对医嘱执行单（1 分）		
		协助患者取舒适体位，整理床单位（1 分）呼叫器放于患者易取处（1 分）整理物品（1 分）		

☆ ☆ ☆ ☆

续表

项目	标准分	要　　求	扣分	实得分
		六步洗手法卫生手消毒，摘口罩（1分）致谢患者（1分）		
宣教指导	5	指导患者妥善固定导管，保持穿刺部位清洁干燥（2分） 如出现下列异常情况应及时告知医护人员： 1. 敷料出现潮湿、松动、卷边或污染等（1分） 2. 穿刺部位出现发红、疼痛、肿胀、渗血、渗液、脓性分泌物等（1分） 3. 导管体外部分及附加装置出现移位、脱出、打折、折断等（1分）		
整体评价	5	以患者为中心，人文关怀贯穿全程，沟通有效，能做到关心患者，确保安全（2分）符合无菌操作原则，按规定时间完成操作，且操作规范、娴熟（3分）		

表 B-6　密闭式静脉输血操作考评标准

项目	标准分	要　　求	扣分	实得分
素质	5	举止端庄（1分），动作轻稳（1分），准确（1分），语言清晰、和蔼（1分），着装符合要求（1分）		
物品准备	5	治疗车上层：输液盘，输血器，生理盐水，血液制品，配血单，一次性手套，治疗巾，止血带，洗手液 治疗车下层：医用垃圾桶，生活垃圾桶，用后止血带盒，锐器盒 （每缺一项扣1分，分数扣完为止）		

☆ ☆ ☆ ☆

续表

项目	标准分	要　求	扣分	实得分
评估和观察要点	20	评估病情（1分），年龄（1分），意识状态（1分），自理能力（1分），合作程度（1分） 执行医嘱（1分），到血库取血时 PDA 扫描条形码（1分），与血库交接后取回血液告知责任护士（1分） 了解血型（2分），输血史（2分）及不良反应史（1分） 评估局部皮肤（1分），评估血管情况（1分） 观察有无输血反应（2分） 病室安静（1分），室温适宜（1分），光线充足（1分）		
操作程序	12	备齐用物（1分），携至患者床旁（1分），核对患者（反向查对姓名）（4分），双人"三查八对"（4分），告知患者输血目的、方法（2分）		
	2	协助患者取舒适卧位（2分）		
	2	洗手（1分），戴口罩（1分）		
	8	建立静脉通道（2分），按静脉输液法先输少量生理盐水（2分），告知患者及其家属输血中的注意事项（4分）		
	12	一人 PDA 扫描血袋无误后（2分），第二人再次 PDA 扫描（2分），核对准确无误后，以手腕旋转动作将血袋内的血液轻轻摇匀（2分），戴手套、打开储血袋封口，将输血器针头插入塑料管内，缓慢将储血袋倒挂于输液架上（2分），告知患者输血反应的表现（2分），出现不适及时通知医护人员（2分）（操作后查对）		
	10	开始输入速度宜慢，不超过 20 滴 / 分（2分），观察 15 分钟左右（2分），如无不良反应，再根据病情、年龄及输注血液制品的成分调节滴速（2分），输血完毕，PDA 扫描血袋标签，作为输血结束时间（2分），用生理盐水冲管（2分）		

续表

项目	标准分	要　　求	扣分	实得分
	4	协助患者取舒适体位(2分),整理床单位(1分),用过物品置于车下层(1分)		
注意事项	6	血制品不得加热(1分),禁止随意加入其他药物(1分),不得自行储存(1分),尽快应用(1分),输注开始后的15分钟及输血过程应定期对患者进行监测(2分)		
	5	1U的全血或成分血应在4小时内输完(2分) 全血、成分血和其他血液制品应从血库取出后30分钟内输注(1分) 连续输入不同供血者血液制品时,中间输入生理盐水(2分)		
	7	出现输血反应立即减慢或停止输血(1分),更换输液器(1分),用生理盐水维持静脉通畅(1分),通知医师(1分),做好抢救准备(1分),保留余血(1分)并记录(1分)		
	2	空血袋低温保存24小时(1分),之后按医疗废物处理(1分)		

表 B-7　PICC 置管术操作考评标准

项目	标准分	要　　求	扣分	实得分
资质	0.5	**操作者资质** PICC置管操作者需经过PICC业知识与技能培训、考核合格且有5年及以上临床工作经验的操作者完成(0.5分)		
素质	0.5	举止端庄,动作轻稳、准确,语言清晰、和蔼,着装符合要求(0.5分)		

续表

项目	标准分	要求	扣分	实得分
物品准备	4	车上层：一次性无菌手术衣 1 件、一次性无菌手套 2 副、一次性防水垫巾 1 块、纸尺 1 个、止血带 1 个、手术剪 1 把（必要）、透明敷料 1 个、PICC 导管包、无针输液接头 1 个、100ml 或 250ml 生理盐水 1 袋、酒精和碘伏各 1 瓶或氯己定 1 瓶（无 PICC 换药包）、20ml 注射器 2 个、胶布 1 卷、弹性绷带 1 卷、手消液 1 瓶、记号笔 1 支（根据需要备肝素 1 支） 车下层：医疗垃圾桶 1 个、生活垃圾桶 1 个、锐器盒、止血带盒 （漏一项扣 1 分，直到扣完为止）		
评估	5	评估患者意愿和社会支持情况、个人信息、身体状况、病情、特殊情况、药物治疗方案、相关检验及检查报告、穿刺部位、静脉条件和导管的选择 （漏一项扣 1 分，直到扣完为止）		
环境	0.5	病室洁净、安静、室温适宜、光线充足（0.5 分）		
操作程序	1	洗消手，戴口罩（0.5 分） 核对置管医嘱，签署置管知情同意书（0.5 分）		
	2	查对床号、姓名及腕带信息（1 分） 解释操作目的及配合事项，选择合适静脉（1 分）		
	3.5	**测量定位：（视情况患者佩戴口罩及帽子）** 患者平卧（或舒适体位），术侧手臂外展 90°（1 分） 暴露穿刺区域，盲穿可选择肘横纹下 2 横指范围进行穿刺，应避开瘢痕和硬结，用记号笔标记（0.5 分） 测量预置管长度（从预穿刺点沿静脉走向到右胸锁关节再向下至第 3 肋间）（1 分） 测量双侧上臂围（测量肘窝以上 10cm 处臂围）并记录（1 分）		

☆ ☆ ☆ ☆

项目	标准分	要　　求	扣分	实得分
	1.5	洗消手（0.5 分） 打开 PICC 置管包，戴无菌手套（1 分）		
	6.5	**消毒：** 助手协助抬高患者置管侧手臂（0.5 分） 75% 酒精棉球消毒 3 遍，以穿刺点为中心，消毒直径≥ 20cm 至整臂消毒并待干（3 分） 碘伏棉球消毒 3 遍并待干，含碘溶液待干时间 1.5～2 分钟（消毒方法及范围同酒精）（3 分）		
	0.5	手臂下垫无菌治疗巾，止血带放置在无菌治疗巾下，放下手臂（0.5 分）		
	2.5	脱手套，洗消手（0.5 分） 穿无菌手术衣（1 分） 更换无菌手套（1 分）		
	2	铺大治疗巾及洞巾，保证最大无菌屏障（2 分）		
	3	助手以无菌方式将无菌物品放入无菌区内（0.5 分） 注射器抽取生理盐水（0.5 分） 生理盐水（或 10U 肝素生理盐水）预冲及浸润导管(开放导管尖端瓣膜)、减压套筒、延长管、输液接头，检查导管完整性（2 分）		
	1	助手协助系止血带（勿跨越无菌区），保证静脉充盈（1 分）		
	14	**静脉穿刺** 一手绷皮肤，一手持针，以 15°进针刺入血管（2 分） 见回血后降低穿刺角度（2 分）再进针 0.2cm（2 分），固定针芯（2 分），送入外套管（2 分） 助手松开止血带（勿跨越无菌区）（1 分） 在穿刺针下方垫无菌纱布（1 分） 退出针芯，只留下外套管在血管中（2 分）		

续表

项目	标准分	要　　求	扣分	实得分
	10	**置入导管** 固定好外套管（2 分），将导管沿外套管缓慢、匀速送入（1cm/s）（2 分），置入导管至肩关节（15 ~ 20cm）时（2 分），嘱患者头部偏转向置管侧，下颌靠近胸部(胸锁关节)(2 分)，继续送管至预测量长度，嘱患者头部转回原位（2 分）		
	4	**退出外管套** 抽回血，确定导管在静脉内后，生理盐水冲管（2 分） 撤出并远离穿刺点撕裂外管套（2 分）		
	4	**撤出支撑导丝** 将导管与导丝的金属柄分离（2 分） 平行撤出导丝，移去导丝时要缓慢匀速（2 分）		
	4	**修剪导管长度** 体外至少 6cm 导管以便安装减压套筒及延长管（2 分） 以无菌剪刀或刀垂直剪切或切断导管，注意不要切出斜面或毛碴（2 分）		
	6	**安装减压套筒及延长管** 将导管穿过减压套筒与延长管上的金属柄连接（2 分） 注意一定要推进到底，导管不能起褶（2 分） 将翼型部分的倒钩和减压套筒上的沟槽对齐，锁定两部分（2 分）		
	2	**抽回血及冲封管** 抽回血，在延长管内见回血即可，生理盐水脉冲式冲管（1 分） 导管末端连接输液接头，并正压封管（1 分）		

项目	标准分	要　　求	扣分	实得分
	4	撤除洞巾（1分） 清洁穿刺点周围皮肤（1分） 调整导管位置，C形(肘上)或S形(肘下)固定（2分）		
	4	**粘贴透明敷料：** 在穿刺点放置2cm×2cm小纱布（0.5分） 以穿刺点为中心无张力粘贴透明敷料并塑形（透明敷料应完全覆盖延长管羽翼部分）（1分） 边揭透明膜背上膜纸（或边框）边按压贴膜，再塑型（0.5分） 第1条胶布横向固定透明贴膜边缘（0.5分） 第2条胶布蝶形交叉固定贴膜边缘胶布上（0.5分） 助手在胶布上注明PICC穿刺日期，贴膜日期，外露长度及责任者，贴于第2条胶布上（0.5分） 根据需要用弹性绷带包扎，松紧适宜（0.5分）		
	6	整理用物（0.5分） 脱手套，洗消手（0.5分） 整理患者及床单元（0.5分） 洗消手，摘口罩（0.5分） 向患者家属交代置管后健康教育详见健康教育栏（4分）		
	1	尖端定位：摄X线片确定导管尖端位置（1分）		
	2	术后记录：护理记录及维护手册记录（维护手册记录根据实际手册内容填写） 护理记录：置管者、置管方式、置管部位、静脉、臂围、内置长度、外露长度、导管及附加装置情况、肢端功能等及导管尖端定位情况（2分）		

项目	标准分	要　　求	扣分	实得分
操作注意事项	5	1. 严格遵循无菌操作及手卫生操作规程 2. 测量长度要准确，避免导管进入右心房引起心律失常 3. PICC 置管应使用无粉无菌手套，如使用有粉无菌手套必须在接触导管前用生理盐水冲洗手套并擦干 4. 穿刺成功送入导丝时，动作轻柔，确保导丝无卷曲，导丝不得反方向送入 5. 如遇送导丝或送管困难，不可强行送入，避免导管刺破血管或导管反折 6. 无菌透明敷料应至少每 7 天更换 1 次，无菌纱布敷料应至少每 2 天更换 1 次 7. PICC 冲管和封管应使用 10ml 及以上注射器或一次性专用冲洗装置 （漏一项扣 1 分，直到扣完为止）		
健康教育		1. 保持局部清洁干燥，勿擅自撕下贴膜 2. 置管后若出现以下情况请及时与护士联系 ①贴膜出现卷曲、松动、潮湿 ②穿刺点及周围红、肿、疼痛、渗出 ③ PICC 外露刻度有变化 ④穿刺点周围皮肤红疹、水泡、瘙痒 ⑤穿刺上肢疼痛、肿胀等 3. 置管后弹性绷带包扎 2 小时后松解。如果肿胀不适，请随时与护士联系 4. 置管侧肢体可进行日常活动，勿提重物（＜ 5kg），不可参加打羽毛球等剧烈运动 5. 建议患者每天饮水 2000ml 以上，置管侧肢体可轻微活动，促进血液循环，预防置管后相关并发症发生。可做转腕、松握拳、指尖弹琴等活动		

☆ ☆ ☆ ☆

续表

项目	标准分	要　　求	扣分	实得分
		6. 患者治疗间歇期或出院后每 5 ～ 7 天到医院更换贴膜和外露接头并冲管，保持 PICC 功能状态		
		7. 患者输液时，置管侧肢体自由摆放，适当抬高		
		8. 患者睡眠时，保持舒适体位，尽量避免压迫置管侧肢体		
		9. 穿衣服时，先穿置管侧手臂衣袖，随后穿健侧手臂衣袖；脱衣服时，先脱健侧手臂衣袖，再脱置管侧手臂衣袖		
		10. 患者可以淋浴，但应避免泡浴和盆浴。淋浴前使用吸水较好的毛巾（厨房用纸）将贴膜上下 10cm 严密包裹，再包裹保鲜膜，或购买 PICC 保护套直接使用。切忌浸湿贴膜。洗澡时间不宜过长，淋浴后，若贴膜被浸湿，及时去医院更换贴膜，防止管路滑脱（漏一项扣 1 分，直到扣完为止）		

表 B-8　超声引导下 PICC 置管术操作考评标准

项目	标准分	要　　求	扣分	实得分
资质	1	PICC 置管操作应由经过 PICC 专业知识与技能培训、考核合格且有 5 年及以上临床工作经验的操作者完成（1 分）		
素质	1	举止端庄，动作轻稳、准确，语言清晰、和蔼，着装符合要求（1 分）		

项目	标准分	要　　求	扣分	实得分
物品准备	5	治疗车 1 个、一次性无菌手术衣 1 个、一次性无菌手套 1 副、一次性防水垫巾 1 块（或换药盘 1 个）、纸尺 1 个、一次性置管包 1 个、止血带、手术剪 1 把（初级）、透明敷料 1 个、PICC 导管包、MST 套件 1 套、导针器套件 1 套、无针输液接头 1 个、2% 利多卡因 1 支、100ml 或 250ml 生理盐水 1 袋、酒精和碘伏各一瓶或氯己定一瓶（无 PICC 换药包）、20ml 注射器 2 个、1ml 注射器 1 个、胶布 1 卷、弹性绷带 1 卷、锐器盒 1 个、手消液 1 瓶、超声机 1 台、耦合剂 1 瓶、纸巾 1 包（患者自备）、记号笔 1 支，（根据需要备肝素 1 支） 车下层：医疗垃圾桶（黄色）1 个、生活垃圾桶（黑色）1 个、锐器盒、止血带盒（漏一项扣 1 分，直到扣完为止）		
评估	3	1. 评估患者病情、年龄、既往史、过敏史、静脉治疗方案、穿刺皮肤情况和静脉条件、意识状态、心理反应及合作程度（2 分） 2. 了解凝血功能及是否安装起搏器（1 分）		
环境	1	病室洁净、安静、室温适宜、光线充足（1 分）		
操作程序	2	洗手，戴口罩（1 分） 核对医嘱及知情同意书的签署（1 分）		
	2	查对床号、姓名及腕带信息（1 分），解释操作目的及配合事项，选择静脉—首选贵要静脉（1 分）		

☆☆☆☆

项目	标准分	要　　求	扣分	实得分
	4	**测量定位：（视情况患者佩戴口罩及帽子）** 患者平卧（或舒适体位），术侧手臂外展90°（0.5分） 暴露穿刺区域，涂抹超声耦合剂，用超声系统查看双侧上臂（0.5分） 选择最适合于置管的血管，涂抹耦合剂，用记号笔标记（0.5分） 测量预置管长度（从预穿刺点沿静脉走向到右胸锁关节再向下至第三肋间）（1分） 测双侧上臂臂围（测量肘窝以上10cm处臂围）（1分） 并记录（0.5分）		
	2	洗消手（1分） 打开PICC置管包（助手），戴无菌手套（1分）		
	5	**消毒** 取一块治疗巾放于患者穿刺侧手臂下，助手协助抬高患者置管侧手臂（1分） ①用酒精棉球消毒3遍，以穿刺点为中心，整臂消毒（2分） ②酒精待干后，碘伏棉球消毒3遍（消毒方法及范围同酒精）（2分）		
	1	手臂下垫无菌治疗巾，将无菌止血带放置手臂下，放下手臂（1分）		
	3	脱手套，洗消手（1分） 穿无菌手术衣（1分） 更换无菌手套（1分）		
	2	铺大治疗巾及洞巾，保证最大无菌屏障（2分）		

项目	标准分	要　求	扣分	实得分
	2.5	按无菌原则准备 20ml 注射器，微插管鞘技术（MST）套件、透明敷料等于无菌区内（0.5分） 注射器抽取生理盐水，1ml 注射器抽吸 2% 利多卡因（1 分） 生理盐水冲洗无菌手套，用生理盐水（或 10U 肝素生理盐水）预冲及浸润导管（开放导管尖端瓣膜）、减压套筒、延长管、输液接头，检查导管完整性（1 分）		
	3	在超声探头下涂抹适量耦合剂（1 分） 并协助罩上无菌保护套（1 分） 选择与血管深度符合的导针架紧密安装到探头上（1 分）		
	1	系止血带，保证静脉充盈（1 分）		
	20	**静脉穿刺** ①探头紧贴皮肤并垂直于穿刺血管上（2 分） ②边看超声仪屏幕，边缓慢穿刺，观察针鞘中的回血（3 分） ③见回血后握住穿刺针，使针与导针架缓慢分离（2 分） ④降低穿刺针角度，将导丝沿穿刺针送入血管 10～15cm，外露 15cm，松止血带（4 分） ⑤将穿刺针缓慢回撤，只留下导丝在血管中（2分） ⑥在穿刺点旁局部麻醉，从穿刺点沿导丝向外上扩皮（2 分） ⑦将扩张器及插管鞘沿导丝缓慢送入血管，并在下方垫无菌纱布（2 分） ⑧按压穿刺点及扩张器前方，将导丝及插管鞘一同撤出（3 分）		

项目	标准分	要　　求	扣分	实得分
	3.5	**置入导管** 固定好扩张器（1分） 将导管沿扩张器缓慢、匀速送入（1分） 同时嘱患者向穿刺侧转头，并将下颌贴近肩部（1分） 为防止导管误入颈内静脉，导管到达预定长度后嘱患者头恢复原位（0.5分）		
	3	**退出扩张器** 送管至预定长度后（1分） 撤出并远离穿刺点撕裂扩张器（2分）		
	2.5	**初判导管** 助手用超声检查颈内静脉（1分） 盐水注射器连接导管导丝上的接头回抽确认在血管内，再推注盐水，查看颈内静脉（1分） 初步判断导管是否异位（0.5分）		
	3	**撤出支撑导丝** 将导管与导丝的金属柄分离（1分） 平行撤出导丝，移去导丝时要缓慢匀速（2分）		
	2	**修剪导管长度** 保留体外6cm/5cm导管，以便安装减压套筒及延长管（1分） 以无菌剪刀垂直剪切或切断导管，注意不要切出斜面或毛渣（1分）		
	4.5	**安装减压套筒及延长管** 将导管穿过减压套筒与延长管上的金属柄连接（2分） 注意一定要推进到底，导管不能起褶（0.5分） 将翼型部分的倒钩和减压套筒上的沟槽对齐，锁定两部分（2分）		

项目	标准分	要　　求	扣分	实得分
	4	**抽回血及冲封管** 抽回血确认穿刺成功后（在延长管内见到回血即可）用 10ml 生理盐水脉冲方式冲管（2 分） 导管末端连接输液接头，并正压封管（2 分）		
	3	**安装导管固定器** ①撤除洞巾（0.5 分） ②清洁穿刺点周围皮肤（1 分） ③调整导管位置（0.5 分） ④安装思乐扣（1 分）		
	2	**粘贴透明敷料** 在穿刺点放置 2cm×2cm 小纱布（0.5 分） 无张力粘贴 10cm×10cm 以上无菌透明敷料（0.5 分） 以胶带横向固定贴膜下缘（0.5 分） 再以无菌胶布蝶形交叉固定导管及透明敷料，第 3 条胶布注明 PICC 穿刺日期、维护日期、责任者（助手标记）（0.5 分）		
	3	整理用物，脱手套，洗消手（2 分） 助手在穿刺点上根据需要进行弹性绷带包扎（1 分）		
	1	向患者家属交代置管后注意事项（1 分）		
	1	**确定导管位置** 摄 X 线片确定导管尖端位置（1 分）		
	4	**术后记录**：维护手册记录及护理记录 ①置入导管的长度、X 线胸片显示导管尖端位置（0.5 分） ②导管的型号、规格、批号（1 分） ③所穿刺的静脉名称、臂围（2 分） ④穿刺过程是否顺利、患者有无不适的主诉等（0.5 分）		

续表

项目	标准分	要　　求	扣分	实得分
注意事项	5	1. 严格遵循无菌操作及手卫生操作规程 2. 超声下评估血管时，注意严格区分动、静脉，避免误穿动脉 3. 测量长度要准确，避免导管进入右心房引起心律失常 4. 穿刺成功送入导丝时，动作轻柔，确保导丝无卷曲，导丝不得反方向送入 5. 导丝在体外至少要预留 15cm 6. 扩皮时宜保持扩皮刀贴着导丝切割表皮，可使用支撑纵切法扩皮，以免损伤导丝和血管 7. 如遇送管困难，不可强行送管 8. 应轻柔抽取导丝，以免破坏导管及导丝的完整 9. 禁用小于 10ml 的注射器，以免损伤导管 10. 禁止在导管上贴胶布 11. 导管露出体外部分及导管固定器（思乐扣）应全部覆盖于透明敷料内 12. PICC 置管应使用无粉无菌手套，如使用有粉无菌手套必须在揭穿导管前用生理盐水冲洗手套并擦干 （漏一项扣 1 分，直到扣完为止）		

表 B-9　PICC 维护操作考评标准

项目	标准分	要　　求	扣分	实得分
资质	2	PICC 维护操作应由经过 PICC 专业知识与技能培训、考核合格且有 5 年及以上临床工作经验的操作者完成（2 分）		
素质	1	举止端庄，动作轻稳、准确，语言清晰、和蔼，着装符合要求（1 分）		

项目	标准分	要　　求	扣分	实得分
物品环境准备	5	**物品准备** 治疗车上层：手消液、PICC 换药包（自上而下摆放：无纺布垫巾 1 个、纱布 3 块、棉球 10 个、止血钳 2 把、弯盘 2 个）无菌检查手套 1 副、20ml 或 30ml 注射器 1 个、100ml 生理盐水（或肝素生理盐水 10U/ml）1 袋、透明敷料 10cm×12cm 1 片、输液接头 1 个、酒精 1 瓶、碘伏 1 瓶、胶布、（根据需要备思乐扣）、PICC 维护单 治疗车下层：医用垃圾桶、生活垃圾桶、用后止血带盒、锐器盒 **环境准备** 正常情况下应该在处置室换药，保证环境清洁、光线良好，温度适宜；如患者行动不便，在病房换药请家属离开，遮挡拉帘 （少一项扣 1 分，直至扣完为止）		
评估和观察要点	5	评估穿刺点局部情况：有无发红、疼痛、肿胀、硬结、渗血及渗液（1 分） 评估敷料有无潮湿、松动、卷边、脱落、污染（1 分） 评估导管及输液接头固定情况：有无松动、移动，是否脱出或进入体内，是否通畅（1 分） 查看贴膜更换时间、置管时间（1 分） 病室相对洁净、安静、室温适宜、光线充足（1 分）		
操作程序	2	查对医嘱及维护手册（1 分） 备齐物品，推车至床旁（1 分）		
	4	**核对信息** 自我介绍，核对患者信息（反向查对姓名）核对（姓名、床尾卡、腕带）（2 分） 向患者解释操作的目，注意事项，以取得合作（2 分）		

☆☆☆☆

项目	标准分	要　　求	扣分	实得分
	4	**评估及观察** 评估患者意识、年龄、病情（2分） 评估（输液接头、穿刺点、敷料）（2分）		
	1	**摆体位** 协助患者取舒适体位（1分）		
	5	**测量** 皮尺测肘窝（肘横纹）上方10cm处臂围（测量双上肢臂围）并记录（2分） 与以前臂围相同，无肿胀（2分） 揭开固定输液接头的胶布、纱布，如有胶痕给予去除（1分）		
	6	**摆放物品** 洗手、戴口罩（2分） 打开无菌包，摆包内物品（2分） 在穿刺侧肢体下铺垫巾（2分）		
	3	**移除敷料** "0"角度去除贴膜，使贴膜与皮肤完全分离，逆向性去除贴膜（从远心端到近心端）（3分）		
	9	洗手，戴一只手套（2分） 合理摆放无菌物品（2分） 单手抽吸生理盐水（2分） 倾倒酒精、碘伏，戴另一只手套（2分） 生理盐水注射器连接正压接头，预冲输液接头（1分）		
	5	**消毒延长管更换输液接头** 纱布覆盖输液接头，酒精消毒延长管2遍（2分） 卸下旧输液接头，用酒精纱布消毒路厄式接头横断面及侧面，用力摩擦不少于15秒（2分） 连接新的输液接头（1分）		
	4	**冲洗导管** 回抽回血，判断导管的通畅性（2分） 用预冲注射器（或10ml以上生理盐水的注射器）脉冲方式冲洗导管，正压封管（2分）		

项目	标准分	要　求	扣分	实得分
	16	**消毒** 手持延长管轻向上提起导管（1分） 取酒精棉球，避开穿刺点直径1cm处，禁触碰导管，消毒范围大于15cm无漏消（大于贴膜的面积）（3分） 再取第2～3个酒精棉球同上消毒皮肤（2分） 消毒手法及顺序：顺—逆—顺3遍，摩擦螺旋式擦拭皮肤，每遍待干（3分） 取碘伏棉球，穿刺点消毒3秒后，放平导管以穿刺点为中心消毒（2分） 取第2～3个碘伏棉球同样消毒皮肤及导管（2分） 消毒要求及范围：每遍碘伏消毒要翻转导管，充分消毒，以穿刺点为中心直径15cm，无漏消（或略小于酒精消毒的面积），每遍待干（3分）		
	8	**固定** 以穿刺点为中心将导管摆成U形（1分） 透明敷料以穿刺点为中心无张力粘贴并塑形（透明敷料应完全覆盖延长管羽翼部分）（3分） 边揭透明膜背膜纸（或边框）边按压贴膜，再塑形（2分） 第1条胶布横向固定透明贴膜边缘（1分） 第2条胶布蝶形交叉固定贴膜边缘胶布上（1分）		
	9	整理用物（1分） 脱手套，洗消手（2分） 在第3条胶布上标注穿刺日期、维护有效期、责任者，贴于第2条胶布上（1分） 纱布包裹正压接头胶布固定导管（2分） 撤垫巾（2分） 整理患者及床单位（1分）		

续表

项目	标准分	要　　求	扣分	实得分
	4	洗消手，摘口罩（2 分） 向患者交代注意事项（2 分）		
	2	回治疗室，在维护记录单上签名及时间，填写 PICC 维护记录单（或维护手册）（2 分）		
注意事项	5	1. 禁止使用 10ml 以下的注射器或 10ml 以下的一次性专用冲洗装置冲管和封管（0.5 分） 2. 抽回血不可抽至输液接头及注射器（0.5 分） 3. 要采用脉冲式正压封管，以防止血液反流进入导管（0.5 分） 4. 可以加压输液或输液泵给药，但不能用于高压注射泵推注对比剂（0.5 分） 5. 去除敷料时要自下而上，切忌将导管带出体外，去除敷料时尽可能不要污染贴膜下皮肤及导管（0.5 分） 6. 勿用酒精棉球直接消毒穿刺点（0.5 分） 7. 将体外导管放置呈弯曲状，以降低导管张力，避免导管移动（0.5 分） 8. 严格无菌操作，敷料要完全覆盖体外导管，以免引起感染（0.5 分） 9. 如发现污染、患者出汗多及敷料卷边时，应及时更换透明敷料（0.5 分） 10. 使用碘伏消毒，一定要完全待干后再覆盖敷料（0.5 分）		

☆ ☆ ☆ ☆

表 B-10 植入式静脉输液港（PORT）维护操作考评标准

项目	标准分	要　　求	扣分	实得分
素质	5	举止端庄，动作轻稳、准确，语言清晰、和蔼，着装符合要求（5 分）		
物品及环境准备	5	**物品准备** 治疗车上层：专用护理包（自上而下摆放：无菌治疗巾 1 个、纱布 3 块、棉球 10 个、止血钳 2 把、弯盘 2 个）输液港穿刺针、输液接头 1 个、10cm×12cm 透明贴膜 1 个、无菌纱布、生理盐水、100U/ml 肝素盐水、10ml/20ml 注射器 2 个、0.5% 碘伏、75% 乙醇（或葡萄糖酸氯己定乙醇溶液）、胶布、无菌手套 1 副、洗手液、维护手册、签字笔、卷尺 治疗车下层：医用垃圾桶、生活垃圾桶、锐器盒 **环境准备** 正常情况下应该在处置室换药，保证环境清洁、光线良好，温度适宜；如患者行动不便，在病房换药要请家属离开病房，遮挡拉帘 （少一项扣 1 分，直至扣完为止）		
评估观察要点	10	**评估内容包括患者全身、输液港及周围皮肤状况、导管功能、治疗方案等** ①基本信息：姓名、性别、年龄、诊断、意识、出凝血功能、自我护理能力、消毒液及敷料过敏史等 ②输液港及周围皮肤：有无红、肿、热、痛、瘀痕、硬结等；判断穿刺座有无移位、翻转等（手臂港观察有无肢体肿胀） ③患者心理：评估心理状态和合作程度。解释维护目的及维护时的注意事项 ④治疗方案：是否实施输液、输血治疗；输入药物的种类、性状、用药量、用药频率、输入方式等，输血的种类、量、频率等 ⑤环境评估：正常情况下应该在处置室维护，保证环境清洁、光线良好，温度适宜；如患者行动不便，在病房换药要请家属离开病房，遮挡拉帘 （少一项扣 1 分，直至扣完为止）		

☆☆☆☆

项目	标准分	要　　求	扣分	实得分
操作程序	3	备齐用物，推车至患者床旁（1分） 自我介绍，核对患者（反向查对姓名）及维护手册（1分） 告知患者操作目的、注意事项、取得配合（1分）		
	2	摆体位，协助患者取舒适体位，充分暴露输液港部位（1分） 洗手，戴口罩（1分）		
	4	打开专用护理包，置入无菌物品（1分） 戴1只无菌手套，合理摆放无菌物品（1分） 抽吸生理盐水15～20ml、肝素盐水5ml（1分） 倾倒75%乙醇及0.5%碘伏溶液（无菌原则）（1分）		
	4	戴另一只无菌手套，生理盐水预冲输液接头（2分） 盐水注射器连接输液港穿刺针导管，冲洗延长管，排净空气（2分）		
	9	**消毒** 以输液港注射座为中心，75%乙醇棉球由内向外螺旋擦拭消毒3遍，每遍待干（3分） 碘伏棉球由内向外螺旋消毒3遍，每遍待干（3分） 消毒面积直径大于15cm×15cm（略小于酒精消毒面积）（3分）		
	2	铺无菌治疗巾，建立无菌区域（2分）		
	4	**触诊定位** 用非主力手拇指、示指、中指固定输液港穿刺座，将输液港拱起，确定三指中心（4分）		
	4	**穿刺** 主力手持输液港针自三指中心处，使港针与港座成90°（2分） 垂直刺入穿刺隔中心部位，直到针头触及储液槽底部（有阻力时不可强行进针），突破感—落空感—阻力感（2分）		

项目	标准分	要　　求	扣分	实得分
	6	穿刺成功后，调节港针位置（针尖斜面朝向港座导管流出道的反方向）（2 分） 抽回血，判断导管通畅性（2 分） 脉冲式冲洗导管及输液港储液槽，夹闭导管夹（2 分）		
	4	安装输液接头，正压封管（2 分） 撤无菌治疗巾（2 分）		
	6	**粘贴透明贴膜** 调整导管位置，以穿刺点为中心，无张力粘贴透明贴膜（2 分） 对穿刺针座及导管塑形（2 分） 撕除贴膜边框或背膜纸，边撕除边按压贴膜，使贴膜与皮肤紧密结合（带背膜纸贴膜需再塑形）（2 分）		
	3	**胶布固定** 第 1 条胶布封住延长管与贴膜交界处（胶布一半在贴膜上，一半在皮肤上）（1 分） 第 2 条胶布折成蝶形，固定于第 1 条胶布上（1 分） 第 3 条胶布注明置针日期、责任者，敷于第 2 条胶布上（1 分）		
	3	**静脉治疗** 如输液，连接输液器，调节输液滴数（1 分） 输液治疗结束，用生理盐水注射器脉冲式冲洗导管及输液港储液槽（1 分） 再用 100U/ml 肝素盐水 5ml，当注射液剩余 0.5 ～ 1ml 时，边推注边夹闭导管夹，正压封管（1 分）		

项目	标准分	要　求	扣分	实得分
	9	**拔除输液港针** 零角度移除贴膜及胶布，检查输液港及局部皮肤情况（2分） 洗手，打开专用护理包，置入无菌物品，戴无菌手套（2分） 以两指固定输液港座，另一只手垂直向上撤出输液港针，检查港针是否完整（1分） 局部加压止血，直至完全止血（1分） 碘伏棉球擦拭消毒穿刺点及周边皮肤，消毒范围大于 5cm×5cm，待干（1分） 无菌敷料覆盖穿刺点（24 小时后去除敷料）（1分） 脱手套，洗手（1分）		
	4	协助患者整理衣裤及床单位，整理用物（2分） 洗手，摘口罩，宣教，记录（2分）		
指导要点	5	保持局部皮肤清洁干燥，输液港针妥善固定；带针期间不宜沐浴，以免发生导管感染（1分） 避免使用同侧手臂提过重物品，过度活动等；避免摩擦或重力撞击输液港部位（1分） 非耐高压导管禁止高压注射对比剂（1分） 治疗间歇期每 4 周对输液港进行冲管、封管等维护 1 次（1分） 如出现不适，输液港周围皮肤发红、肿胀、疼痛、灼热感等症状时，及时通知医护人员（1分）		

视频 6　输液港无损伤针拔除

项目	标准分	要　　求	扣分	实得分
注意事项	8	1. 使用 10ml 及以上注射器或 10ml 以上预冲器进行注射（1 分） 2. 针头必须垂直刺入，以免针尖刺入输液港侧壁。穿刺动作轻柔，感觉有阻力不可强行进针，以免针尖与注射座底部推磨，形成倒钩（1 分） 3. 注射、给药前应抽回血确认位置。若抽不到回血，可尝试注入生理盐水，使导管在血管中飘浮起来，防止贴于血管壁；仍无法抽出回血，X 线诊断定位后方可使用；尤其注射化疗药物时，须边推注药物边检查回血，以防药物外渗（1 分） 4. 抽血或输注高黏滞性液体（输血、成分血、TPN、白蛋白、脂肪乳剂等）后，应立即脉冲式冲洗导管再接其他输液（1 分） 5. 两种有配伍禁忌的液体之间更换液体时应脉冲式冲洗导管（1 分） 6. 连续性输液，建议至少每 8 小时脉冲式冲洗导管 1 次（1 分） 7. 当注射器封管液剩下最后 0.5 ～ 1ml 时，为维持静脉导管内的正压，应以一手持导管夹，另一手推着注射器的活塞，先夹闭导管，再撤离注射器（1 分） 8. 治疗期间，输液港针需每周更换 1 次，贴膜及输液接头如有脱落或渗液、渗血，随时更换（1 分）		

☆ ☆ ☆ ☆

表 B-11　输液接头使用操作考评标准

项目	标准分	要　　求	扣分	实得分
素质	5	举止端庄，动作轻稳、准确，语言清晰、和蔼，着装符合要求（5分）		
物品准备	5	治疗车上层：静脉输液或其他静脉给药用品，棉签罐，葡萄糖酸氯己定乙醇溶液，珐琅盘内已放置抽好的 0.9% 氯化钠注射液 10ml 注射器或预充 1 个（或根据实际需要增加个数）治疗车下层：医用垃圾桶，生活垃圾桶，锐器盒（少一项扣 1 分，直至扣完为止）		
评估	10	说明目的、方法、注意事项、配合要点（2分）评估患者病情、意识、配合程度（1分）输液接头完整性及其固定效果（1分）导管外露长度、标识及日期和签名完整性（2分）穿刺点局部有无红肿、疼痛、出血等（2分）静脉贴膜粘贴效果、粘贴胶布固定效果（2分）		
环境	2	病室洁净、安静、室温适宜、光线充足（2分）		
操作过程	2	备齐用物至床旁，核对患者（反向查对姓名）（2分）		
	5	评估（2分）洗手（2分）戴口罩（1分）		
	4	查看输液接头外观完整性（4分）（中心静脉导管去除包裹输液接头的纱）		
	2	检查输液接头及导管内是否有血迹（2分）		
	5	用葡萄糖酸氯己定乙醇溶液棉签用力擦拭输液接头横断面大于 15 秒（2分）至外围部分（2分）待干（1分）		
	2	连接抽好 0.9% 氯化钠注射液的 10ml 注射器或预充（2分）		
	2	打开血管通路导管夹（2分）		

☆ ☆ ☆ ☆

续表

项目	标准分	要　　求	扣分	实得分
	10	慢慢抽回血,确定与全血颜色、黏稠度一致(2分) 进行脉冲式冲管:以大鱼际肌执注射器栓(2分),每次推注 1ml(2分),2次推注间隔 0.4秒(2分) 冲管液量:外周留置针 5ml；PICC、PORT、CVC 10ml 及以上(2分)		
	2	确定无阻力(2分)		
	2	连接输液接头与螺口输液器或其他静脉给药导管,进行静脉给药(2分)		
		静脉给药结束:		
	2	断开输液接头与螺口输液器或其他静脉给药导管连接(2分)		
	2	连接抽好 0.9% 氯化钠注射液的 10ml 注射器或预充(2分)		
	10	进行脉冲式冲管(具体手法同上)(10分)		
	2	正压封管,注射器内剩余 0.5～1ml 封管液时,边注射边分离注射器(2分)		
	2	同时在导管近心端不超过 1/3 处夹闭血管通路导管夹(2分)		
	2	中心静脉导管(CVC、PICC、PORT)以无菌纱布包裹输液接头末端,避免输液接头暴露与外界相通(2分)		
	2	以胶布固定用纱布包裹好的输液接头(2分)		
	3	洗手(2分)摘口罩(1分)		
指导要点	4	1. 告知患者输液接头不可污染或潮湿,如有污染或潮湿立即告知护士予以更换(2分) 2. 指导患者置管手臂不可过度用力,避免提重物、拄拐杖,衣服袖口不可过紧,不可测血压及静脉穿刺,以免增加回血的机会(2分)		

☆ ☆ ☆ ☆

续表

项目	标准分	要　　求	扣分	实得分
注意事项	3	每次连接输液装置前,应对输液接头进行消毒,全方位擦拭接口至少15秒(3分)		
	3	以所用的无针接头的类型确定的顺序进行冲洗、夹持和脱管(1分) 预防脱管回血(1分),推荐采用"冲洗—夹持—脱管"的顺序(1分)		
	5	以下情况下,应更换无针接头: (1) 任何原因下的无针接头被移除(1分) (2) 发现无针接头中有残留血液或者其他残留物(1分) (3) 从血管通路装置里抽取血液培养样本之前(1分) (4) 确定受到污染时(1分) (5) 输血结束后更换输液接头,持续输血患者不超过24小时更换输液接头(1分)		
	2	更换三通时应更换输液接头(2分)		

(徐　璐)

视频 7　留置针输液接头使用

附录 C

知情同意书

表 C-1　输注刺激性及腐蚀性药物静脉治疗知情同意书

科室：	床号：	姓名：	住院号：
年龄：	性别：	诊断：	

根据您的疾病治疗方案，您将会输注刺激性或腐蚀性药物：如 pH ＜ 5，pH ＞ 9 或渗透压＞ 900mmol/L 的药物，静脉营养液、血管活性药物、抗肿瘤药物等。在治疗疾病的同时对血管也有损伤，如果在四肢或头部的小血管采用外周静脉留置针 / 一次性静脉输液钢针输入药物，则可能会发生药物外渗到血管周围组织，导致局部皮肤及组织损伤，血管硬化、红肿，甚至坏死。所以，为了有效地预防这类药物引起静脉输液部位发生并发症，建议患者置入 PICC（经外周静脉穿刺的中心静脉导管）/CVC（中心静脉导管）/PORT（静脉输液港），使患者的静脉输液治疗能够顺利完成

一、如果您选择外周静脉留置针或一次性输液钢针输液，可能会出现以下并发症

1. 静脉炎　局部红、肿、热、痛，甚至脓肿，有时可触及静脉条索样改变
2. 药物外渗　临床表现如下：
（1）轻度：局部红肿、酸麻
（2）中度：感到烧灼感、刺痛，局部红肿或皮肤水疱
（3）重度：皮肤青紫、变硬、局部皮下组织溃疡或坏死，可深至肌腱及关节，瘢痕挛缩，关节僵硬，甚至功能障碍，有的还需要通过植皮来治疗

二、以下签字表示

1. 我们已详细阅读以上内容，并理解、同意前面所述的内容
2. 医师 / 护士已经详细告知拒绝置管存在的各种风险
3. 我们依然选择外周静脉留置针或一次性静脉输液钢针穿刺输液
4. 并愿意承担相应的后果

患者或家属（委托人）签名：	与患者关系：
护士签字：	签字日期：

☆☆☆☆

表 C-2　使用自备药品知情同意书

基本信息
姓名：　　　性别：　　年龄：　　住院号：　　　　床号：

药品信息

药品名称：_____　产品批号：_____
生产厂家：_____　效期：_____
规格：_____　是否自带输液器：□ 有　□ 否
数量：_____　是否有收据核对：□ 是　□ 否
购药途径：□ 院外药房自购　□ 赠药　储存及转运：□ 冷链　□ 常温

患者使用自备药品的责任与风险

本人同意或要求使用自备药品。但任何药物的使用均具有风险，在按照规定的给药剂量和方法、正常的给药操作技术条件下，仍有可能发生以下情况

1. 药品说明书中已提及的相关药物不良反应

2. 因患者个体差异等情况，出现药品说明书中未提及的药物不良反应，甚至严重的不良反应

3. 非医院购入的途径，自备药品可能为假药、劣药等情况

4. 非本院购入的自备药，药品储存、运送过程等方面存在不可控因素，例如保存、运送不符合药品说明书储存要求，药品可能会变质，影响药效，在使用过程中可能会出现药物不良反应等

上述情况医师均已讲明。经慎重考虑，本人对使用自备药品可能出现的风险已知晓。因使用自备药品引发的上述风险，由本人自己承担，同时放弃通过行政、司法等途径来主张权利。本人要求并授权医院使用自备药品，签字为证

患者 / 家属签名　　　　　　　与患者的关系

医生签名　　　　　护士签字　　　　　　　日期

表 C-3　CT 检查碘对比剂使用者知情同意书

_____科患者_____您于____年____月____日需要使用碘对比剂做 CT 增强检查，现将有关事宜告知您及您的家属和（或）您所委托代理人。

1. 既往无使用碘剂发生不良反应史：无甲状腺功能亢进、严重肾功能不全、哮喘病史。

2. 过敏体质、严重心血管病、严重肝、肾疾病、严重肺部疾病、严重糖尿病、严重感染、嗜铬细胞瘤、高龄、婴幼儿等为高危人群。

3. 肾功能不全者慎用碘对比剂，若病情需要，确需使用碘对比剂时，由您的诊治医师另行交代相关事项，并做好相关准备，经本人及您的家属和（或）

您所委托代理人签字同意并由家属陪同再进行该项检查。

4. 使用碘对比剂，可能出现的不适和（或）不同程度的过敏和（或）不良反应如下。

（1）轻度不良反应：咳嗽、喷嚏、一次性胸闷、结膜炎、鼻炎、恶心、全身发热、荨麻疹、瘙痒、血管神经性水肿等。

（2）重度不良反应：喉头水肿、反射性心动过速、惊厥、震颤、抽搐、意识丧失、休克等；甚至死亡或其他不可预测的不良反应。

（3）迟发不良反应：注射碘对比剂1小时至1周也可能出现各种迟发不良反应，如：恶心、呕吐、头痛、骨骼肌疼痛、发热等。

5. 使用碘对比剂检查前，需置入静脉留置针，穿刺部位可能发生疼痛，肿胀，感觉异常，末梢神经损伤，静脉炎等；婴幼儿、老年人、肥胖、躁动、糖尿病及注射手臂存在循环异常等高危人群；有水肿、化疗史、放疗史、穿刺血管情况不佳等高风险因素者，以上患者可能出现穿刺失败。

6. 使用碘对比剂检查过程中，需高压注射药物，可能存在注射针头脱落，局部血管破裂等潜在风险，注射部位可能发生碘对比剂外渗，造成局部肿胀、疼痛、感觉异常、活动受限、甚至破溃、坏死等。

如果出现上述情况，需立即向医护人员报告，我院医护人员将按照有关诊疗常规尽力救治。

7. 不符合上述条件，又需要使用碘对比剂者，其他相关事宜，由您的临床诊治医师交代并告知，并由您及您的家属和（或）您所委托代理人签字同意后，方可使用碘对比剂。

我已详细阅读以上告知内容，对医护人员的解释清楚和理解，经慎重考虑，我自愿同意做此项检查。

签署人：患者＿＿＿＿＿＿＿＿　　患者家属及关系＿＿＿＿＿＿＿

委托代理人及关系＿＿＿＿＿＿

签署时间：＿＿年＿＿月＿＿日

☆ ☆ ☆ ☆

表 C-4　经耐高压静脉导管行高压注射交接单（病房版）

一、患者信息
科室　　　　　床号　　　　姓名　　　　　性别　　男□　女□　　　年龄 病历号　　　　诊断
二、导管信息
1. 导管类型：□ PowerPICC　　□ PowerPICC SOLO 　　耐高压管腔上限流速：5ml/s　　高压注射压力上限：300psi（2068kPa） 2. 导管种类：□单腔　　□双腔　　□多腔 3. 导管置入日期：　　　年　　　月　　　日 4. 置入部位：□右上肢　　□左上肢　　□右下肢　　□左下肢　　□其他 5. 穿刺静脉：□贵要　　　□肱　　　　□肘正中　　□头　　　　□其他 6. 臂围：　　cm　　置入：　　cm　　外露：　　cm 7. 尖端位置：□上腔静脉　　□锁骨下　　□腋下　　□下腔静脉　　□其他
三、检查前评估
1. 穿刺点评估 是□　　否□　　穿刺部位皮肤完整、无异常（红、肿、热、痛） 是□　　否□　　穿刺点无渗血 / 渗液 / 感染 2. 敷料评估 是□　　否□　　敷料完整、无松动卷边 是□　　否□　　穿刺点为中心、无张力 是□　　否□　　敷料标识记录完整（置管和敷料日期、外露长度、责任者） 3. 导管及附加装置评估 是□　　否□　　导管回抽有回血，通畅（冲封管判断） 是□　　否□　　导管固定良好、无移位（脱出 / 缩回） 是□　　否□　　输液接头无回血、破损、间歇期输液接头有包裹 评估护士　　　　　　　　　　　　　年　　月　　日　　时　　分
交接护士　　　　　　　　　　　　　年　　月　　日　　时　　分
四、注射后
是□　　否□　　回抽导管有回血，以 20ml 的生理盐水或预充式导管冲洗器行脉冲 　式冲管、正压封管 护士签名：　　　　　　　　　　　　年　　月　　日　　时　　分
五、返回病房
是 □　否□　　回抽导管有回血，通畅（冲封管判断） 接收护士：　　　　　　　　　　　　年　　月　　日　　时　　分

（徐　璐）